国家职业教育医学检验技术专业教学资源库配套教材

高等职业教育医学检验技术专业课－岗－证
一体化新形态系列教材

病理学

主编　张玉华　刘力华　汪晓庆

U0331936

高等教育出版社·北京

内容简介

　　本书为国家职业教育医学检验技术专业教学资源库配套教材,也是高等职业教育医学检验技术专业课-岗-证一体化新形态系列教材。

　　全书共分 12 章,前四章为病理学总论,后八章为病理学各论。全书文字叙述与病变的彩色照片相结合,文字精简,层次清楚。每章开始有学习目标,正文中配有二维码,链接国家职业教育医学检验技术专业教学资源库的数字资源,便于开展线上线下的混合式教学;章末配有本章小结、病例讨论、单元测试和思考题,利于课堂知识总结和复习。

　　本教材供高职高专医学检验技术、卫生检验与检疫技术及相关医学专业学生使用。

图书在版编目(ＣＩＰ)数据

　　病理学 / 张玉华,刘力华,汪晓庆主编. --北京:高等教育出版社,2021.1
　　ISBN 978 - 7 - 04 - 054837 - 2

　　Ⅰ.①病…　Ⅱ.①张…②刘…③汪…　Ⅲ.①病理学-高等职业教育-教材　Ⅳ.①R36

　　中国版本图书馆 CIP 数据核字(2020)第 141120 号

病理学
BINGLIXUE

策划编辑	陈鹏凯	责任编辑	陈鹏凯	封面设计	王　鹏	版式设计	于　婕
插图绘制	于　博	责任校对	张　薇	责任印制	朱　琦		

出版发行	高等教育出版社	网　　址	http://www.hep.edu.cn	
社　　址	北京市西城区德外大街 4 号		http://www.hep.com.cn	
邮政编码	100120	网上订购	http://www.hepmall.com.cn	
印　　刷	三河市骏杰印刷有限公司		http://www.hepmall.com	
开　　本	787mm×1092mm　1/16		http://www.hepmall.cn	
印　　张	18			
字　　数	400 千字	版　　次	2021年1月第1版	
购书热线	010 - 58581118	印　　次	2021年1月第1次印刷	
咨询电话	400 - 810 - 0598	定　　价	58.00 元	

《病理学》编写人员

主　编　张玉华　刘力华　汪晓庆
副主编　崔茂香　彭　兰　王见逻
编　者　（以姓氏拼音为序）

崔茂香　沧州医学高等专科学校
黄　娟　宜春职业技术学院
匡冠丫　湖北中医药高等专科学校
刘力华　永州职业技术学院
彭　兰　重庆医药高等专科学校
田晓露　红河卫生职业学院
汪晓庆　安徽医学高等专科学校
王见逻　承德护理职业学院
王汝峰　沧州医学高等专科学校
张琳琳　哈尔滨市红十字中心医院
张玉华　沧州医学高等专科学校
曾　梅　襄阳职业技术学院
周　艳　永州职业技术学院

二维码资源目录

续表

续表

前　言

改革开放以来,职业教育为我国经济社会发展提供了有力的人才和智力支撑。为进一步办好新时代职业教育,2019年1月,国务院印发《国家职业教育改革实施方案》,要求以习近平新时代中国特色社会主义思想为指导,把职业教育摆在教育改革创新和经济社会发展中更加突出的位置。牢固树立新发展理念,服务建设现代化经济体系和实现更高质量更充分就业需要,对接科技发展趋势和市场需求,完善职业教育和培训体系,优化学校、专业布局,深化办学体制改革和育人机制改革,以促进就业和适应产业发展需求为导向,鼓励和支持社会各界特别是企业积极支持职业教育,着力培养高素质劳动者和技术技能人才。

由永州职业技术学院、襄阳职业技术学院和沧州医学高等专科学校联合主持、12所高职高专院校参建的"职业教育医学检验技术专业教学资源库"于2016年12月被教育部批准为立项建设项目,2019年11月通过验收。该资源库以"智慧职教"(https://www.icve.com.cn)为依托,以课程中心为主体,共建设了16门标准化课程、17门在线开放课程、9门培训课程等,为学习者提供了微课、动画、虚拟仿真等大量数字化教学资源,为开展线上线下混合教学提供了保障。

本教材在编写过程中,力图体现"三基"(基本知识、基本理论、基本技能)和"五性"(思想性、科学性、先进性、启发性、适用性),注重教材的整体优化,基础理论与临床实践密切结合,以适应实用型人才的培养,做到层次分明、详略适度、图文并茂,语言力求通俗易懂。

本教材共12章,前四章为总论,后八章为各论。总论部分突出基本概念、基本理论;各论部分强调病理变化和临床病理联系,尽量简化疾病发生机制的描述,病理变化的描述力求简明、条理和重点突出。与同类教材比较,本书有以下特点:① 每章开始有"学习目标",以指导学生在老师的引导下有目的地去预习、学习和课后复习;② 每章正文前有"思维导图",帮助学生了解所学内容和知识点;③ 正文中配有微课、动画、实验仿真、教学录像等数字化教学资源,学生通过扫描二维码在线观看;④ 每章正文后添加了"课后小结",与"思维导图"前后呼应;⑤ 每章末添加了"病例讨论""单元测试"和"思考题"利于课堂知识总结和复习。

本教材是在全体编者共同努力下完成的。在编写过程中,得到了参编单位有关领导及同仁的大力支持和热心帮助,也得到了高等教育出版社编辑的细心指导,在此一并表示感谢。尽管编者尽了最大努力,但教材中难免有不尽人意之处,恳请广大教师、学生提出宝贵意见,以便进一步修改、充实和提高。

张玉华　刘力华　汪晓庆

2020年1月

目　　录

绪　　论

一、病理学的任务和内容

病理学（pathology）是一门研究疾病发生和发展规律的科学，即研究疾病的病因学（etiology）、发病机制（pathogenesis）、病理变化（pathological change）、临床病理联系（clinical pathological correlation）、转归和结局，从而揭示疾病的本质，为临床防治疾病提供科学的理论基础。

病理学的内容包括总论和各论两部分。总论主要阐述疾病发生、发展中的普遍规律，包括细胞和组织的适应、损伤与修复、局部血液循环障碍、炎症和肿瘤；各论包括心血管系统疾病、呼吸系统疾病、消化系统疾病、泌尿系统疾病、生殖系统及乳腺疾病、内分泌系统疾病、传染病和寄生虫病等，讨论各系统常见疾病在发生、发展过程中出现的一些特殊规律，如风湿病、肺炎、肝炎、肾小球肾炎、甲状腺炎、传染病及寄生虫病等，其基本病变都是炎症。由于各器官的组织结构不同，引起这些炎症的病因、发病机制不同，因此每种炎性疾病都有自己独特的病变特点，从而在临床上患者出现不同的症状、体征和社会行为的异常。

二、病理学在医学中的地位

病理学是一门重要的医学基础学科，它以解剖学、组织学、胚胎学、生理学、生物化学、微生物学、寄生虫学、免疫学等为基础，因此掌握基础医学各学科的相关知识是学好病理学的先决条件。病理学又是学习临床医学各学科的基础，对临床医学的学习具有承前启后的作用，因此病理学是基础医学与临床医学之间的"桥梁"学科。

病理学的重要性还体现在临床医疗实践中，病理学诊断是迄今诊断疾病最可靠的方法。虽然近年来医学实验室检测、影像学诊断、内镜检查等技术突飞猛进，在疾病的发现及定位上起着重要的作用，但是很多疾病的确诊（最后诊断）还有赖于病理学诊断。此外，临床疾病中的一些症状和体征、科学研究等也都以病理学为基础。

病理学在医学教育、临床疾病的诊断与治疗、科学研究等方面，都扮演着极其重要的角色，病理学的发展可推动临床医学的发展。

三、病理学的研究方法及临床应用

1. **尸体解剖检查（autopsy）**　简称尸检，即对死者的遗体进行病理解剖和系统的形态学分析,是病理学最主要的研究方法。其意义是:① 确定诊断、查明死亡原因,为解决医疗纠纷、刑事纠纷提供科学的法律依据;② 验证临床诊断和治疗是否正确,以总结经验教训,提高临床工作质量和医疗水平;③ 积累系统的病理资料,深入研究和防治疾病,促进病理学的发展;④ 及时发现和确诊某些传染病、寄生虫病、地方病及职业病,为卫生防疫部门采取相应防治措施提供依据;⑤ 积累病理学教学资料,如病变大体标本、病理切片。目前我国尸检率很低,主要来自医疗纠纷。

2. 活体组织检查(biopsy) 简称活检,是通过局部切取、细针穿刺、切除病变器官等方法,从患者活体获取病变组织或病变器官,通过肉眼和显微镜观察病理组织切片,对疾病做出病理诊断,这是临床最为常用的病理学检查方法,必要时还可以做术中冷冻病理检查。其意义在于:① 及时对疾病做出确诊。② 指导临床治疗,如根据肿瘤的性质、恶性程度、组织学类型的不同给予不同的治疗;手术进行中,临床医生可根据冷冻病理检查的结果选择最佳的手术治疗方案。③ 判断预后,如医师可根据恶性肿瘤的分级、分期估计患者的预后。

无论尸检还是活检,肉眼的大体观察和光镜下的组织学检查是病理学研究疾病的基本方法。① 大体观察:运用肉眼或辅以放大镜、量尺和磅秤等辅助工具,对大体标本的病变性状(形状、大小、色泽、重量、表面及切面状态、病灶特征及坚硬度等)进行细致的观察和检测,大致判断病变性质。② 组织学检查:将病变组织制成病理切片,经不同方法染色后用显微镜观察其微细病变,根据组织形态特征,做出疾病的病理诊断。最常用的染色方法是苏木素-伊红(HE)染色法,根据需要也可做组织化学染色或免疫组织化学染色。必要时还可运用电镜对细胞表面和内部的超微结构进行更细微的观察,从亚细胞(细胞器)水平研究和认识细胞的病变。

3. 细胞学检查(cytologic examination) 通过采集病变处的细胞,涂片后经 HE 染色进行观察,根据细胞形态变化做出细胞学诊断。细胞来源可以是病变部位的脱落细胞,也可以是自然分泌物(如痰、乳头溢液)、排泄物(如尿液)或体液(如胸腔积液、腹水)中的细胞。此法操作简便、快捷(病理医师用 30 min 就可做出诊断),患者痛苦少,易于接受,常用于某些肿瘤的普查和早期诊断,但其诊断疾病的可靠性不能等同于活检。

4. 动物实验(animal experiment) 动物实验是在动物身上复制某些人类疾病的模型。因疾病的实验研究不允许在人体上进行,可通过动物复制疾病过程,研究疾病的病因、发病机制、病理变化以及疾病的转归。其优点是可根据需要,对动物进行任何方式的观察研究。但应注意动物与人体存在物种上的差异,不能把动物实验的结果直接套用于人体,而仅可作为临床研究疾病的参考。

四、病理学的发展简史

人类从诞生之日起就始终与疾病共存,人们对疾病原因、性质的探索就从来没有停止过。古希腊名医 Hippocrates(公元前 460—公元前 370 年)首创体液学说,提出外界因素促使体内四种体液(血液、黏液、黄胆汁、黑胆汁)配合失常,从而引起疾病。直到 1761 年,意大利医学家 Morgagni(1682—1771)通过对 700 多例尸体解剖后,根据详细记录的病变器官肉眼变化,认为不同疾病是由于相应器官的形态改变引起的,由此提出了器官病理学

实验仿真:
常规病理
石蜡切片
制作程序

(organ pathology)的概念,这是病理形态学的开端。19世纪中叶,随着显微镜的发明和使用,德国病理学家 Virchow(1821—1902)通过对病变组织、细胞的细致观察,创立了细胞病理学(cytopathology),直到今天其理论和技术仍在对医学科学的发展产生影响。20世纪60年代电子显微镜问世后,对疾病的研究进入了亚细胞水平。近30年来,随着基础医学的发展和一些新技术如免疫组织化学、流式细胞技术、图像分析技术等的应用,极大地促进了病理学的发展,出现了免疫病理学、分子病理学、遗传病理学等分支学科,对疾病的研究深入分子水平。

我国病理学始建于20世纪初,经过几代病理学家的努力,我国病理学从无到有,从小到大,从弱到强,他们在病理学教学、科研、师资培训、临床病理诊断等方面做出了巨大贡献,也使我国现代病理学得到了很大发展。随着因特网技术的应用,将病理切片转化为切片数字化图像(又称数字切片)进行存储已成为可能,使用者可以不借助显微镜,就能在个人计算机甚至手机上进行数字切片的阅片、教学、科研、远程诊断和疑难切片的会诊(本教材各章节里都有数字切片观察示教的视频,手机扫描二维码即可观看)。

(张玉华)

第一章　细胞和组织的适应、损伤与修复

学习目标

1. 掌握萎缩、肥大、化生、变性、坏死、坏疽、机化、肉芽组织的概念；细胞水肿、脂肪变性的病理变化；坏死类型及病理变化；肉芽组织的形态结构和功能。

2. 熟悉玻璃样变性的类型、坏死的结局、各种组织的再生能力、创伤愈合的类型及特点。

3. 了解萎缩、化生的类型；细胞水肿、脂肪变性的原因；坏死的结局；各种组织的再生过程、骨折愈合过程及影响创伤愈合的因素。

4. 具有识别细胞水肿、脂肪变性、凝固性坏死、液化性坏死、干酪样坏死、坏疽、肉芽组织的大体及镜下改变的能力。

5. 能就脑萎缩、心脏肥大、前列腺增生、肠上皮化生、脂肪肝、坏疽、骨折愈合等对患者开展健康教育。

第一章
思维导图

生命活动中，机体组织或器官因受到各种内外环境变化的刺激，会发生代谢、功能和形态结构的变化。在生理负荷增加或减少，或者遭遇轻度持续的病理性刺激时，组织细胞和器官会发生适应性改变；当病理性刺激的性质、强度和持续时间超过了组织细胞的耐受性和适应能力时，就会发生损伤性变化。损伤既有形态结构的改变，也有功能代谢的变化，但大多数损伤先有代谢的变化（生化性损伤），而后依次出现功能、组织结构和大体形态的变化。轻度的损伤（变性）在原因去除后是可以恢复的，重度损伤（细胞死亡）为不可逆损伤，即使原因去除也不会恢复正常。

第一节　细胞和组织的适应

适应（adaptation）是指机体内外环境发生变化时，机体组织、细胞通过改变其自身的代谢、功能和结构加以调整，以维持其在新环境下存活的过程。适应属于非损伤性反应，在形态上表现为萎缩、肥大、增生和化生。

一、萎缩

发育正常的组织或器官的体积缩小称为萎缩(atrophy)。萎缩的组织、器官除实质细胞体积缩小外,常伴细胞数目的减少。

(一) 类型

萎缩可分为生理性萎缩和病理性萎缩两类。

1. 生理性萎缩 人体许多组织和器官随年龄的增长可逐渐发生萎缩,这种萎缩称为生理性萎缩。如青春期后胸腺的萎缩,以及女性绝经后卵巢、子宫和乳腺的萎缩等,均属于生理性萎缩。

2. 病理性萎缩 按其发生原因的不同可分为以下几种。

(1) 营养不良性萎缩:包括全身性和局部性营养不良所致萎缩。全身营养不良性萎缩见于长期饥饿、消化道梗阻、慢性消耗性疾病及恶性肿瘤等,由于蛋白质等营养物质摄入不足或消耗过多引起全身器官萎缩,这种萎缩常按顺序发生,即脂肪组织首先发生萎缩,其次是肌肉,再次是肝、脾、肾等器官,而心、脑的萎缩发生最晚;局部营养不良性萎缩常因局部慢性缺血引起,如脑动脉粥样硬化引起的脑萎缩,表现为脑体积缩小,重量减轻,脑回变窄,脑沟变宽(图1-1)。

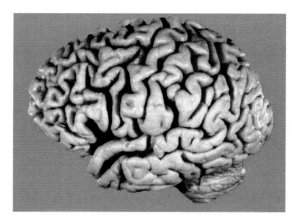

图1-1 脑萎缩(大体)
脑体积变小、脑回变窄、脑沟变宽

(2) 压迫性萎缩:局部组织或器官长期受压后,由于其代谢减慢而逐渐发生萎缩,如各种原因造成尿路梗阻时,因肾盂积水,肾实质长期受压可逐渐发生肾萎缩(图1-2)。引起这种萎缩的压力无需过大,关键是一定的压力持续存在。

(3) 失用性萎缩:是由于长期工作负荷减少而引起的萎缩,如骨折后,久卧不动的肢体肌肉因代谢减慢可逐渐发生萎缩。

(4) 去神经性萎缩:神经对其所支配的肌肉等有营养、调节作用,当运动神经元或轴突损伤后,其所支配的器官、组织可发生萎缩,如脊髓灰质炎所致的下肢肌肉、骨骼萎缩。

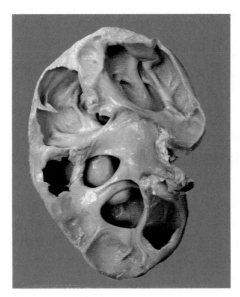

图1-2　肾压迫性萎缩(大体)

输尿管梗阻致肾盂积水,扩张,肾实质因长期受压而萎缩变薄

（5）内分泌性萎缩:因内分泌腺功能低下可致相应靶器官萎缩,如腺垂体缺血或切除、腺垂体肿瘤引起垂体功能低下时,可导致甲状腺、肾上腺、性腺等器官萎缩。

（二）萎缩的病理变化

肉眼观,萎缩器官的体积均匀性缩小,重量减轻,质地变硬,颜色加深,但一般保持原有外形;镜下观,萎缩器官的实质细胞体积变小,数量减少,而间质纤维组织和脂肪组织往往出现不同程度的增生。

（三）萎缩对机体的影响

萎缩的器官或组织代谢减慢,功能降低。但萎缩是一种可复性变化,当原因去除后,轻度萎缩的器官、组织、细胞可逐渐恢复正常;如病变持续过久或继续加重,萎缩的细胞可凋亡、消失。

二、肥大

组织或器官的体积增大称为肥大(hypertrophy)。组织、器官体积增大通常是由于实质细胞的体积增大所致,可伴有细胞数量的增多。肥大可分为生理性和病理性肥大。

1. 生理性肥大　如妊娠期子宫肥大、哺乳期乳腺肥大,这是由于内分泌激素作用于靶器官,使细胞内蛋白质合成增加,引起细胞体积增大所致;运动员的肢体肌肉肥大也属生理性肥大。

2. 病理性肥大　疾病引起的组织、器官体积增大称病理性肥大,见于以下情况。① 代偿性肥大:如高血压引起的左心室肥大(图1-3)、一侧肾摘除后对侧肾的肥大、慢性肾小球肾炎晚期残存肾单位的肥大等,其发生通常是由相应器官或组织的功能负荷长期代偿性增强引起。② 内分泌性肥大:是由于内分泌激素过多导致相应靶器官的肥大,如垂体瘤患者,因生长激素分泌过多导致的肢端肥大症。

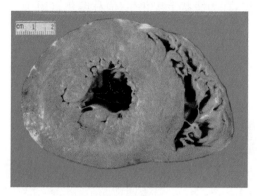

图 1-3　左心室肥大(大体)

心脏体积增大,左心室壁增厚达 2.0 cm(正常 0.9～1.2 cm)

三、增生

器官或组织的实质细胞数量增多称为增生(hyperplasia)。增生可致相应组织、器官肥大。细胞增生是各种原因引起有丝分裂活动增强的结果,原因消除后增生可自行停止。增生也分为生理性和病理性增生。

1. 生理性增生　如血细胞、表皮和黏膜上皮细胞等的经常更新;久居高原者红细胞数量显著增多等,属于代偿性增生;育龄女性增生期子宫内膜的增生、哺乳期乳腺的增生、妊娠期子宫平滑肌的增生等常为激素刺激靶细胞引起,属于内分泌性增生。

2. 病理性增生　包括:① 再生性增生:组织损伤时,可通过损伤周围健康细胞的再生而修复,使之在功能和结构上基本恢复正常,如皮肤手术创口处的上皮和肉芽组织增生;② 代偿性增生:细胞增生通常是弥漫性的,可导致相应的组织、器官体积均匀性增大,如部分肝切除后残存肝细胞的增生、一侧肾切除后另一侧肾组织的增生;③ 内分泌性增生:内分泌异常可引起靶器官细胞增生,如雌激素过多引起子宫内膜过度增生及乳腺导管上皮增生、老年男性的前列腺增生、缺碘时通过反馈机制引起的甲状腺滤泡上皮增生等,均属内分泌性增生,常导致相应靶器官(乳腺、前列腺、甲状腺等)呈结节状增大。

四、化生

化生(metaplasia)是指一种分化成熟的组织细胞转化为另一种分化成熟的组织细胞的过程。化生并不是由原来的成熟细胞直接转变而成,而是原组织中具有分裂增生和多向分化能力的成体干细胞发生转分化,即机体细胞受内外环境变化的刺激,引起细胞的一些基因被激活而另一些基因被抑制,重新表达新的蛋白质,并分裂增生为另一种成熟的细胞。化生仅发生在上皮组织和结缔组织,且在同源组织之间发生。

(一)上皮组织化生

1.**鳞状上皮化生** 最为常见。如慢性支气管炎时,支气管黏膜的假复层纤毛柱状上皮可转化为复层鳞状上皮,称为鳞状上皮化生(简称鳞化)(图1-4)。鳞状上皮化生还可见于慢性宫颈炎时的宫颈管黏膜柱状上皮、慢性胆囊炎及胆石症时的胆囊黏膜上皮、肾盂结石的肾盂黏膜上皮等,在慢性炎症刺激下均可转化为鳞状上皮。鳞状上皮化生是一种适应性表现,通常是可复性的,但若持续存在,则有可能成为鳞状细胞癌的结构基础。

动画:鳞状
上皮化生

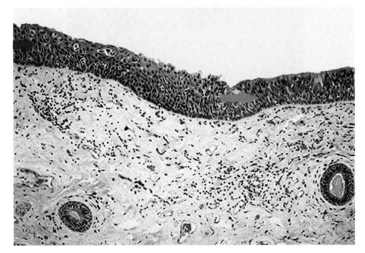

图1-4 气管鳞状上皮化生(HE×100)

红箭头处为化生的复层鳞状上皮(绿箭头处为正常的假复层纤毛柱状上皮)

2.**肠上皮化生** 见于慢性萎缩性胃炎时,部分胃黏膜上皮被肠型黏膜上皮所取代,称为肠上皮化生。这种化生也见于胃溃疡及胃糜烂后黏膜上皮再生时。肠上皮化生可成为胃癌发生的结构基础。

上皮组织化生在原因去除后可以恢复正常。

(二)结缔组织化生

各种结缔组织之间可以发生化生,如纤维结缔组织损伤后,间充质干细胞可转分化为成骨细胞或成软骨细胞,形成骨组织或软骨组织,称为骨化生或软骨化生。这种化生一般是不可逆的。

第二节 细胞和组织的损伤

当机体内外环境的变化较强烈或致损伤因素较强,超过组织、细胞的适应能力时,可引起组织细胞代谢、功能和形态结构的变化,称为损伤(injury)。损伤的结果不仅取决于致损伤因素的性质、作用时间和强度,也取决于受损细胞的种类、所处状态、适应性和遗传性等。

一、细胞和组织损伤的原因和机制

凡能引起疾病发生的原因,基本上都是引起细胞和组织损伤的原因。常见原因如下。

1. 生物因素 是引起细胞和组织损伤的最常见原因,包括各种病原微生物,如细菌、病毒、真菌、立克次体、衣原体、支原体、螺旋体及寄生虫等。病原微生物侵入机体生长繁殖,可造成机械性损伤、诱导超敏反应、释放各种毒素或分泌某些酶等,损害细胞和组织的结构和功能。生物因素对机体的损伤,不仅取决于病原微生物的类型、毒力和数量,还取决于机体的免疫状态。

2. 缺氧 是引起细胞和组织损伤的常见原因之一。如吸入气体含氧量少、贫血、心肺功能衰竭以及一氧化碳或氰化物中毒等引起的全身性缺氧,或局部血液循环障碍引起的局部缺氧,均可引起细胞膜、线粒体及溶酶体损伤,严重缺氧可导致细胞死亡。

3. 物理因素 环境中各种物理因素超过机体生理耐受时,便可引起细胞组织损伤,如机械力、高温或低温、电流、电离辐射、激光、微波等。机械力可立刻使细胞破裂和组织断裂;高温使细胞内蛋白质变性;低温可引起血管收缩导致组织缺血,并使细胞发生冻结,代谢停止;电流可致电击伤,并可直接引起心脏生物电紊乱而死亡;电离辐射可损伤生物大分子。

4. 化学因素 包括外源性和内源性化学性致病因素。外源性化学物质和毒物,如强酸、强碱、有机磷、四氯化碳和氰化物等,损伤的程度主要取决于其浓度、持续时间和作用部位,其机制主要是影响膜的通透性、酶的结构和功能等;内源性化学致病因素指体内某些代谢产物,如尿素、自由基等。

5. 免疫因素 机体组织细胞对某些抗原刺激反应过强时,会引起超敏反应性损伤,如过敏性休克、荨麻疹等引起的损伤;自身抗原也可引起组织损伤,如类风湿关节炎、系统性红斑狼疮等疾病出现的损伤;免疫功能低下或缺陷易发生严重感染,如艾滋病可引起 T 淋巴细胞破坏和免疫功能受损。

6. 遗传因素 遗传性疾病可因染色体畸变或基因突变而引起细胞结构、功能、代谢等异常。另外,高血压病、糖尿病、动脉粥样硬化和肿瘤等也有遗传易感性。

7. 其他因素 食物中某些物质如维生素、必需氨基酸、微量元素等缺乏或营养物质过剩都可引起细胞损伤,如营养不良、佝偻病、肥胖、脂肪肝等;衰老以及社会、心理因素等亦可引起细胞损伤。此外,还有因卫生服务不当引起的医源性因素所致的损伤,如药源性损伤等。

二、细胞和组织损伤的形态学变化

细胞和组织损伤时,首先是代谢发生变化,进而功能甚至形态结构也发生变化。根据损伤程度不同分为可复性损伤和不可复性损伤两大类,可复性损伤指变性,即引起损伤的原因去除后,受损细胞的代谢、功能和形态结构可逐渐恢复正常;不可复性损伤则是指细胞死亡,包括坏死和凋亡。

（一）变性

变性（degeneration）是指由于组织细胞物质代谢障碍，在细胞质内或细胞间质内出现异常物质或原有正常物质数量显著增多的一类形态改变，常伴有功能的降低。当病因去除后，实质细胞变性可恢复正常，严重的细胞变性可发展为细胞坏死；间质的变性则很难恢复。常见的变性类型有以下几种。

1. 细胞水肿（cellular swelling）　是指细胞内钠、水增多引起的细胞体积增大，是最常见的、较轻的变性，好发于代谢旺盛、线粒体丰富的器官，如心、肝、肾等器官的实质细胞。

（1）原因和发生机制：细胞水肿的原因是缺氧、感染或中毒；其发生机制是这些因素可引起线粒体损伤，使 ATP 生成减少而致细胞的能量供应不足，细胞膜上的 $Na^+ - K^+$ 泵对电解质的主动转运功能发生障碍，导致细胞内钠、水增多而致细胞水肿。

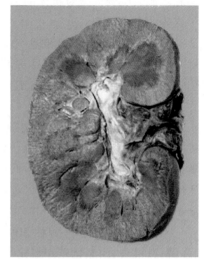

图 1-5　肾细胞水肿（大体）
肾体积增大，灰白浑浊没有光泽

（2）病理变化：肉眼观，发生细胞水肿的脏器体积增大，重量增加，被膜紧张，颜色苍白、混浊，切面稍隆起，边缘外翻（图 1-5）。镜下观，轻者细胞体积增大，胞质内出现许多红染的细小颗粒，称为颗粒变性（图 1-6），电镜下此即肿胀的线粒体；钠、水进一步积聚可使细胞体积明显增大，胞质疏松淡染，称胞质疏松化；重度的细胞水肿使整个细胞膨大如气球，胞质透明，称为气球样变。

数字切片
观察：肾
细胞水肿

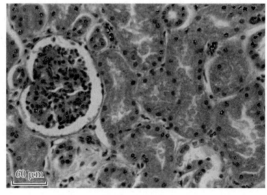

图 1-6　肾细胞水肿（HE×200）
肾小球右侧的近曲小管上皮细胞胞质内可见许多红染细颗粒

细胞水肿通常为轻度损伤，发生细胞水肿的组织、器官功能降低，如心肌细胞水肿可使心肌的收缩力降低。细胞水肿是一种可复性损伤，当原因去除后，其功能、结构均可逐渐恢复正常；但如细胞水肿的原因持续存在，病变可进一步发展引起坏死。

2. 脂肪变性(fatty degeneration) 非脂肪细胞的胞质内出现脂肪滴或脂肪滴数量增多,称为脂肪变性。脂肪变性大多见于代谢旺盛、耗氧多的器官,如肝、肾、心等,引起脂肪变性的原因是慢性持续缺氧、严重感染、毒物中毒和营养障碍。

(1)肝脂肪变性:肝细胞是脂肪代谢的重要场所,因此肝脂肪变性最常见,其发生机制如下。① 肝细胞内脂肪酸增多:如高脂饮食,或体内脂肪分解加强、大量游离脂肪酸经血入肝。② 甘油三酯合成过多:如酗酒可改变线粒体和滑面内质网的功能,促进甘油三酯的合成。③ 脂蛋白、载脂蛋白减少:缺氧、中毒或营养不良时,肝细胞内脂蛋白、载脂蛋白合成减少,脂肪不能及时运出而堆积在肝细胞内。

肉眼观,轻度肝脂肪变性时可无明显改变;中重度的脂肪变性称为脂肪肝,表现为肝体积增大,边缘变钝,颜色变淡黄,质较软,切面隆起,边缘外翻,有油腻感(图 1-7)。镜下观,在 HE 染色的切片中,肝细胞体积增大,胞质内出现大小不等、境界清楚的脂肪空泡(脂滴在 HE 染色切片中被二甲苯等脂溶剂溶解所致),分散于胞质中,严重时可融合成一个大的空泡,将核挤到细胞一侧,形似脂肪细胞(图 1-8)。因胞质内出现空泡除见于脂肪变性外,还可见于细胞内糖原堆积,因此确定脂滴可用冷冻切片做苏丹Ⅲ(脂滴染成橘红色)或锇酸染色(脂滴染成黑色)。

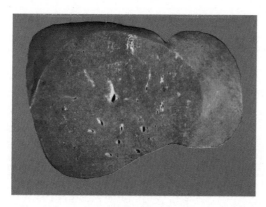

图 1-7　肝脂肪变性(大体)

肝体积增大,颜色变黄,质软

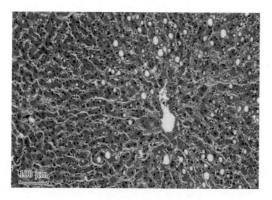

图 1-8　肝脂肪变性(HE×100)

肝细胞体积增大,肝窦变窄,肝细胞质内出现大小不等的脂肪空泡

数字切片

观察:肝

脂肪变性

脂肪变性在肝小叶内的分布与病因有一定关系。慢性肝淤血时,肝小叶中央区缺氧较重,故脂肪变性首先发生在中央区;磷中毒时,脂肪变性常累及肝小叶周边区,因该区肝细胞对磷中毒更敏感;严重的中毒和急性传染病常累及全部肝细胞。肝脂肪变性是可逆的,轻者在病因去除后可逐渐恢复正常,严重者可发展为肝硬化。中重度肝脂肪变性可有不同程度的肝功能障碍。

(2)心肌脂肪变性:心肌脂肪变性多发生在左心室的心内膜下,常由严重贫血和中毒引起。肉眼观,心内膜下尤其是乳头肌处出现大致横行的黄色条纹,与正常的红色心肌相间排列,状似虎皮的斑纹,故有"虎斑心"之称。镜下观,脂肪空泡较细小,常位于心肌细胞核附近,呈串珠状排列。

3. 玻璃样变性(hyaline degeneration) 是指在结缔组织、血管壁或细胞内出现均质红染、毛玻璃样半透明的蛋白质蓄积,又称透明变性。但不同部位玻璃样变性的形成机制各不相同。

(1)结缔组织玻璃样变性:常见于增生的结缔组织,如瘢痕组织、动脉粥样硬化的纤维斑块、纤维化的肾小球等。肉眼观,病变组织呈灰白半透明状,质地坚韧,缺乏弹性;镜下见纤维细胞明显减少,胶原纤维肿胀增粗并互相融合,形成梁状、片状或带状的均质红染的半透明状结构(图1-9)。

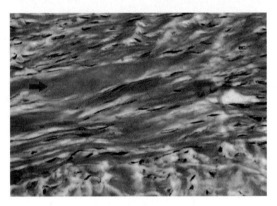

图1-9　结缔组织玻璃样变性(HE×400)

瘢痕组织局部发生了玻璃样变性(蓝箭头示),呈均质红染半透明状

动画:细动
脉硬化的
发生机制

(2)血管壁玻璃样变性:常见于高血压患者的肾、脑、脾及视网膜等的细动脉。其发生机制是由于细动脉的持续性痉挛,使内皮损伤、内膜通透性增高,血浆蛋白得以渗入内膜,在内皮下凝固,形成均匀红染的无结构状物质(图1-10)。细动脉壁玻璃样变性使血管壁增厚、变硬,管腔偏心性狭窄甚至闭塞,又称细动脉硬化,可使血液循环阻力增加并引起局部缺血。

(3)细胞内玻璃样变性:如肾小球肾炎时,漏出到肾小囊腔的蛋白质经过肾小管时被重吸收,在近曲小管上皮细胞内形成红染无结构的圆形均质物;酒精性肝炎时,肝细胞胞质内中间丝前角蛋白变性聚合,形成嗜酸性半透明的玻璃样物质,称为Mallory小体。

4. 病理性色素沉着(pathologic pigmentation) 是指各种有色物质(色素)在细胞内、外的蓄积,包括机体产生的内源性色素和进入机体的外源性色素(如炭末及纹身的色

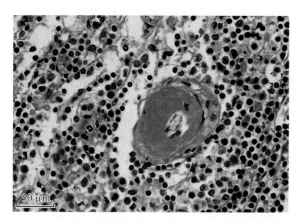

图 1-10 脾中央动脉玻璃样变性（HE×400）

脾中央动脉管壁增厚、管腔狭窄，动脉壁可见均质、红染的玻璃样物质

素）。沉着的色素多为以下几种内源性色素。

（1）脂褐素（lipofuscin）：细胞自噬溶酶体中不能被溶酶体酶消化的细胞器碎片残体，镜下呈黄褐色微细颗粒状。多见于老年人和一些慢性消耗性疾病患者萎缩的心、肝、肾细胞内，故又有"消耗性色素"之称。

（2）含铁血黄素（hemosiderin）：是血红蛋白代谢的衍生物。红细胞或血红蛋白被巨噬细胞吞噬后，通过溶酶体的消化，来自血红蛋白的 Fe^{3+} 和蛋白质形成铁蛋白微粒，若干铁蛋白微粒聚集形成光镜下的棕黄色颗粒。正常情况下，少量含铁血黄素可见于有红细胞破坏的肝、脾和骨髓的巨噬细胞内；病理性含铁血黄素沉着多为局部性，见于陈旧性出血或慢性淤血；溶血性贫血时大量红细胞被破坏，可出现全身性含铁血黄素沉着，主要见于肝、脾、淋巴结、骨髓等器官内。

（3）胆红素（bilirubin）：是正常胆汁的主要色素，由血红蛋白衍生而来，一般呈溶解状态。但在胆道梗阻及某些肝疾病时，血浆胆红素升高会将全身组织染黄，表现皮肤、黏膜和巩膜黄染，称为黄疸。镜下见肝细胞、毛细胆管及胆小管内可见许多胆红素淤积，呈橙黄色或黄绿色折光性小颗粒或团块。

（4）黑色素（melanin）：是由黑色素细胞产生的黑褐色或深褐色颗粒，正常人皮肤、毛发、虹膜及脉络膜等处均有黑色素存在。垂体分泌的促肾上腺皮质激素（ACTH）能刺激黑色素细胞，促进黑色素的形成，当肾上腺皮质功能低下时（如 Addison 病），可出现全身皮肤、黏膜的黑色素沉着，这是由于肾上腺皮质激素分泌减少，对垂体的反馈抑制作用减弱，致 ACTH 分泌增多，促进黑色素细胞产生过多的黑色素所致；局限性黑色素增多主要见于色素痣、黑色素瘤及皮肤慢性炎等。

5. 病理性钙化（pathologic calcification） 是指在骨和牙齿以外的组织中有固体性钙盐沉积，主要是磷酸钙和碳酸钙沉积在细胞内或间质中，呈蓝色颗粒状或片块状。外观为白色石灰样坚硬的颗粒或团块，有砂粒感。病理性钙化根据其原因和机制不同可分为两种类型。

（1）营养不良性钙化：较常见，是指在局部变性、坏死组织或异物中有钙盐沉积，见于结核病坏死灶、脂肪坏死灶、血栓、动脉粥样硬化斑块、死亡的寄生虫虫体或虫卵等。因无全身性钙磷代谢障碍,故血磷、血钙不升高。

（2）转移性钙化：由于全身性钙、磷代谢异常,机体血钙升高,引起钙盐在血管壁、肾小管、胃黏膜、肺泡壁等处沉积。多见于甲状旁腺功能亢进、骨肿瘤破坏骨组织、慢性肾衰竭、维生素 D 摄入过多等。

6. 黏液样变性（mucoid degeneration）　是指细胞间质中出现黏多糖（如透明质酸）和蛋白质的蓄积。常见于间叶组织肿瘤、动脉粥样硬化斑块、风湿病灶内;甲状腺功能减退所形成的黏液性水肿主要是黏液样物质和水分在皮下组织积聚所致。

7. 淀粉样变性（amyloid degeneration）　是指细胞间质中出现淀粉样蛋白质和黏多糖复合物沉积,镜下表现为淡红色均质状物,并显示淀粉样呈色反应:刚果红染色为橘红色,遇碘则为棕褐色,再加稀硫酸便呈蓝色。淀粉样蛋白成分来自免疫球蛋白轻链、肽类激素、降钙素前体蛋白和血清淀粉样 A 蛋白等。淀粉样变性有局部性和全身性两类,局部性多见于多发性骨髓瘤、甲状腺髓样癌等肿瘤的间质内;全身性可分为原发性和继发性两类。

（二）坏死

活体内局部组织细胞的死亡称为坏死（necrosis）。坏死多由强烈致损伤因素直接作用引起,也可由变性逐渐发展而来。组织坏死后,不仅结构自溶、功能丧失,还可引发急性炎症反应,渗出的中性粒细胞释放溶酶体酶可加速坏死的发生和溶解。

1. 坏死的基本病变　坏死组织细胞的形态学变化是由于坏死细胞内蛋白质变性或其自身的溶酶体酶溶解引起,这些改变有一个过程,一般在细胞死亡数小时后才能在光镜下看到。

（1）细胞核的变化:细胞核的变化是判断坏死的主要形态标志,表现如下。① 核固缩:由于核内水分减少,染色质浓缩,核体积缩小,染色变深。② 核碎裂:核膜破裂,核染色质崩解为小碎片分散在胞质中。③ 核溶解:在 DNA 酶的作用下,染色质的 DNA 被分解,核失去对碱性染料的亲和力,染色变淡,最后消失(图 1-11)。

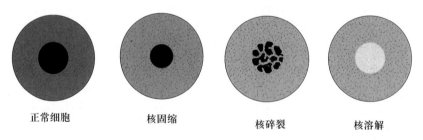

正常细胞　　核固缩　　核碎裂　　核溶解

图 1-11　细胞坏死时核的变化(模式图)

（2）细胞质的变化:由于胞质 RNA 丧失及蛋白质变性,使胞质与酸性染料伊红的亲和力增强,故坏死细胞的胞质红染加深,同时由于胞质的微细结构被破坏,使胞质呈颗粒状。最后胞膜破裂,整个细胞迅速溶解消失。

(3)间质的变化:间质对各种致损伤因素的耐受性强于实质细胞,故坏死早期间质常无明显变化。随着病变发展。在各种溶解酶的作用下,胶原纤维肿胀、崩解,与基质共同液化。最后,崩解的间质与坏死的细胞融合成一片模糊、红染无结构的颗粒状物质。

临床上把组织坏死称为失活组织,其特征是:① 失去正常组织的光泽,苍白混浊;② 失去正常组织的弹性;③ 失去正常的血液供应,局部温度较低,摸不到动脉搏动,清创术中无新鲜血液流出;④ 失去正常的痛觉、触觉及运动功能(如肠管蠕动)等变化。内脏发生局部坏死时,这些都无法观察到。由于细胞坏死时细胞膜通透性增高,细胞内的特异性酶释放入血,故临床上常通过检测血液中某些酶是否增高来判断有无某内脏发生坏死,如肝细胞坏死时血液中谷丙转氨酶和谷草转氨酶会升高,心肌梗死时血液中乳酸脱氢酶、磷酸肌酸激酶、肌钙蛋白会增高,急性坏死性胰腺炎时血液和尿液淀粉酶会增高。

2.坏死的类型 根据坏死的形态表现,将坏死分为凝固性坏死、液化性坏死和纤维素样坏死三种基本类型。

(1)凝固性坏死(coagulative necrosis):坏死过程以蛋白质变性凝固为主而酶的水解作用较弱,常发生于人体内蛋白质含量高的组织或器官,如肾、脾和心等实质器官的缺血性坏死。肉眼观,坏死组织呈灰白或黄白色,质地比较坚实,坏死灶与周围健康组织之间常有一暗红色界线(图1-12);镜下见坏死组织与健康组织分界清楚,可见炎性充血及漏出性出血;坏死区域细胞的微细结构消失,组织结构轮廓和细胞外形仍存在(图1-13)。

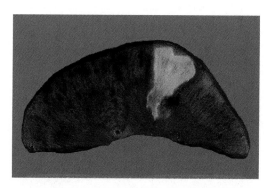

图1-12 肾凝固性坏死(大体)
从肾皮质到髓质有一锥体形、灰黄色坏死灶,周围有暗红色界限

凝固性坏死有两种特殊类型,即干酪样坏死和坏疽。

干酪样坏死是由结核分枝杆菌引起的坏死,坏死组织崩解彻底。肉眼观,坏死组织内含有较多脂质而呈灰白或微黄色,质松软,细腻状似干奶酪样,因而得名;镜下不见原组织轮廓,呈现一片无定形的红染细颗粒状物。

坏疽(gangrene)是较大范围的组织坏死后,由于继发不同程度的腐败菌感染而使坏死组织呈黑色或污秽绿色等特殊形态改变。感染的腐败菌常为芽孢杆菌,坏死组织经腐败菌分解产生 H_2S,与血红蛋白降解产生的铁相结合,形成硫化铁,使坏死组织呈黑色或污绿色。坏疽根据形态又可分为干性坏疽、湿性坏疽和气性坏疽三种类型。

干性坏疽:好发于四肢末端,多见于四肢动脉粥样硬化、血栓闭塞性脉管炎或冻伤等疾患,因动脉阻塞引起缺血性坏死;由于静脉回流仍通畅,加上空气干燥使体表水分蒸发,故坏

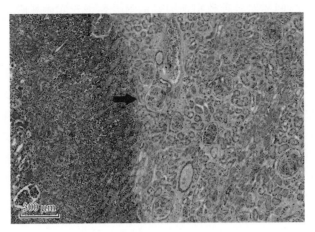

图 1-13　肾凝固性坏死（HE×40）

箭头右侧肾组织发生了坏死，与正常组织分界清楚

坏死区细胞的微细结构消失，但组织结构轮廓仍存在

死局部干燥皱缩，呈黑褐色，质较硬，与周围正常组织之间有明显的分界线（图 1-14）；由于坏死组织比较干燥，不利于腐败菌生长繁殖，故病变发展速度缓慢，全身感染中毒症状一般较轻。

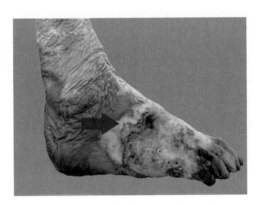

图 1-14　足干性坏疽（大体）

足趾及足背坏死组织干硬，呈灰黑色，与周围正常组织界线清楚

湿性坏疽：多发生在与外界相通的内脏如肺、肠、子宫等，也可见于动脉闭塞而静脉回流又受阻的四肢；由于淤血，局部含水分较多，故病变局部明显肿胀，呈黑色或污秽绿色，与正常组织的界线不明显（图 1-15）；由于局部水分较多，利于腐败菌的生长繁殖，故病变发展速度较快，坏死组织被腐败菌分解产生大量吲哚等物质而有恶臭；组织坏死腐败所产生的毒性产物及细菌毒素被吸收后，可引起严重的全身感染中毒症状。

气性坏疽：主要见于深达肌肉的开放性创伤，特别是战伤合并厌氧的产气荚膜梭菌感染时；腐败菌引起组织坏死并产生大量气体，使病变区明显肿胀，呈棕黑色，切面呈蜂窝状，按之有捻发感，有奇臭；气性坏疽发展迅速，毒素吸收多，患者常有严重的全身中毒症状，可因迅速中毒而死亡。

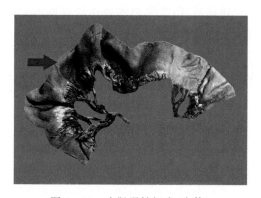

图 1-15 小肠湿性坏疽(大体)

小肠节段性坏死,呈黑褐色,与正常组织界限不明显

干性坏疽、湿性坏疽和气性坏疽的区别见表 1-1。

表 1-1 干性坏疽、湿性坏疽和气性坏疽的区别

区别点	干性坏疽	湿性坏疽	气性坏疽
好发部位	四肢末端	与外界相通的内脏	深达肌肉的开放性损伤
发生条件	动脉阻塞,静脉通畅	动脉阻塞,静脉回流受阻	厌氧菌感染
病变特点	干、黑、硬,与周围组织界限清楚	湿软肿胀,黑或污绿色,与周围组织界限不清	肿胀,棕黑色、蜂窝状,按压有捻发感
臭味	小	恶臭	奇臭
发展速度	缓慢	较快	迅速
中毒症状	轻	严重	严重

(2)液化性坏死(liquefactive necrosis):坏死组织因酶性消化分解而变成液态,故称液化性坏死,主要发生在脂质含量高而蛋白质含量少(如脑)和蛋白酶含量多(如胰腺)的组织。脑组织坏死属液化性坏死,又称脑软化;外伤引起的皮下脂肪坏死、急性胰腺炎的酶解性脂肪坏死、化脓性感染形成的脓肿等均属液化性坏死。

(3)纤维素样坏死(fibrinoid necrosis):又称纤维蛋白样坏死,是发生在间质结缔组织及小血管壁的一种坏死,主要见于超敏反应性疾病,如急性风湿病、结节性动脉周围炎时的间质,也可见于急进性高血压的血管壁。镜下观,病变局部的组织结构消失,形成境界不甚清晰的颗粒状、小条状或小块状无结构物质,呈强嗜酸性红染,状似纤维蛋白(纤维素),而且有时纤维蛋白染色阳性,故称纤维蛋白样坏死。

3. 坏死的结局

(1)溶解吸收:坏死范围较小时,可被坏死细胞或中性粒细胞崩解释放的各种水解酶溶解、液化,再由淋巴管或小血管吸收,不能吸收的碎片则由巨噬细胞吞噬消化。

(2)分离排出:较大坏死灶难以吸收时,其周围出现炎性反应,渗出的中性粒细胞崩解后释放水解酶,将坏死边缘组织溶解、液化,与周围健康组织分离,通过各种途径排出,

动画:溃疡
的形成机制

动画:空洞
的形成机制

形成缺损。皮肤、黏膜组织坏死脱落,遗留的浅表性缺损称为糜烂(erosion),较深的组织缺损称为溃疡(ulcer);肺、肾等内脏器官的坏死组织液化后可经自然管道(气管或输尿管)排出,残留下的空腔称为空洞(cavity)。

(3) 机化(organization):坏死组织如不能完全溶解吸收或分离排出时,由周围健康组织长出肉芽组织逐渐将坏死组织取代,此过程称为机化,最后形成瘢痕组织。

(4) 包裹、钙化:坏死灶如较大,难以溶解吸收又不能完全机化时,则周围肉芽组织增生并逐渐形成纤维组织加以包裹,其中的坏死物质可出现病理性钙化,如结核病的干酪样坏死继发钙化。

(三) 凋亡

凋亡(apoptosis)是指活体内单个细胞的程序性死亡,是由体内外因素触发细胞内预存的死亡程序而导致的细胞主动性死亡,与上述凝固性或液化性坏死不同,凋亡的细胞质膜不破裂、不自溶,也不引起急性炎症反应。细胞凋亡普遍存在于生物界,即可见于许多生理状态下,也可见于病理状态下。在生命过程中,细胞凋亡对胚胎发育、个体形成以及组织器官内正常细胞群的平衡稳定、机体的防御和免疫反应、人类疾病或中毒引起的肿瘤、细胞损伤、老化等的发生、发展起着重要的作用,并具有潜在的治疗意义。

凋亡在形态上早期表现为细胞皱缩,核染色体凝集于核膜下,进而胞核裂解,胞膜下陷,包裹核碎片和细胞器,形成多个凋亡小体。

知识拓展

细胞老化

细胞老化是细胞随生物体年龄增长而发生的退行性变化,是生命发展的必然。老化的细胞蛋白质合成能力减弱,摄取营养和修复染色体损伤的能力均下降,表现为细胞体积缩小,细胞及其胞核变形,细胞器受损,胞质色素沉着。它具有普遍性、进行性、内因性和有害性等特点,造成细胞代谢、适应和代偿等多种功能低下且缺乏恢复能力,进而导致老年病的发生,同时机体其他疾病的患病率和死亡率也逐渐增加。细胞老化的机制尚不十分清楚,一般认为有遗传程序学说和错误积累学说。遗传程序学说认为细胞老化是由遗传因素决定的,老化死亡是遗传信息耗竭的结果。目前研究发现细胞分裂次数与细胞内染色体末端的端粒结构有关,通常细胞每分裂一次,端粒将缩短 $50 \sim 200$ 个核苷酸,直至细胞衰老不再分裂;端粒酶为一种能使已缩短的端粒再延长的反转录酶,其对延缓细胞老化和肿瘤治疗意义重大。错误积累学说认为细胞寿命长短取决于代谢作用及损伤后分子反应的平衡。因此在遗传安排决定性背景下,细胞代谢障碍是细胞老化的促进因素。

第三节　损伤的修复

细胞和组织损伤后遗留的组织缺损,由缺损周围的健康细胞通过再生来完成修补恢复的过程,称为修复(repair),修复后可完全或部分恢复原组织的结构和功能。

一、再生

再生(regeneration)可分为生理性再生和病理性再生。生理性再生是指在生理过程中,机体有些细胞不断衰老死亡,由同种细胞通过增生不断补充,以维持原组织的结构和功能,如皮肤的表层角化细胞经常脱落,由表皮的基底细胞不断增生、分化予以补充;红细胞的平均寿命为 120 天,白细胞的寿命长短不一,需由淋巴造血器官不断地产生大量新生细胞进行补充。病理性再生是指组织、细胞坏死脱落遗留组织缺损后,由周围健康组织进行的再生,又分为完全再生和纤维性修复。完全再生是指损伤的程度较轻,损伤的细胞又有很强的再生能力,则损伤由周围同种细胞增生分化、补充,完全恢复了原组织的结构及功能。纤维性修复是指缺损不能通过原组织细胞的再生修复,而是由肉芽组织增生、填补,最后形成瘢痕组织完成的修复过程。因此,损伤遗留的组织缺损是完成再生还是纤维性修复,主要取决于受损组织细胞的再生能力。

(一)各种组织的再生能力

全身各种组织的再生能力是不完全相同的。这是因为不同类型的细胞,其细胞周期的时程长短不同,在单位时间内进入细胞周期进行分裂增生的细胞数量也不同所致。一般来说,幼稚细胞比分化成熟细胞的再生能力强,功能简单的细胞比功能复杂的细胞再生能力强,平时易受损伤的细胞和生理状态下经常更新的细胞再生能力强。按再生能力的强弱,可将人体组织细胞分为以下三类。

1. 不稳定细胞 又称持续分裂细胞,是指分裂能力很强的细胞。这类细胞在生理状态下就在不断地增生,以代替衰亡或破坏的细胞,如表皮细胞、呼吸道和消化道黏膜上皮细胞、男女生殖器官管腔的被覆上皮细胞、淋巴及造血细胞、间皮细胞等。

2. 稳定细胞 又称静止细胞,这类细胞在生理状态下一般较稳定,但受到组织损伤的刺激后,表现出较强的再生能力。这类细胞主要包括各种腺体或腺样器官的实质细胞,如肝、胰、涎腺、内分泌腺、汗腺、皮脂腺和肾小管的上皮细胞等;还包括原始的间叶细胞及其分化出来的各种细胞。平滑肌细胞、软骨细胞也属于稳定细胞,但一般情况下其再生能力较弱,难以实现完全再生。

3. 永久性细胞 又称非分裂细胞,是指不具有再生能力的细胞。这类细胞有神经细胞、骨骼肌细胞及心肌细胞。不论中枢神经细胞还是周围神经的神经节细胞,在出生后都不能分裂增生,一旦遭到破坏则成为永久性缺失。心肌和骨骼肌细胞的再生能力极弱,损伤后基本上通过瘢痕修复。

(二)各种组织的再生过程

1. 被覆上皮的再生 表皮和各种管腔的被覆上皮损伤后,数小时即开始由损伤边缘的成体干细胞分裂增生来完成再生修复。如鳞状上皮损伤后,由创缘或底部的基底细胞分裂增生,向缺损部延伸,先形成单层上皮覆盖缺损表面,随后增生分化为复层鳞状上皮。

2. 腺上皮的再生　若腺体仅是上皮细胞损伤而基膜尚完好,则可由残存的成体干细胞分裂增生实现完全再生;如腺体及其基膜完全被破坏则为纤维性修复。肝细胞再生取决于肝小叶网状支架的完整性,若网状支架完整,再生的肝细胞可沿支架延伸而获得完全再生,否则再生的肝细胞会形成结构紊乱的肝细胞团,如肝硬化时再生的肝细胞结节。

3. 纤维组织的再生　在损伤的刺激下,该处残存的成纤维细胞开始分裂增生。成纤维细胞主要由间充质干细胞分化而来,也可由静止的纤维细胞转变而来。幼稚的成纤维细胞多为小圆形、圆形、椭圆形,进而可转变为肥硕的多边形或星芒状胞体,两端常有突起,胞质略嗜碱,胞核大而圆,可有1~2个淡染核仁。当成纤维细胞停止分裂后,开始合成并分泌前胶原蛋白,在细胞周围的间质中形成网状纤维,网状纤维互相聚合形成胶原纤维,并逐渐成熟为纤维细胞。

动画:纤维
组织的
再生过程

4. 血管的再生

(1) 小血管的再生:毛细血管主要以出芽方式进行再生,受损处的血管内皮细胞分裂增生形成突起的幼芽,向前移动形成实心的细胞条索,在血流冲击下出现管腔;增生的内皮细胞逐渐分化成熟,并分泌Ⅳ型胶原和纤维连接蛋白等形成基膜,形成新生的毛细血管,并相互吻合构成毛细血管网。因新生毛细血管内皮细胞间隙较大,基膜不完整,故通透性较高。为适应功能的需要,新生毛细血管可进一步改建,形成小动脉或小静脉,其管壁平滑肌等成分由血管外的间充质干细胞分化而来。

动画:毛细
血管的
再生过程

(2) 大血管的再生:大血管离断后需手术进行吻合,断端两侧内皮细胞分裂增生恢复原来的内膜结构和功能,但肌层因离断的平滑肌再生能力弱,则由肉芽组织增生连接,形成纤维性修复。

5. 神经纤维的再生　神经纤维离断后,如果与其相连的神经细胞仍然存活,可完全再生,恢复原有的结构和功能。其过程是首先整个远端和近端数个郎飞结的髓鞘及轴突崩解,然后由两端的神经鞘细胞增生,将断端连接;近端轴突沿神经鞘以每天约1 mm的速度逐渐向远端延伸,最后达到末梢,同时神经鞘细胞产生髓磷脂将轴索包绕形成髓鞘。这个过程常需数月或更长时间才能完成。

动画:神经
纤维的
再生过程

如果神经纤维离断后,两断端之间距离太远(超过2.5 cm),或两断端间有其他软组织或异物阻隔,或失去断端,近端再生的神经轴突不能达到远端,则会与增生的纤维组织绞缠成团,形成肿瘤样团块,称为创伤性神经瘤,常引起顽固性疼痛。

 知识拓展

干　细　胞

干细胞是一类在个体发育过程中产生的具有多向分化潜能和自我更新能力的细胞,是处于细胞系起源顶端的最原始细胞,在体内能够分化产生某种特定组织类型的细胞,可分为胚胎干细胞和成体干细胞两类。胚胎干细胞是胚胎发育早期囊胚中未分化的细胞,具有全能性分化的能力,可发育分化为体内所有类型的成熟细胞;胚胎干细胞的研究意义不仅在于胚胎方面,在组织移植、细胞治疗和基因治疗等临床方面更具有重要的意义,而且有可能应用胚胎干细胞修复,甚至替换丧失功能的组织细胞的作用。成体干细胞是指存在于一种已经分化组织中的未分化细胞,体内多种分化成熟的组织中均存在成体干细胞,如造血干细胞、间充质干细胞、表皮干细胞、肝干细胞、神经干细胞、视网膜干细胞及肠上皮干细胞等,这些干细胞不但可以向自身组织进行分化,还具有横向分化(转型性分化)为其他类型成熟细胞的能力,是组织器官损伤后再生修复的基础。

二、纤维性修复

各种疾病或创伤引起组织损伤时,除缺损很小且受损组织的再生能力较强能完全再生外,大多数是通过肉芽组织增生,逐渐取代坏死组织及其他异物,并填补组织缺损,以后肉芽组织转化成以胶原纤维为主的瘢痕组织,这种修复过程称为纤维性修复,也称为瘢痕性修复。

(一)肉芽组织

肉芽组织(granulation tissue)是一种主要由新生的毛细血管和增生的成纤维细胞构成的幼稚结缔组织,伴有不同程度的炎细胞浸润。

1. **肉芽组织的形态结构** 肉眼观,肉芽组织呈鲜红色、颗粒状,质地柔软湿润,形似鲜嫩的肉芽,触之易出血,但无痛觉。镜下观,肉芽组织形成初期,其内可见大量由内皮细胞增生形成的新生毛细血管,呈祥状与创面垂直生长;在毛细血管周围有许多增生的成纤维细胞。此外,在成纤维细胞和毛细血管之间有多少不等的炎细胞如巨噬细胞、中性粒细胞及淋巴细胞等。随肉芽组织的逐渐成熟,也可见少量纤维细胞和胶原纤维(图1-16)。

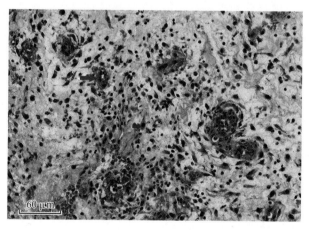

图1-16　肉芽组织(HE×200)
可见大量毛细血管(红箭头示)和成纤维细胞(蓝箭头示),
其间有大量炎细胞(主要是淋巴细胞和中性粒细胞)

2. **肉芽组织的功能**
(1)抗感染及保护创面:肉芽组织内的巨噬细胞和中性粒细胞不只是能吞噬细菌及

组织碎片,这些细胞死亡后可释放各种蛋白水解酶,将坏死组织溶解液化,然后经毛细血管吸收,故肉芽组织能消除感染、清除异物、保护伤口洁净,以利伤口愈合。

（2）机化坏死组织、血凝块和异物:肉芽组织向伤口内生长的同时即是对伤口中的血凝块、坏死组织等异物的取代过程;此外,肉芽组织也可取代血栓、炎症时渗出的纤维蛋白等。

（3）填补组织缺损:组织损伤造成的缺损较大或受损组织的再生能力较差时,均可由肉芽组织充填,最后形成瘢痕组织。

3. 肉芽组织的结局　肉芽组织在组织损伤后2~3天内开始生长,在体表创口自下向上、在坏死和血栓等从周边向中心生长推进,填补缺损或机化异物。1~2周后,肉芽组织依据其生长的先后顺序逐渐改建,成纤维细胞分泌胶原纤维后转变为纤维细胞,间质内水分逐渐被吸收减少,炎细胞也逐渐减少甚至消失,大多数毛细血管闭塞、消失,仅少数毛细血管根据功能需要改建为小动脉和小静脉。这时肉芽组织演变为成熟、老化的纤维结缔组织,即瘢痕组织。

（二）瘢痕组织

瘢痕组织(scar tissue)是肉芽组织经改建成熟、老化而形成的纤维结缔组织,主要由大量平行或交错分布的胶原纤维束构成,纤维细胞稀少,核细长而深染,小血管少见;常发生玻璃样变性,呈均质性红染。外观为灰白半透明状,质地硬韧,缺乏弹性。瘢痕组织对机体既有有利影响,也有不利影响。

1. 有利影响　① 它能把创伤断端紧密连接起来并能补充缺损,可使组织器官保持其完整性;② 瘢痕组织的抗拉力比肉芽组织强得多,可使组织器官保持其坚固性。

2. 不利影响　① 瘢痕收缩致器官变形:瘢痕形成后期水分显著减少,加上增生的肌成纤维细胞牵拉,可引起体积变小;瘢痕缺乏弹性,可引起器官变形及功能障碍,如发生在消化道、泌尿道等有腔器官可引起管腔狭窄,发生在关节附近可引起关节挛缩、活动受限。② 纤维性粘连:瘢痕组织如形成在各器官之间或器官与体腔壁之间,可形成纤维性粘连,器官的功能将受到不同程度影响。③ 器官硬化:器官内的广泛纤维化可使该器官的质地变硬,称为器官硬化。④ 瘢痕增生过度:偶见,瘢痕形成突出于皮肤表面的不规则硬块,称为瘢痕疙瘩。

三、创伤愈合

创伤愈合(healing of wound)是指机体因外力作用,引起组织缺损或断离后的愈复过程,包括各种组织的再生、肉芽组织增生和瘢痕形成等过程。

（一）皮肤创伤愈合

最轻的创伤仅限于皮肤表皮层,可通过上皮的完全再生而愈合;稍重者有皮肤和皮下组织断裂,并出现伤口;严重创伤可有肌肉、肌腱、神经的断离及骨折。

1. 创伤愈合的基本过程

（1）伤口早期变化:创伤开始,伤口局部有不同程度的组织坏死和小血管断裂出血,数小时后局部出现炎症反应,表现为充血及浆液、各种白细胞渗出,故伤口局部可出现红肿,也可因血液和渗出液中的纤维蛋白凝固在伤口表面形成痂皮,以保护伤口。

(2)伤口收缩:创伤后第2~3天,伤口边缘的整层皮肤及皮下组织向中心移动,伤口迅速缩小以利愈合,同时表皮增生覆盖创面。伤口收缩是伤口边缘新生的肌成纤维细胞的牵拉作用引起的。

(3)肉芽组织增生和瘢痕形成:大约从第3天开始,自伤口底部及边缘长出肉芽组织,填充伤口,直至新覆盖的表皮下;第5~6天起成纤维细胞产生胶原纤维,其后1周胶原纤维形成甚为活跃,以后逐渐缓慢下来;大约在伤后1个月,肉芽组织完全转变成瘢痕组织。

动画:一期
愈合过程

2. 创伤愈合的类型 根据损伤程度及有无感染,皮肤和软组织的创伤愈合可分为以下三种类型。

(1)一期愈合:见于组织缺损少、创缘整齐、无感染和异物、缝合严密的伤口,如无菌手术切口,因伤口裂隙小或已缝合,其中只有少量凝血块,炎症反应很轻,故在1周内即可愈合,只形成少量瘢痕,功能影响小。

(2)二期愈合:见于组织缺损较大、创缘不整齐、缝合不严密或无法整齐对合,或伴有明显感染、有异物的伤口,这种伤口的愈合只有感染被控制、坏死组织和异物被清除后,才能开始再生。故二期愈合的伤口愈合时间较长,形成的瘢痕较大。

动画:二期
愈合过程

一期愈合与二期愈合的区别见表1-2。

表1-2 一期愈合与二期愈合的区别

	形成条件				特点	
	组织缺损	创缘	缝合严密程度	感染、异物	愈合时间	瘢痕
一期愈合	少	整齐	缝合严密	无	短	小
二期愈合	较大	不整齐	不严密或无法对合	有	长	大

(3)痂下愈合:多见于皮肤擦伤。伤口表面的血液、渗出液在表面凝固、干燥后形成黑褐色硬痂,创伤愈合过程在痂下进行,待表皮再生完成后,痂皮可自行脱落。痂下愈合所需时间通常较无痂者长。

(二)骨折愈合

骨的再生能力很强,骨折发生后,经过良好的复位、固定,可完全恢复其结构和功能。骨折愈合过程与皮肤软组织的愈合过程不完全相同,大致可分为以下几个阶段。

1. 血肿形成期 骨组织本身有丰富的血管,骨折后第1天,在骨折的断端及其周围可有大量出血形成血肿,数小时后血肿即可发生凝固,可暂时黏合骨折断端。

2. 纤维性骨痂形成期 骨折后第2天,自骨折断端的骨膜处成纤维细胞增生和毛细血管再生形成肉芽组织,逐渐长入血肿内,最终将其完全取代而机化。2~3周,肉芽组织逐渐纤维化变成瘢痕组织,形成纤维性骨痂,又称为暂时性骨痂。纤维性骨痂使骨折两断端紧密连接起来,但无负重能力。

3. **骨性骨痂形成期** 在纤维性骨痂形成的基础上,成纤维细胞可向骨母细胞和软骨母细胞方向分化。骨母细胞增生并分泌大量胶原纤维和骨基质,同时沉积其中变成骨细胞,形成骨样骨痂,使骨折断端的连接更紧密,此时是在骨折后第3～6周;随着骨基质内钙盐的逐渐沉积,骨样组织转变为骨组织,形成骨性骨痂。骨性骨痂使骨折断端牢固地结合在一起,并具支持负重功能,此时是在骨折后第2～3个月。

4. **骨痂改建期** 骨性骨痂内骨小梁排列紊乱,且不具备正常板层骨结构。随着站立活动和负重所受应力的影响,骨性骨痂逐渐改建为成熟的板层骨,骨皮质和骨髓腔的正常关系也重新恢复。改建是在骨母细胞的新生骨质形成和破骨细胞的骨质吸收的协调作用下完成的,即应力大的部位骨质变致密,不起负重作用的骨组织逐渐被吸收。此期约需几个月甚至1～2年才能完成。

动画:骨折
愈合过程

(三)影响创伤愈合的因素

1. **全身因素**

(1)年龄:儿童、青少年的组织再生能力强,愈合快;老年人则相反,组织再生能力差,愈合慢,此与老年人血管硬化、血液供应减少有关。

(2)营养:严重的蛋白质缺乏,尤其含硫氨基酸(如甲硫氨酸、胱氨酸)或维生素C缺乏时,肉芽组织及胶原形成不良,使伤口愈合延迟;微量元素锌的缺乏也可使伤口愈合迟缓。

(3)药物:肾上腺皮质激素能抑制炎症反应、肉芽组织增生和胶原合成,可使伤口愈合延缓。

2. **局部因素**

(1)感染:感染对再生修复的妨碍甚大。许多化脓菌能产生毒素和酶,引起组织坏死、胶原纤维或基质溶解,这不仅加重局部组织损伤,也妨碍愈合;伤口感染时,炎性渗出物还可增加局部的张力,常使正在愈合的伤口或已缝合的伤口裂开,或者导致感染扩散加重损伤。因此,临床上对于有感染的伤口,暂时不能缝合,应先抗感染并及早引流,只有感染被控制后,修复才能进行。

(2)异物:坏死组织及其他异物(如丝线、纱布、泥沙、金属碎屑等),也妨碍伤口愈合并有利于感染。因此,伤口如有较多的坏死组织及异物,外科常先施行清创术以清除坏死组织和异物,尔后才缝合伤口以缩小创面,这样有利于伤口愈合,可以使本来二期愈合的伤口,愈合的时间缩短,甚至达到一期愈合。

(3)局部血液循环:局部血液循环一方面保证组织再生所需的氧和营养,另一方面对坏死物质的吸收及控制局部感染也起重要作用。因此,局部血流供应良好时,则再生修复好;相反,如下肢血管有动脉粥样硬化或静脉曲张等病变,使局部血液循环不良时,则该处伤口愈合迟缓。

(4)神经支配:正常的神经支配对组织再生有一定的作用。神经损伤时引起的局部神经性营养不良可影响组织的再生。

(5)电离辐射:可破坏细胞、损伤小血管和抑制组织的再生,使愈合延迟。

本章小结

适应是介于正常与损伤之间的反应。当致损因素较弱时引起组织的适应性反应，在形态上表现为萎缩、肥大、增生和化生。

组织损伤分为可复性损伤（变性）和不可复性损伤（细胞死亡）；变性依异常沉积物的不同或正常物质增多可有多种：细胞水肿是最常见、最轻的变性，多发生在线粒体丰富的心、肝、肾等实质细胞；脂肪变性以肝最常见，重者发展为脂肪肝，发生在心脏呈"虎斑心"；玻璃样变性发生在增生的结缔组织、高血压的细动脉或某些细胞内；其他变性包括病理性色素沉着、病理性钙化、黏液样变性、淀粉样变性等。

细胞死亡包括坏死和凋亡。坏死的主要形态学标志是核固缩、核碎裂、核溶解；分为凝固性坏死（好发于心、脾、肾）、液化性坏死（好发于胰、脑）和纤维蛋白样坏死（发生在间质）三种类型，干酪样坏死和坏疽（干性、湿性和气性坏疽）属于凝固性坏死的特殊类型，脂肪坏死属于液化性坏死；坏死组织的结局包括溶解吸收、分离排出、机化和包裹钙化等。凋亡是单个细胞的程序性死亡，生理、病理状态下均可发生。

损伤的修复是通过损伤周围健康细胞的再生来完成，再生分完全再生和纤维性修复两种，主要取决于受损组织的再生能力。按再生能力将机体细胞分为不稳定细胞、稳定细胞和永久性细胞。纤维性修复的病理学基础是肉芽组织，主要成分是成纤维细胞和新生的毛细血管，其作用是保护创面抗感染、机化坏死和血栓、填补伤口及缺损。创伤愈合分一期愈合、二期愈合和痂下愈合；骨折愈合经历血肿形成、纤维性骨痂形成、骨性骨痂形成和骨性骨痂改建四期达到完全再生修复。

病例讨论

患者，男，70 岁。现病史：曾患高血压病 30 余年，半年前开始出现双下肢发凉、发麻，走路时常出现阵发性疼痛，休息后缓解。近一个月左足剧痛，感觉渐消失，足趾发黑渐坏死，右侧下肢逐渐变细，3 天前生气后，突然昏迷、失语，左侧半身瘫痪，逐渐出现抽泣样呼吸。今晨 5:30 突然呼吸心搏停止。

尸检摘要：心脏体积明显增大，重 950 g，左心室壁厚 2.0 cm，心腔无明显扩张。主动脉及冠状动脉等动脉内膜不光滑，有散在大小不等黄白色斑块。左胫前动脉管壁不规则增厚，足背动脉管腔阻塞，其内为暗红色固体质块。右股动脉及胫前动脉有不规则黄白色斑块。左足趾变黑、坏死。右下肢肌肉明显萎缩致右下肢变细。右侧大脑内囊有大片状出血。

讨论：

1. 上述患者有哪些病变？
2. 患者出现左足趾发黑坏死的原因是什么？
3. 患者出现左心室肥大及右侧下肢萎缩的原因是什么？
4. 患者死亡的原因是什么？

第一章病例讨论答案

第一章单元测试

思考题

1. 萎缩、变性、坏死三者的内在联系及对机体的影响有哪些?
2. 干酪样坏死、坏疽与一般凝固性坏死有何不同?
3. 肉芽组织的成分与功能的关系如何?
4. 哪些形态变化具有代偿意义? 举例说明。

(崔茂香)

第二章 局部血液循环障碍

学习目标

1. 掌握淤血、出血、血栓形成、栓塞和梗死的概念。

2. 掌握慢性肺淤血、慢性肝淤血的病变特点；血栓形成的条件、血栓类型和结局；栓塞类型及其对机体的影响；梗死类型及其病变特点。

3. 熟悉淤血的后果、出血原因及分类、栓子运行途径。

4. 了解出血对机体的影响、血栓形成过程。

5. 能识别慢性肺淤血、慢性肝淤血、静脉内血栓、肺动脉血栓栓塞、贫血性梗死、出血性梗死的大体标本和镜下病变特点。

正常血液循环的主要功能是向全身各器官、组织输送氧和营养物质，同时不断从组织中运走二氧化碳和各种代谢产物，以保持机体内环境的相对稳定和各组织器官代谢、功能活动的正常进行。一旦发生血液循环障碍且超过机体神经体液调节范围时，就会影响相应组织器官的功能、代谢以及形态结构，严重者甚至导致机体死亡。血液循环障碍可分为全身性和局部性两种，它们既有区别又有联系。本章主要叙述局部血液循环障碍。

第二章
思维导图

局部血液循环障碍表现为以下几方面的异常：① 局部组织或器官血管内血液含量的异常，包括血液含量的增多或减少，即充血、淤血或缺血；② 局部血管壁通透性和完整性的异常，表现为血管内成分逸出血管外，包括水肿和出血；③ 血液性状和血管内容物的异常，包括血栓形成、栓塞和梗死。

第一节 充血和淤血

一、充血

充血(hyperemia)是由于动脉血量输入增多而引起局部组织或器官的血管内动脉血含量增多的状态。

（一）原因

各种原因引起细动脉扩张均可导致局部充血。如血管舒张神经兴奋性增高、血管收缩神经兴奋性降低或血管活性物质（如组胺、激肽类）增多等，可引起细动脉扩张、血流加速发生充血。

（二）类型

1. 生理性充血　是指组织器官因生理需要或代谢增强而发生的充血，如运动时的骨骼肌充血、进食后胃肠道黏膜充血等。

2. 病理性充血　是指各种病理状态下组织器官发生的充血，包括以下几种。

（1）炎症性充血：多见于局部炎症早期，致炎因子刺激引起轴突反射及炎症介质的释放，使局部细动脉扩张充血。

（2）侧支性充血：见于有侧支循环的组织器官，由于局部组织缺血、缺氧，代谢不全产物堆积，刺激血管运动神经，导致缺血组织周围的动脉吻合支扩张充血。这种充血常具有代偿意义，可不同程度地改善局部组织的血液供应。

（3）减压后充血：是指局部组织或器官长期受压，使血管收缩神经兴奋性降低，当压力突然解除时，受压处细动脉发生反射性扩张而致局部充血，如绷带包扎肢体，组织内的血管张力降低，若突然解开绷带，受压组织内的细动脉发生反射性扩张，导致局部充血。

知识拓展

为什么不能快速抽放大量胸腔积液或腹水？

快速抽出大量胸腔积液或腹水，会因胸腔、腹腔内压力突然降低导致其内细动脉反射性扩张，使得过多血液流入胸腔、腹腔内器官，造成机体有效循环血量不足，血压下降，甚至引起脑缺血而致患者昏厥。因此，临床实践中处理大量胸腔积液或腹水时，应少量分次抽放。

（三）病理变化

肉眼观，充血的组织器官体积轻度增大；若发生在体表，由于局部微循环内氧合血红蛋白增多，局部组织呈鲜红色；因代谢增强局部温度增高。镜下见局部细动脉及毛细血管扩张，充满血液。

（四）后果

充血多是短暂的血管反应，原因消除后，局部血量恢复正常。多数情况下，充血对机体是有利的，因充血可使局部血液循环加快，氧及营养物质供应增多，促进物质代谢，增强组织、器官的功能，透热疗法在临床上的治疗作用即在于此。个别情况下，充血会造成不利后果，如患者有高血压病或动脉粥样硬化等基础疾病，脑动脉充血可能至血管破裂、出血,引起严重后果。

二、淤血

淤血(congestion)是指由于静脉血液回流受阻,使血液淤积于小静脉和毛细血管内,造成局部组织或器官内静脉血含量增多。

(一)原因

1. 静脉受压 静脉受压引起管腔狭窄或闭塞,血液回流受阻,导致局部组织或器官淤血。如妊娠后期增大的子宫压迫髂静脉可引起下肢淤血水肿;肿瘤压迫局部静脉引起相应组织或器官的淤血。

2. 静脉腔阻塞 常见于静脉内血栓形成或瘤栓,导致静脉管腔阻塞,引起局部淤血。由于静脉有较多的分支,相互通连,因此只有在侧支循环不能有效建立的情况下,静脉腔的阻塞才会引起淤血。

3. 心力衰竭 心力衰竭时心脏不能排出正常容量的血量进入动脉,心腔内血液滞留,压力增高,致静脉回流受阻而造成淤血。左心衰竭引起肺淤血,右心衰竭引起体循环器官淤血。

(二)病理变化

肉眼观,淤血的组织或器官体积肿胀,重量增加;发生于体表时,由于淤积的血液中氧合血红蛋白减少,还原血红蛋白增多,局部呈紫蓝色,称为发绀(cyanosis);由于局部血液淤滞,血流缓慢,代谢减慢,故局部体表温度降低。镜下观,淤血的组织内小静脉和毛细血管扩张,管腔内充满血液。

(三)后果

淤血是可复性的,其对机体的影响取决于淤血的程度、淤血发生的速度、持续时间和侧支循环建立的状况以及淤血组织器官的性质等。长期淤血可引起如下后果。① 淤血性水肿:淤血导致毛细血管内流体静压升高,淤血缺氧还可使毛细血管壁通透性增加,血管内液体漏出,导致局部组织水肿或浆膜腔积液。② 淤血性出血:严重淤血缺氧使毛细血管内皮损伤,血管壁通透性明显增高,红细胞可漏出血管,形成淤血性出血。③ 组织损伤:局部缺氧及代谢产物堆积,可引起实质细胞发生萎缩、变性,甚至坏死。④ 器官硬化:长期慢性淤血,实质细胞逐渐萎缩消失,而间质纤维组织增生,并出现网状纤维胶原化(网状纤维互相聚合形成胶原纤维),使器官质地逐渐变硬,称为淤血性硬化或器官硬化。

动画:淤血性水肿的产生机制

(四)重要器官的淤血

1. 慢性肺淤血 多见于二尖瓣狭窄引起的慢性左心衰竭。肉眼观,肺体积增大,重量增加,质地较实,呈暗红色;切面有暗红色泡沫状液体流出。镜下观,肺泡壁毛细血管扩张淤血,肺泡腔内有水肿液,严重时可见少量红细胞漏出,形成肺水肿及漏出性出血;当肺泡腔内的红细胞被巨噬细胞吞噬后,红细胞崩解释放出棕黄色、颗粒状的含铁血黄素,这种胞质内含有含铁血黄素的巨噬细胞称为心力衰竭细胞(heart failure cell)(图 2-1)。

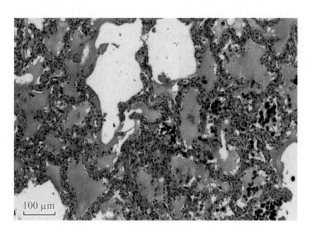

图 2-1 慢性肺淤血(HE×100)
肺泡壁毛细血管扩张淤血,肺泡腔内有大量水肿液
和少量红细胞,部分肺泡腔内可见心力衰竭细胞

长期慢性肺淤血还可导致肺泡壁上的纤维组织增生及网状纤维胶原化,使肺泡间隔变厚,肉眼观肺质地变硬,呈深褐色,称为肺褐色硬化。临床上患者常出现明显的气促、缺氧、发绀和咳粉红色泡沫痰等症状。

2. 慢性肝淤血 多见于慢性右心衰竭时,肝静脉血液回流长期受阻所致。肉眼可见肝体积增大,被膜紧张,重量增加,切面呈红-黄相间的条纹,似槟榔切面,称为槟榔肝(nutmeg liver)(图 2-2)。镜下可见中央静脉及附近的肝窦高度扩张淤血(肉眼红色区);中央静脉周围的肝细胞发生变性、萎缩,甚至消失;小叶周边肝细胞因慢性缺氧可发生脂肪变性(肉眼黄色区)(图 2-3);长期慢性肝淤血,还可出现肝内纤维结缔组织增生及网状纤维胶原化,使肝质地变硬,形成淤血性肝硬化。

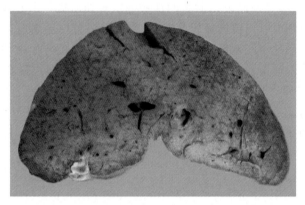

图 2-2 慢性肝淤血(大体)
肝切面呈红黄相间的网络状条纹,状似槟榔切面,称为"槟榔肝"

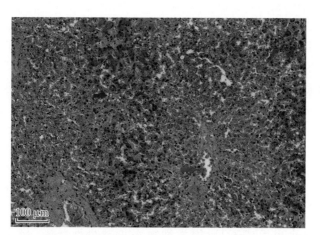

图2-3 慢性肝淤血(HE×100)
中央静脉(红箭头示)及其周边肝窦扩张淤血
肝小叶周边肝细胞发生脂肪变性(蓝箭头示)

第二节 出 血

循环血液中的红细胞自心腔、血管腔外出至组织间隙、体腔或体表,称为出血(hemorrhage),到达组织间隙或体腔内称为内出血,直接或间接流出到体表称为外出血。

一、出血的原因和发生机制

按血液逸出的机制,出血分为破裂性和漏出性出血。

1. 破裂性出血 由心脏或血管壁破裂所致,可见于心血管的任何部位,一般出血量较大,常见原因如下。① 机械性损伤:是造成出血最常见的原因,如挤压伤、切割伤、刺伤或弹伤等可使动脉、静脉甚至心脏破裂出血(图2-4)。② 心脏或血管壁本身的病变:如心肌梗死后形成的室壁瘤、主动脉夹层动脉瘤、动脉粥样硬化、动-静脉发育畸形等可造成破裂出血。③ 血管壁被周围病变侵蚀:如恶性肿瘤对血管壁的侵蚀、炎症对血管壁的损伤、溃疡底部的血管被侵蚀等。④ 静脉破裂:常见于肝硬化晚期食管静脉曲张的破裂。⑤ 毛细血管破裂:多见于软组织损伤。

2. 漏出性出血 是由于毛细血管和微静脉

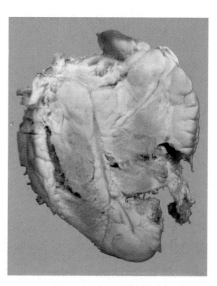

图2-4 心脏破裂(大体)
挤压伤致心脏破裂,心脏表面可见多个破裂口

壁通透性增加,红细胞通过扩大的内皮细胞间隙和损伤的血管基膜漏出血管外,一般出血量较小。常见原因如下。① 淤血和缺氧:缺氧使毛细血管内皮细胞变性坏死、酸性代谢产物堆积对基膜的损伤,以及淤血时毛细血管内流体静压升高等,均可导致红细胞漏出。② 感染、中毒:败血症、汉坦病毒或钩端螺旋体感染以及蛇毒、有机磷等毒物,均可损伤毛细血管壁,使其通透性增加,红细胞漏出。③ 过敏:机体对某些药物或食物等产生超敏反应也可损伤毛细血管壁,使其通透性增加。④ 维生素C缺乏:严重维生素C缺乏时,毛细血管内皮细胞接合处的基质和血管外胶原基质形成不足,导致血管脆性和通透性增加。⑤ 凝血因子缺乏:如先天性凝血因子缺乏、肝实质疾患时凝血因子合成减少、弥散性血管内凝血(DIC)时凝血因子消耗过多,均可造成凝血功能障碍出现出血倾向。⑥ 血小板减少或功能障碍:血小板数量少于 $50×10^9/L$ 时即有出血倾向,见于白血病及再生障碍性贫血引起的血小板生成不足、原发性血小板减少性紫癜、脾功能亢进使血小板破坏增多等。

动画:漏出性出血的产生机制

二、出血的病理变化

1. 内出血　可发生在人体内任何部位。皮下组织、黏膜或浆膜的少量出血在局部形成较小的出血点称为瘀点(petechia),稍大的出血(直径 3～5 mm)称为紫癜(purpura),直径超过 1cm 的皮下出血称为瘀斑(ecchymosis);组织内局限性的大量出血称为血肿(hematoma),如皮下血肿、硬脑膜下血肿等;血液积聚于体腔内称为体腔积血,如心包积血、胸腔积血、腹腔积血、颅腔积血等。如出血量很少,仅能在显微镜下看到组织间隙内有数量不等的红细胞。

2. 外出血　血液到达体表均可称为外出血,如外伤出血时可见伤口处血液外流或有凝血块;鼻黏膜出血流出体外称为鼻出血;呼吸道出血如支气管扩张症或肺结核空洞出血,经口腔排出体外称为咯血(hemoptysis);上消化道出血经口腔排出体外称为呕血(hematemesis);下消化道出血经粪便排出体外称为便血(hemafecia);泌尿道出血随尿排出体外称为血尿(hematuria)。

三、出血的后果

机体具有止血功能,缓慢少量的出血,一般可自行止血,主要由于局部受损血管发生反射性收缩以及血管受损激活凝血系统,形成血凝块堵塞破裂口,阻止继续出血;局部组织或体腔内的少量出血,可通过吸收消除;较大的血肿吸收不完全则可机化或纤维包裹。

出血对机体的影响取决于出血类型、出血量、出血速度和出血部位。破裂性出血一般出血量多,速度快,若短时间内出血量超过循环血量 20% 时,可发生失血性休克;局部组织或器官的出血,可导致相应的功能障碍,如脑内囊出血引起对侧肢体的偏瘫、视网膜出血可引起视力减退或失明;发生在重要器官的出血,即使出血量不多,亦可引起严重的后果,如心脏破裂引起心包积血,由于心脏压塞,可导致急性心力衰竭;脑出血,尤其是脑干出血,因重要的神经中枢受压可致死亡。

第三节 血栓形成

在活体的心腔或血管腔内,血液发生凝固或血液中某些有形成分凝集、析出,形成固体质块的过程,称为血栓形成(thrombosis)。所形成的固体质块称为血栓(thrombus)。

正常情况下,血液中的凝血系统和抗凝血系统处于动态平衡的状态,保证了血液既是流体状态又有潜在的可凝固性。若在某些因素作用下,触发凝血过程,打破两者之间的动态平衡,便会引发血栓形成。

一、血栓形成的条件和机制

(一)心血管内膜损伤

心血管内膜损伤是血栓形成的首要条件。正常情况下,完整的内皮细胞具有屏障作用,把血液中的凝血因子、血小板和有高度促凝作用的内皮下胶原隔开,且内皮细胞合成的前列环素、一氧化氮、血栓调节蛋白等物质,具有抑制血小板黏集和抗凝血作用。一旦心血管内膜损伤后,内皮下胶原暴露,激活血小板和凝血因子Ⅻ,启动内源性凝血系统;同时损伤的内皮细胞可释放组织因子(Ⅲ因子),启动外源性凝血系统。在触发凝血过程中起核心作用的是血小板的活化,血栓形成是以在胶原纤维暴露的局部形成血小板凝集堆开始的。

心血管内膜损伤导致血栓形成多见于风湿性心内膜炎、感染性心内膜炎、心肌梗死区的心内膜、动脉粥样硬化斑块溃疡表面等。缺氧、休克、败血症和细菌内毒素等引起的全身广泛性内膜损伤,可形成DIC,在全身的微循环内形成大量微血栓。

(二)血流缓慢和涡流

血流缓慢和产生涡流等血流状态的改变可利于血栓形成。在正常血流中,红细胞和白细胞处在血管的中轴流动,称为轴流。其外周是血小板,最外层为血浆形成的边流。血浆将血液的有形成分与血管壁分开,使血小板不易与内膜接触而激活。当血流减慢或产生旋涡时,轴流增宽,血小板进入边流,增加了血小板接触、黏附内膜的可能性。血流减慢或产生旋涡时被激活的凝血因子不易被冲走或稀释,在局部的浓度升高,易达到凝血所需要的浓度,有利于血栓形成。

临床上,静脉内血栓比动脉内血栓多4倍,下肢静脉内血栓比上肢静脉内血栓多3倍,这与静脉内血流速度缓慢、下肢静脉内还有静脉瓣易产生涡流有关。如在手术后卧床、心力衰竭、久病卧床或静脉曲张患者的下肢静脉内均易形成血栓。虽然心腔和动脉内血流速度快,但在某些病理情况下也易形成血栓,如二尖瓣狭窄时,左心房内血流缓慢并有涡流形成,左心房及左心耳内易形成血栓。

(三)血液凝固性增高或纤溶系统活性降低

血液凝固性增高是指凝血因子和血小板数量增多,导致血液处于高凝状态;或纤溶系统活性降低时,血液凝固性相对增高,易于在全身形成多发性血栓。如严重创伤、大面积烧伤、产后或大手术后严重失血,大量血浆丧失,血液浓缩,黏稠度增加,血液中纤维蛋白原、凝血酶原以及凝血因子Ⅻ、Ⅶ等的含量增多;同时血液中补充了大量幼稚的血小板,其黏性大,易黏集形成血栓;某些恶性肿瘤晚期(如肺癌、胰腺癌、乳腺癌等)及胎盘早剥的患者,由于肿瘤细胞或胎盘组织释放大量组织因子入血,激活外源性凝血系统,可导致多发性静脉内血栓形成。

上述血栓形成的条件,往往是同时存在而以某一因素为主。如手术后下肢深静脉内容易形成血栓,与手术后凝血因子和血小板的数量增多使血液的凝固性增加、术后卧床使下肢静脉内血流速度更缓慢等多种因素有关。

二、血栓形成的过程和类型

(一) 血栓形成过程

血栓形成首先是从血小板黏附于心血管内膜损伤后裸露的胶原处开始的,黏附的血小板释放出二磷酸腺苷(ADP)、血栓素 A₂(TXA₂)、5-羟色胺(5-HT)等物质促使更多的血小板在局部黏附、聚集,此时血小板的黏附是可逆的,可被血流冲走。但随着内、外源性凝血系统激活,凝血酶原转化为凝血酶,凝血酶将纤维蛋白原转化为纤维蛋白,其与受损内膜处基质中的纤维连接蛋白结合,使黏附的血小板堆牢牢固定于受损的血管内膜表面,形成突出于心血管内膜表面的血小板黏集堆,称为血小板血栓(图 2-5),即血栓头部,这是血栓形成的第一步。

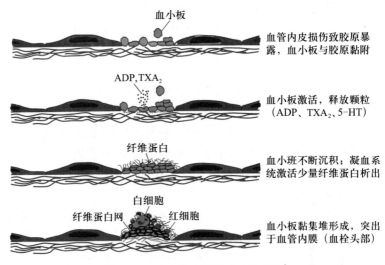

图 2-5 血小板血栓形成过程示意

血小板血栓形成后,其下游血流变慢并形成涡流,进而形成新的血小板堆;如此反复进行,血小板黏集形成的梁状或珊瑚状血小板小梁逐渐增大,最终使管腔阻塞;与此同时,内、外源性凝血系统激活形成的纤维蛋白析出,呈网状沉积在血小板小梁之间,纤维蛋白

动画:血栓
形成过程

网之间网络大量红细胞,形成血栓体部;最后局部血流停止,血液凝固,形成血栓尾部。

（二）血栓的类型

1. 白色血栓（white thrombus） 即血小板血栓,多发生于血流较快的心瓣膜、动脉内或静脉内延续性血栓的头部。如在急性风湿性心内膜炎时,在二尖瓣闭锁缘上形成的赘生物即为白色血栓。肉眼观,白色血栓呈灰白色、粟粒状,质硬,与管壁紧密黏着不易脱落。镜下观,白色血栓主要由血小板及少量纤维蛋白构成。

2. 混合血栓（mixed thrombus） 即延续性血栓的体部。混合血栓也可见于动脉瘤、室壁瘤内的附壁血栓（血栓紧紧附着在动脉内壁或心室壁上,一般不引起阻塞）。肉眼观,混合血栓呈灰白色和红褐色相间的层状结构,干燥,表面粗糙,与血管壁粘连比较紧密。镜下观,混合血栓主要由粉红色分支状的血小板小梁（肉眼呈灰白色）和小梁之间的纤维蛋白网及其中的红细胞（肉眼呈红褐色）组成,小梁周围有大量中性粒细胞附着（图 2-6）。

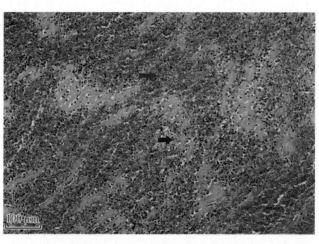

图 2-6　混合血栓（HE×100）
粉红色珊瑚状的为血小板小梁（蓝箭头示）,边缘可见大量白细胞,
血小板小梁之间为纤维蛋白网和其间的大量红细胞（红箭头示）

3. 红色血栓（red thrombus） 常见于静脉延续性血栓的尾部。肉眼观,新鲜的红色血栓呈暗红色、湿润,有一定的弹性;陈旧的红色血栓由于水分被吸收,变得干燥,易碎,失去弹性,易于脱落进入血流成为血栓栓子,引起血栓栓塞。镜下观,纤维蛋白网眼里充满红细胞和少量白细胞。

4. 透明血栓（hyaline thrombus） 发生于微循环的血管内,又称为微血栓;只能在显微镜下观察到,主要由嗜酸性半透明状的纤维蛋白构成,故称为透明血栓,也称为纤维蛋白性血栓（图 2-7）,最常见于 DIC。

三、血栓的结局

1. 溶解、吸收 血栓形成后,由于血栓内的纤维蛋白溶解酶及白细胞崩解后释放蛋

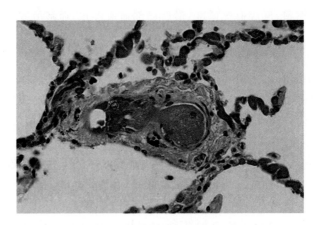

图 2-7 透明血栓（HE×200）

肺微动脉内可见主要由嗜酸性半透明的纤维蛋白构成的血栓

白溶解酶,可使纤维蛋白发生溶解。小的新鲜血栓可完全溶解吸收而不留痕迹。

2. 软化、脱落 较大的血栓可发生部分软化、溶解,在血流冲击下,整个血栓或血栓的一部分脱落形成血栓栓子,随血流运行至相应大小的血管中阻塞,造成血栓栓塞。

3. 机化、再通 血栓形成后,如果纤溶酶活性不足,血栓存在时间较长可发生机化。即在血栓附着处,由血管壁逐渐长出肉芽组织取代血栓,此过程称为血栓机化。机化的血栓和血管壁紧密相连,不易脱落。在血栓机化过程中,由于水分被吸收,血栓干燥收缩或部分溶解,在血栓内或血栓与血管壁之间出现裂隙,此后新生的内皮细胞覆盖裂隙表面形成新的管腔,并相互沟通吻合使血流得以通过,这一过程称为再通(图 2-8)。

动画:血栓
的机化

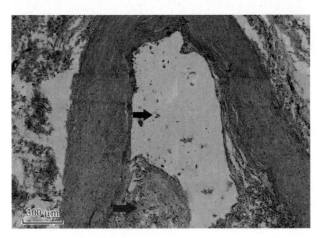

图 2-8 血栓机化与再通（HE×40）

动脉内血栓已完全机化(红箭头示)并出现再通(蓝箭头示)

4. 钙化 若血栓未溶解吸收或软化、机化,可出现钙盐沉着,称为钙化。血栓钙化后成为坚硬的质块,称为静脉石或动脉石。

四、血栓形成对机体的影响

(一) 有利方面

1. 止血作用　血管破裂处可形成血栓堵塞破裂口,起到止血作用。

2. 预防出血　某些病变情况下,其病变周围血管内的血栓形成,可以防止病灶内的血管破裂出血。如胃溃疡、肺结核空洞时其周围的血管内常有血栓形成,避免大出血的可能性。

3. 防止炎症扩散　炎症灶周围的小血管内血栓形成,可以防止病原体蔓延扩散。

(二) 不利方面

1. 阻塞血管腔　血栓形成对机体的主要危害是阻塞血管、阻断血流,危害的严重程度视其阻塞管腔的程度、阻塞血管的大小、阻塞部位、阻塞发生的速度以及侧支循环建立等情况的不同而异。如动脉内附壁血栓,管腔未被完全阻塞,可致局部组织和器官缺血,引起组织细胞萎缩或变性;而动脉内阻塞性血栓形成,则可引起相应部位缺血性坏死,如脑动脉血栓形成引起的脑梗死、冠状动脉血栓形成引起心肌梗死等。静脉血栓形成后,如果未能建立有效的侧支循环,则引起局部组织淤血、水肿,甚至坏死。

2. 栓塞　血栓可以因软化、破碎、断裂而脱落,成为血栓栓子,随血液运行引起血栓栓塞。下肢深静脉内血栓或在心室、心瓣膜上形成的血栓最容易脱落成为栓子。如果栓子内还有细菌,细菌可随栓子运行而蔓延扩散,引起败血性梗死或栓塞性脓肿。

3. 心瓣膜变形　发生在心瓣膜上的血栓,机化后可以引起瓣膜增厚、变硬,瓣膜皱缩或瓣叶之间粘连等,久之形成心瓣膜病,如风湿性心内膜炎引起的二尖瓣狭窄或关闭不全。

4. 出血　DIC 时微循环内广泛性微血栓形成,使凝血因子和血小板大量被消耗,以及继发性纤维蛋白溶解系统功能亢进,造成血液的低凝状态,引起患者全身广泛性出血。

第四节　栓　　塞

在循环血液中出现不溶于血液的异常物质,随血流运行阻塞血管腔的现象,称为栓塞(embolism),阻塞血管的异常物质称为栓子(embolus)。栓子可以是固体、液体或气体,最常见的栓子是血栓栓子,少见的有脂肪滴、气体、细菌团、肿瘤细胞团和羊水等。

一、栓子的运行途径

栓子运行的途径一般与血流方向一致(图 2 - 9)。

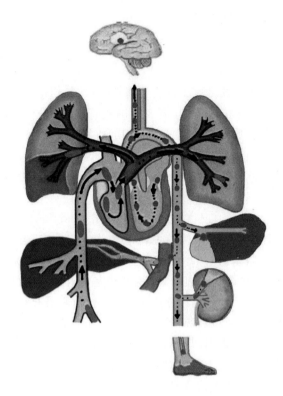

图 2-9　栓子运行途径与栓塞部位示意

血管内粉红色的椭圆小体代表体循环静脉系统来源的栓子,
暗红色圆形小体为来源于左心的栓子,绿色代表门静脉系统的栓子

1. 体循环静脉系统和右心栓子　来自体循环静脉系统的栓子(最常见的是来自下肢静脉脱落的血栓),沿血流方向到达右心房、右心室(右心脱落的附壁血栓栓子起自此处),最后,依据栓子大小栓塞于肺动脉主干或其分支。但某些体积小而富于弹性的栓子(如脂肪滴、气体等),可通过肺泡壁毛细血管进入左心及体循环动脉系统,进而引起体循环动脉分支的栓塞。

2. 左心和体循环动脉系统栓子　左心的栓子常为脱落的附壁血栓或二尖瓣赘生物的脱落;体循环动脉系统的栓子常为主动脉粥样硬化粥样斑块的脱落。这些栓子沿体循环动脉血流方向运行,栓塞于直径与栓子大小相当的动脉分支,常见于脑、脾、肾、下肢动脉等处栓塞。

3. 门静脉系统栓子　来自肠系膜静脉或脾静脉的栓子,随静脉血液回流入门静脉至肝,可引起肝内门静脉分支的栓塞。

4. 交叉性栓塞　少见,有房间隔或室间隔缺损者,心腔内的栓子可通过缺损由压力高的一侧进入压力低的一侧,这种栓塞称为交叉性栓塞。

5. 逆行性栓塞　罕见,下腔静脉内的栓子,在胸腔、腹腔压力急剧升高时(如持续剧烈咳嗽、呕吐等),可逆血流栓塞至肝静脉、肾静脉、髂静脉分支。

二、栓塞类型及其对机体的影响

根据栓子的种类不同,可将栓塞分为以下几种类型。

(一)血栓栓塞

由血栓或血栓的一部分脱落引起的栓塞,称为血栓栓塞(thromboembolism),是最常见的栓塞类型。由于血栓栓子的大小、来源和栓塞部位的不同,对机体的影响也有所不同。

1. 肺动脉栓塞 造成肺动脉血栓栓塞的栓子,90%以上来自下肢深静脉,特别是腘静脉、股静脉和髂静脉。肺动脉栓塞对机体的影响取决于栓子的大小、数目和机体的心肺功能状况。① 如果栓子较小,且阻塞肺动脉的个别小分支,一般不产生严重后果。因肺有双重的血液循环,肺动脉和支气管动脉之间有丰富的吻合支,此时,相应的肺组织可以通过支气管动脉得到血液供应。② 若在栓塞前已有严重肺淤血,肺微循环内的压力增高,与支气管动脉之间的侧支循环难以建立,则可引起相应肺组织缺血坏死。③ 较大栓子栓塞于肺动脉主干(图 2-10)或其大分支,患者可突然出现呼吸困难、发绀、休克,甚至猝死。④ 如栓子虽小但数量较多,广泛栓塞于肺动脉多数分支时,也可导致急性右心衰竭而猝死。

动画:肺动脉血栓栓塞导致猝死的机制

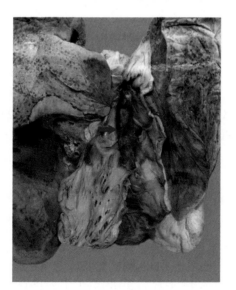

图 2-10 肺动脉血栓栓塞(大体)
肺动脉主干内有一血栓栓子(蓝色箭头示),与动脉内膜无粘连;
由于血栓比较长,部分栓子还在右心室内(箭头下为肺动脉瓣)

肺动脉血栓栓塞引起猝死的机制尚不完全清楚。一般认为与下列因素有关:① 较大栓子栓塞肺动脉主干时,造成肺循环机械性阻塞,肺动脉压急剧升高。② 血栓栓子中的血小板释放出大量 5-HT 和 TXA_2,使两肺肺内小动脉广泛性痉挛(图 2-11),使肺动脉压急剧升高,致右心后负荷增加,引起急性右心衰竭。③ 5-HT 和 TXA_2 也可引起冠状动脉痉挛,导致急性左心衰竭。④ 5-HT 和 TXA₂ 还可引起支气管平滑肌痉挛,致急性阻塞性通气障碍,引起急性呼吸衰竭。因此,较大栓子栓塞于肺动脉主干或主要分支时,可引起急性心肺功能衰竭猝死。

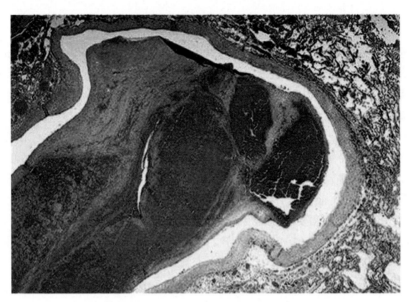

图 2-11 肺内小动脉血栓栓塞(HE×40)

肺小动脉内血栓栓子与血管内膜无粘连,血管壁平滑肌挛缩状

2. 体循环动脉栓塞 栓子多来自左心或主动脉粥样硬化粥样斑块的部分脱落,多栓塞于脾、肾、脑、心及下肢。若栓塞在动脉小分支,又能建立足够侧支循环,一般无严重后果。若栓塞动脉大分支,又不能建立有效的侧支循环,局部可发生缺血坏死,如冠状动脉或脑动脉栓塞,常引起心肌梗死、脑梗死。

(二) 脂肪栓塞

循环血流中出现脂肪滴阻塞于小血管,称为脂肪栓塞(fatty embolism)。多见于长骨粉碎性骨折或脂肪组织严重挫伤时,骨髓或脂肪组织的脂肪细胞破裂,游离出无数脂肪滴,脂滴通过破裂的静脉进入血流,引起脂肪栓塞。

脂肪栓塞的后果取决于脂滴的大小、数量及全身受累程度。少量脂滴可被巨噬细胞吞噬或被血中的脂酶分解清除,无不良后果;直径小于 20 μm 的脂滴可通过肺泡壁毛细血管,经左心进入体循环,引起全身多器官的动脉小分支栓塞,最常栓塞到脑血管,引起脑水肿和血管周围点状出血;若大量(9~20 g)直径大于 20 μm 的脂滴短期内进入肺循环,广泛阻塞于肺动脉小分支及毛细血管(图 2-12),可引起窒息或急性右心衰竭。

(三) 气体栓塞

大量气体迅速进入血液循环,或溶解于血液中的气体迅速游离出来,阻塞心血管腔,称为气体栓塞(gas embolism)。常见的有空气栓塞和氮气栓塞。

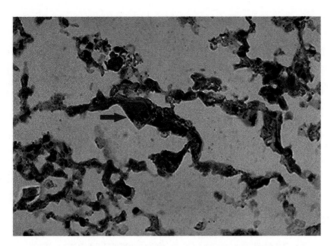

图 2-12 肺脂肪栓塞(油红×200)
油红-O染色,肺泡壁毛细血管内脂肪栓子被染成橘红色

1. 空气栓塞 多见于头颈、胸壁外伤或手术损伤锁骨下静脉、颈内静脉或胸内大静脉时,因吸气时这些静脉内呈负压,当其破裂时空气可迅速被吸入静脉,并随血流到达右心引起空气栓塞;空气栓塞也可见于人工气胸、人工气腹、加压静脉输血、输液时;分娩、流产时,由于子宫强烈收缩,将空气挤入破裂的子宫壁静脉窦内也可引起空气栓塞。

空气栓塞对人体的影响,主要取决于进入血液中空气量的多少和速度。如进入的空气量少,可被溶解在血液中而不致引起严重后果。如大量空气(多于 2.0 ml/kg 体重)迅速进入血液循环,空气随血流到达右心后,由于心脏的搏动,空气和心腔内的血液被搅拌成大量的泡沫状液体,这些泡沫状液体有可缩性,随心脏的收缩、舒张而被压缩或膨胀,当这些泡沫状液体完全占据右心室时,可阻碍静脉血的回流并阻塞肺动脉出口,导致严重的血液循环障碍而猝死。如形成的泡沫状液体量少,也可随右心室的收缩进入肺动脉,栓塞到肺动脉的小分支和毛细血管,甚至可通过肺泡壁的毛细血管回到左心,进入体循环。如栓塞冠状动脉、脑动脉,引起心脑的血液循环障碍也可造成死亡。尸检时,在空气栓塞致死者的右心室内可见泡沫状气体(空气栓塞实验阳性),或在冠状动脉、脑动脉等内检见气体栓子。

2. 氮气栓塞 主要见于潜水员从深海迅速浮出水面或飞行员从低空快速升入高空而机舱又未密封时。其原因是人从高气压环境急速转入低气压环境时,原来溶解于血液中的气体包括氧气、二氧化碳和氮气等迅速游离,其中氧气可以再溶于体内、二氧化碳迅即被排出,而氮气溶解较慢,可在血液或组织中形成小气泡或相互融合成大气泡,引起氮气栓塞,又称减压病(decompression sickness)。氮气栓塞因气体所在部位不同,其临床表现各异,如氮气栓塞于局部小血管内,可引起局部缺血坏死;位于皮下组织时可互相融合,形成皮下气肿;位于肌肉、肌腱、韧带内引起关节和肌肉肿胀、疼痛。如短期内有大量气泡形成,阻塞多数血管,尤其是栓塞于冠状动脉时,可引起严重的血液循环障碍甚至猝死。

视频:家兔
空气栓塞
动物实验

（四）羊水栓塞

羊水进入母体血液循环造成栓塞称为羊水栓塞（amniotic fluid embolism），是分娩过程中一种罕见但严重的并发症。多见于胎盘早剥，尤其是胎头阻塞产道口时，如果羊膜破裂，强烈宫缩使宫腔内压增高，羊水被挤入破裂的子宫静脉窦，经母体右心而进入肺动脉，引起肺动脉分支及肺泡壁毛细血管栓塞。少数羊水也可通过肺循环到左心，在心、肾、脑、肝、脾等器官形成栓塞。羊水栓塞的证据是显微镜下观察到肺小动脉内和毛细血管内有羊水的成分，如角化的扁平上皮、胎毛、胎脂等（图2-13）。羊水栓塞除可导致器官血液循环阻塞外，羊水中的胎儿代谢产物可引起过敏性休克，羊水内含有血管活性物质可引起血管反射性痉挛，且羊水具有凝血致活酶的作用，易引起DIC，因此后果严重。羊水栓塞的产妇往往突然出现呼吸困难、发绀、休克，甚至在分娩过程中或分娩后突然死亡。

动画：羊水栓塞的机制

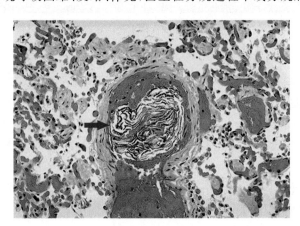

图2-13　肺羊水栓塞（HE×400）
母体肺微动脉内（箭头示）可见羊水中的角化扁平上皮

（五）其他栓塞

如含有大量细菌的血栓或细菌团，侵入血管或淋巴管，引起细菌栓塞；恶性肿瘤细胞侵入血管可随血流运行至其他部位，形成瘤细胞栓塞。

第五节　梗　死

局部组织或器官由于动脉血流阻断而侧支循环又不能代偿，导致缺血缺氧而发生的坏死，称为梗死（infarct）。

一、梗死形成的原因和条件

（一）梗死形成的原因

任何能引起动脉管腔阻塞，导致动脉血流供应中断的因素均可引起梗死。

1. 动脉血栓形成　是梗死最常见的原因。如冠状动脉或脑动脉粥样硬化继发血栓形成时,可导致心肌梗死或脑梗死。

2. 动脉栓塞　多见于血栓栓塞,也可为空气栓塞、脂肪栓塞等,常引起肾、脾、脑和肺梗死。

3. 血管受压闭塞　动脉受到外在压迫时,可使管腔闭塞而引起局部组织缺血坏死;肠扭转、肠套叠时,局部肠系膜动、静脉常同时受压,可引起肠梗死。

4. 动脉痉挛　单纯动脉痉挛引起的梗死十分罕见,但在血管腔高度狭窄的基础上,由于情绪激动、过度劳累、强烈刺激等诱因,可引起病变血管强烈而持续性痉挛,致血流中断而导致相应器官和组织梗死。如严重的冠状动脉、脑动脉粥样硬化时,动脉管腔狭窄,此时如果再发生血管持续性痉挛则可引起心肌梗死或脑梗死。

(二) 梗死形成的条件

动脉血流阻断后是否引起梗死,还与以下条件有关。

1. 器官血供特点　有双重血液循环的器官,当一支动脉阻塞时,可通过另一支动脉获得血供,通常不易引起梗死。如肺有肺动脉和支气管动脉双重血液供血,肺动脉小分支的栓塞通常不会引起肺梗死;肝有肝动脉和门静脉双重供血,肝内门静脉阻塞一般不会引起肝梗死。肾、脾、脑等器官的动脉吻合支少,当动脉阻塞时,不易建立有效的侧支循环,常易发生梗死。

2. 局部组织对缺血缺氧的敏感程度　机体不同组织细胞对缺血缺氧的敏感程度不同,神经细胞的耐受性最低(3～4 min),其次是心肌细胞(20～30 min),因此这些组织细胞一旦血流阻断容易发生梗死。纤维结缔组织和骨骼肌对缺血缺氧的耐受性较强,一般不易发生梗死。

二、梗死的类型和病理变化

根据梗死灶内含血量多少以及有无合并细菌感染,可将梗死分为贫血性梗死、出血性梗死和败血性梗死三种类型。

(一) 贫血性梗死

贫血性梗死(anemic infarct)多发生于组织结构较致密、无侧支或侧支循环不丰富的实质器官,如肾、脾、心和脑。当这些器官动脉分支的血流阻断后,局部组织因缺血缺氧引起梗死,因组织致密、梗死区出血量较少,梗死区呈贫血状态。

肉眼观,梗死灶呈灰白色或灰黄色,质地较坚实,与正常组织分界清楚,分界处常有暗红色的充血及出血带;梗死灶的形状取决于器官的血管分布,脾、肾等器官的动脉血管经脾、肾门进入,然后呈树枝状逐级分支,因此其梗死灶呈圆锥形,切面呈扇形或楔形,尖端朝向血管阻塞部位,底部靠近该器官的表面(图 2-14);冠状动脉分布不规则,因而心肌梗死灶形状不规则,呈地图形。

镜下观,贫血性梗死一般呈凝固性坏死,早期细胞可见核固缩、核碎裂、核溶解等改变,组织结构轮廓尚存;晚期病灶呈均质性结构,可见肉芽组织从边缘向中心长入,最终病

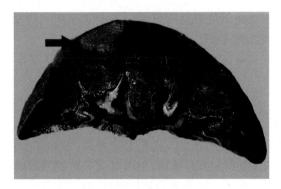

图 2-14　脾贫血性梗死(大体)

脾边缘见一梗死灶,呈楔形、灰黄色,周围有暗红色界限

灶被瘢痕组织取代。另外,脑梗死灶变软、液化,以后形成囊状,或被增生的星形胶质细胞和胶质纤维取代,最后形成胶质瘢痕。

(二)出血性梗死

出血性梗死(hemorrhagic infarct)主要发生在肺和肠等有双重血液供应或血管吻合支丰富、组织结构较疏松的器官。特点是在梗死区内有明显的出血现象,故称为出血性梗死。

出血性梗死的形成,除动脉阻塞外,还与下列条件有关。① 严重淤血:双重血液供应的肺或吻合支丰富的肠,在正常情况下一般不引起梗死,因一支动脉堵塞,另一支动脉可代偿性供血。但在严重淤血的情况下,整个器官的静脉压和毛细血管内压明显增高,另一支动脉不能克服微循环增大的阻力建立有效的侧支循环,局部组织发生缺血坏死(图 2-15),故严重淤血是出血性梗死的先决条件。② 组织疏松:疏松的组织间隙内能容纳多量漏出的血液,即使组织坏死吸收水分而膨胀也不能将血液挤出梗死灶,同时梗死后血管壁通透性增加,而导致梗死区发生弥漫性出血现象。

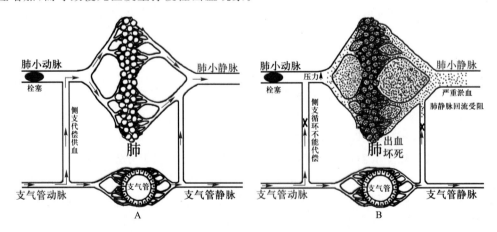

图 2-15　出血性梗死的发生机制示意图

A. 肺动脉分支血流阻断后,支气管动脉可通过侧支循环代偿性供血;

B. 严重淤血基础上肺小动脉栓塞,侧支循环不能代偿,肺出血梗死

(1) 肺出血性梗死：多见于肺淤血基础上出现肺动脉分支栓塞时。肉眼观，梗死灶常位于肺下叶外周部，呈锥形，切面为楔形，其尖端指向肺门，底边位于胸膜面，暗红色，质较实。镜下观，梗死灶内充满红细胞，肺泡壁结构不清，梗死灶边缘肺组织充血、水肿及出血。

(2) 肠出血性梗死：多见于肠扭转、肠套叠、肠绞窄性疝时或肠系膜动脉栓塞伴肠系膜静脉血栓形成时。肠系膜静脉受压或阻塞发生高度淤血，动脉受压或阻塞导致肠壁缺血坏死。肉眼观，肠梗死多发生于小肠，梗死灶呈节段状（因肠系膜血管呈扇形分布）；梗死的肠壁因弥漫性出血而呈暗红色（图 2 - 16），因淤血水肿及出血，肠壁增厚，质脆易破裂；浆膜面可有纤维蛋白性渗出物。镜下观，肠壁各层组织坏死及弥漫性出血。

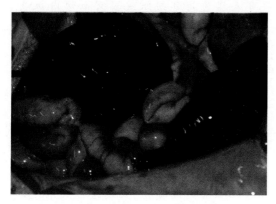

图 2 - 16　小肠出血性梗死（大体）

嵌顿疝致小肠出血性梗死，呈暗红色（箭头示）；左下为正常小肠

(三) 败血性梗死

败血性梗死（septic infarct）由带菌栓子阻塞血管引起，形成的炎症反应较其他类型梗死更明显。如为化脓菌，常有多发性脓肿形成，由此可引起炎症的扩散。

三、梗死对机体的影响和结局

(一) 梗死对机体的影响

梗死对机体的影响取决于梗死发生器官、梗死灶大小和部位等因素。如心肌梗死可影响心脏功能，严重者可导致心功能不全；脑梗死视梗死灶大小及梗死的部位而出现相应临床症状，轻者仅有局部肌肉麻痹或者偏瘫，严重者可发生昏迷，甚至死亡；肾梗死在临床上可出现肾区疼痛或有血尿，因肾本身具有较强的代偿功能，肾梗死对肾功能影响不大；肺梗死若梗死灶较小则无严重影响，患者仅有胸痛及咯血；肠梗死早期由于肠组织缺血，肠壁肌肉发生痉挛性收缩，出现剧烈腹痛，该段肠壁梗死后，肠蠕动消失，引起腹胀，甚至肠穿孔、弥漫性腹膜炎。总之，重要器官的大面积梗死可引起器官严重功能障碍，梗死若发生在肺、肾等代偿能力强的器官，则对机体影响较小，常常只引起局部症状。

（二）梗死的结局

梗死灶形成后，病灶周围发生炎症反应，小的梗死可被肉芽组织取代，日后变为瘢痕；大的梗死灶不能完全机化时，则由肉芽组织和日后转变成的纤维组织包裹，病灶内坏死组织可钙化；较大的脑梗死灶则中心液化成囊腔，周围由增生的胶质瘢痕包裹。

本章小结

局部血液循环障碍可表现为局部组织或器官血管内血液含量的异常（充血、淤血）、血管壁通透性和完整性的异常（出血）和血液性状和血管内容物的异常（血栓形成、栓塞和梗死）。

充血是局部动脉血输入增多，多为主动的一过性过程，通常无不良后果；淤血是由于静脉受压或管腔阻塞、心力衰竭引起，局部静脉血增多，长期慢性淤血可导致淤血性水肿、漏出性出血、组织损伤和器官硬化。

出血是指血液中的红细胞自心腔或血管腔外出。根据红细胞到达的部位分为内出血和外出血，根据发生原因分为破裂性出血和漏出性出血。

血栓形成是活体的心血管内血液凝固或血液中某些有形成分析出形成固体质块的过程。血栓形成是由于心血管内膜损伤、血流缓慢或涡流以及血液凝固性增高等因素的共同作用，分为白色血栓、混合血栓、红色血栓和透明血栓。血栓形成后可发生软化、溶解吸收和脱落及机化、钙化等结局。血栓形成对机体既有有利的一面，也有不利的一面。

栓塞是循环血液中出现不溶于血液的异常物质（栓子），随血流运行堵塞血管腔的现象。最常见的栓塞是血栓栓塞，脂肪栓塞、空气栓塞和羊水栓塞等少见。

梗死是局部组织或器官由于动脉血流供应中断而侧支循环不能代偿导致的缺血坏死，最常见的原因是动脉内血栓形成，根据梗死灶内含血量的多少及有无感染，分为贫血性梗死（好发于心、肾、脑、脾等）、出血性梗死（好发于肠、肺）和败血性梗死。梗死的后果主要取决于梗死的部位和范围。

病例讨论

患者，男，46岁，患慢性风湿性心脏病十余年，近日因心悸、气短、胸闷、头晕入院，住院检查发现二尖瓣狭窄合并心房颤动。在纠正治疗心房颤动后，活动中突然发生偏瘫。

讨论：

1. 该患者发生偏瘫的原因是什么？

2. 试述该患者疾病的发展过程。

思考题

1. 分析长期卧床患者发生压疮的主要原因和产生机制。

2. 根据血栓形成的条件和机制,分析大手术后或长期卧床患者如何预防下肢深静脉内血栓形成。

3. 分析淤血、血栓形成、栓塞和梗死的关系。

(汪晓庆)

第三章 炎 症

学习目标

1. 掌握炎症、变质、渗出、脓肿、蜂窝织炎、炎性肉芽肿的概念。
2. 掌握炎症的基本病理变化、炎症的病理分类及其病变特征。
3. 熟悉炎症的临床分类、急性炎症的结局。
4. 了解炎症的局部表现及其全身反应、炎症介质的类型和主要作用。
5. 能识别变质性炎症、各类渗出性炎症、增生性炎症的大体标本和镜下病变特点；能辨认出各种炎细胞并结合所学病理学知识解析血常规检查结果。

第一节 炎症的概念及原因

第三章
思维导图

一、炎症的概念

炎症(inflammation)是指具有血管系统的活体组织对各种致炎因子的损害所发生的以防御为主的局部组织反应。其基本病理变化包括局部组织的变质、渗出和增生,临床局部表现为红、肿、热、痛和功能障碍,并伴有发热、白细胞增多、单核巨噬细胞系统增生等全身反应。

炎症是人类疾病中一种常见而又十分重要的病理过程,炎症防御为主的保护性反应是在人类进化过程中逐渐发展形成的。临床上大多数疾病无不与炎症过程有关,如风湿病、肺炎、肝炎、阑尾炎、肾小球肾炎、肾盂肾炎、各种传染病等。

炎症对于人类的生存具有极为重要的作用,人类如果没有炎症的保护性反应,就不能长期生存下去。在这个以防御为主的病理过程中也会不可避免地给机体造成一定的损害,如炎症局部组织发生的变质会引起相应器官或组织的功能障碍,严重时甚至可危及生命。渗出和增生则为抗损害反应。此外,炎症后期还会针对损伤造成的缺损出现组织修复。因此,炎症是损伤、抗损伤和修复同时存在的动态过程。医务工作者既要预防炎症性疾病的发生,又要运用炎症的病理学知识,采取合理的治疗措施,增强机体的防御能力,及早消除致炎因子,减少组织的损伤,促进疾病愈复。

二、炎症的原因

任何引起组织损伤的因素都可以引起炎症,致炎因子的种类繁多,可归纳为以下几类。

1. 生物性因子　包括细菌、病毒、立克次体、原虫、真菌、螺旋体和寄生虫等,是引起炎症最常见的原因。由生物因素引起的炎症又称为感染(infection)。细菌可释放内毒素或外毒素激发炎症;病毒在感染的细胞内复制,可致感染细胞变性甚至坏死;某些病原体也可通过其抗原诱发超敏反应性炎症,如风湿病等。

2. 物理性因子　如机械力、高温、低温、电离辐射、紫外线等。各种物理性因子作用于人体,只要达到一定的强度或一定的作用时间,均可导致损伤引起炎症。

3. 化学性因子　包括外源性和内源性化学物质。外源性化学物质有强酸、强碱和强氧化剂等;内源性化学物质如坏死组织的分解产物和某些病理条件下堆积于体内的代谢产物(如尿素)等。当这些化学物质在体内达到一定浓度或剂量时,均可引起炎症。

4. 超敏反应　超敏反应可造成组织损伤而引起炎症,如过敏性鼻炎、荨麻疹、免疫复合物性肾小球肾炎等都是由超敏反应引起的炎性疾病。

5. 组织坏死　缺血或缺氧等原因可引起组织坏死,坏死组织是潜在的致炎因子,在新鲜梗死灶的边缘所出现的充血、出血带和炎细胞浸润便是炎症反应的表现。

6. 异物　如残留在体内的手术缝线、吸入肺内的二氧化硅晶体等异物,也可引起局部炎症反应。

上述致炎因子作用于机体是否引起炎症,除致炎因子的性质、强度和作用时间外,还取决于机体的反应状态。不同个体受到同一致炎因子的作用,有的不发病,有的发病,发病者其病变程度亦各不相同,说明机体的机能状态对炎症的发生和发展极为重要。

第二节　炎症的基本病理变化

炎症不论由何种原因引起,发生在哪种组织,局部均可出现变质、渗出和增生等基本病理变化。其中,变质是损伤,而渗出和增生是抗损伤和修复过程,以血管反应为中心的渗出性变化是炎症的重要标志。

一、变质

变质(alteration)是指致炎因子引起的炎症局部组织发生的变性和坏死,既可发生于实质细胞,也可发生于间质细胞。

1. 原因　① 致炎因子直接作用:如细菌毒素或理化致炎因子可直接造成局部组织损伤;② 炎症过程中出现的局部血液循环障碍:如缺血性缺氧或淤血性缺氧造成的损伤;③ 炎症介质的作用:炎症时产生的炎症介质,如溶酶体酶、缓激肽等也可引起组织损伤。

2. 形态变化　实质细胞可出现变性(如细胞水肿、脂肪变性),甚至坏死(凝固性坏死和液化性坏死等);间质常出现黏液样变性和纤维蛋白样坏死等。

3. 代谢变化

（1）局部酸中毒：炎症早期血流加快，氧化过程增强，局部耗氧量增加；继之发生局部血液循环障碍和酶系统功能受损，导致氧化不全的中间代谢产物（如乳酸、酮体、脂肪酸等）在局部堆积，使炎区氢离子浓度增高，导致局部代谢性酸中毒。局部酸中毒有抑制病菌生长和促使血管壁通透性增加的作用。

（2）组织内渗透压增高：由于分解代谢活跃、氧化不全的中间产物堆积及坏死组织崩解，加之氢离子浓度增高致盐类解离过程增强，致使炎区内的胶体渗透压和晶体渗透压均有不同程度的增高，可促进炎性水肿的发生。

二、渗出

渗出（exudation）是指炎症时血管内的液体成分和各种白细胞通过血管壁外出，进入组织间隙、黏膜表面、体腔或体表的过程。因此，渗出包括液体渗出和白细胞渗出，液体渗出常先于白细胞渗出，而液体渗出之前，炎症局部首先会出现一系列的血管反应（血流动力学的改变）。

（一）血管反应

当致炎因子作用于局部组织后，很快发生血流动力学变化，这种改变一般按下列顺序发生。

1. 细动脉短暂收缩　在各种致炎因子的刺激下，通过神经反射引起炎症局部细动脉发生迅速但短暂的痉挛，使局部血流量减少，引起局部缺血，但其持续时间只有几秒。

2. 血管扩张和血流加速　在细动脉短暂痉挛之后，通过轴突反射引起炎症局部的细动脉和毛细血管扩张，使炎症局部血流量增多，血流速度加快，毛细血管开放的数量增加，形成局部充血，即炎性充血。这个时期持续时间不等，有的可长达数小时。

3. 血流速度减慢　随着炎症的继续发展，由于炎症介质和局部酸中毒的影响，毛细血管和小静脉进一步扩张，血管壁通透性升高，血浆随之渗出，继而使血液浓缩，血液黏稠度增加，局部血流速度变慢，血液淤积，形成局部淤血（图3-1）。

（二）液体渗出

炎症时血管中的液体成分通过细静脉和毛细血管壁到达血管外的过程，称为液体渗出。渗出的液体称为渗出液；渗出液积存于组织间隙，称为炎性水肿；渗出液聚积于胸腔、腹腔、心包腔等体腔内称为积液或积水。

1. 液体渗出的成分　轻者主要是水、盐和白蛋白；当炎症导致血管壁损害严重时，血管内的大分子蛋白如球蛋白、纤维蛋白原也可渗出，纤维蛋白原渗出后被激活，形成纤维蛋白。

2. 液体渗出的机制　液体渗出是由于组织内的渗透压升高、毛细血管内的流体静压升高以及微血管壁通透性增加等因素引起。组织内的渗透压升高如前述；

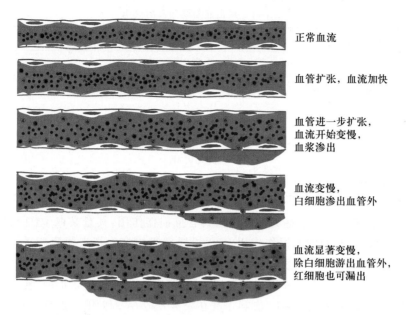

图 3-1 急性炎症时血流动力学改变(模式图)

毛细血管内的流体静压升高由淤血引起;血管壁通透性增加见于以下情况。① 内皮细胞收缩:炎症介质如组胺、白细胞三烯、缓激肽等可使血管内皮细胞收缩,内皮细胞之间缝隙加大。② 内皮细胞损伤:致炎因子或某些炎症介质如溶酶体成分可损伤血管内皮细胞,使之坏死脱落。③ 内皮细胞穿胞作用增强。④ 新生毛细血管的高通透性:新生毛细血管内皮细胞之间的缝隙较大,因此具有较高的通透性(图 3-2)。

动画:液体
渗出机制

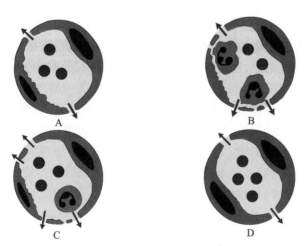

图 3-2 血管壁通透性增高机制(模式图)

A. 内皮细胞收缩主要累及细静脉;B. 内皮细胞损伤累及毛细血管、细动脉和细静脉;
C. 内皮细胞穿胞作用主要累及细静脉;D. 新生毛细血管高通透性

3. 渗出液不同于漏出液 炎性渗出液与非炎症时的漏出液在发生机制、成分等方面有所不同,其鉴别要点见表 3-1。

表 3-1　渗出液与漏出液的区别

鉴别	渗出液	漏出液
原因	炎症	非炎症
外观	略浑浊	清亮
蛋白质	>30g/L	<25g/L
比重	>1.020	<1.012
细胞数	>0.5×10⁹/L	<0.1×10⁹/L
凝固性	自凝	不凝

4. 液体渗出的意义　炎症时液体渗出具有抗损伤作用,其意义在于:① 稀释毒素和致炎因子,减轻毒素对局部的损伤作用。② 给局部组织细胞带来葡萄糖、氧等营养物质并可带走炎症灶内的代谢产物。③ 渗出液中所含的抗体和补体、溶菌素,可消灭病原体或灭活毒素。④ 渗出液中的纤维蛋白交织成网,可阻止病原微生物扩散,使炎症局限;纤维蛋白网还可限制白细胞的游走,有利于其在局部发挥吞噬作用。⑤ 后期纤维蛋白网还可作为组织修复的支架。

但渗出液过多时也会产生压迫或阻塞作用,对机体造成不良影响,如心包腔积液可压迫心脏而影响心脏的舒张功能,肺泡腔内的渗出液可影响换气功能,严重的喉头水肿可引起窒息等;纤维蛋白渗出过多不能完全溶解吸收时,可发生机化,引起组织器官的粘连,导致功能障碍,如心包脏壁层粘连导致的缩窄性心包炎、胸膜脏壁层粘连所致的粘连性胸膜炎,直接影响相应器官功能。

(三)白细胞渗出

炎症时血管内各种白细胞通过血管壁进入组织间隙的过程,称为白细胞渗出;渗出于血管外的白细胞称为炎细胞,炎细胞聚集在炎症区域的现象,称为炎细胞浸润。

1. 白细胞渗出过程　白细胞渗出是一种主动过程,是防御反应的主要表现,需经过白细胞边集、黏附、游出等连续步骤完成,最后到达炎症病灶内,在局部发挥抗损伤作用。

(1)白细胞边集和滚动:在正常生理情况下,血液在血管内流动时,血液中的白细胞、红细胞等有形成分在血管的中心部流动(轴流),血浆在血管边缘部流动(边流),但维持血流的这种状态,需要一定的血流速度。炎症后期,由于静脉淤血,使毛细血管和小静脉内血流速度减慢,甚至停滞,导致轴流加宽,白细胞从轴流进入边流,这个过程称为白细胞边集(leukocytic margination)。边集的白细胞逐渐靠近内皮细胞并沿内皮细胞表面滚动,称为白细胞滚动(leukocytic rolling)。

(2)白细胞黏附:滚动的白细胞与内皮细胞的贴附并不牢固,可重新被血流冲走;只有当白细胞和内皮细胞牢固黏着后才有可能进一步游出,因此白细胞与内皮细胞的黏附是白细胞游出的前提。白细胞黏附是靠白细胞表面的整合素与内皮细胞表达的配体(免疫球蛋白类)结合后,白细胞的细胞骨架发生改变,导致其紧密黏附于内皮细胞表面。

(3)白细胞游出:受炎症灶内产生的化学趋化因子的介导,黏附的白细胞在血管内皮

动画:白细胞的渗出过程

细胞连接处伸出伪足,以阿米巴样运动的方式从内皮细胞缝隙中逸出,首先是部分胞体穿出,继之为核,最后是细胞器及剩余胞质穿出(图3-3);白细胞在内皮细胞和基膜之间停留片刻后,穿过基膜到达血管外,这种白细胞穿过血管壁进入周围组织间隙的过程,称为白细胞游出(leukocytic emigration)。

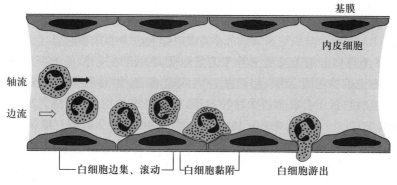

图3-3　白细胞的渗出过程(模式图)

　　白细胞这种以阿米巴样运动的游出是一种主动过程。白细胞游出后,其穿过的内皮细胞之间的裂隙很快闭合,基膜也立即修复。白细胞游出血管壁通常需2～12min才能完成。白细胞一旦游出血管外,就不能再回到血管内,而是沿组织间隙向炎症区中心集中。血浆中的中性粒细胞、单核细胞、淋巴细胞、嗜酸性粒细胞及嗜碱性粒细胞均可以阿米巴样运动的方式游出(单核细胞游走到血管外改名为巨噬细胞),但游走能力差别较大,中性粒细胞和单核细胞游走能力最强,淋巴细胞最弱。红细胞无运动能力,当血管壁受损严重时也可被动漏出。

　　2. 趋化作用　白细胞游出血管后,受某种化学刺激物的影响,进行单一主动方向性的运动,称为趋化作用(chemotaxis);能诱导白细胞定向游走的化学刺激物,称为趋化因子。趋化因子根据来源分为内源性和外源性两大类,外源性趋化因子是细菌产物,内源性趋化因子包括补体成分、白细胞三烯、细胞因子等。趋化因子是有特异性的,有些趋化因子只吸引中性粒细胞,而另一些趋化因子则吸引单核细胞或嗜酸性粒细胞。几乎所有的白细胞都不同程度地受趋化物质的影响,尤以中性粒细胞和单核细胞对趋化因子的反应最敏感。

　　3. 白细胞的吞噬作用　吞噬作用(phagocytosis)指白细胞游走到炎症区后,吞噬、杀灭和消化病原体或组织崩解碎片的过程,这是炎症防御反应中极其重要的一环。吞噬细胞有两种,一种是中性粒细胞,又称小吞噬细胞,数量最多,是机体清除和杀灭病原微生物的主要成分;另一种是巨噬细胞,又称大吞噬细胞,能吞噬中性粒细胞不能吞噬的某些病原微生物和较大的组织碎片、异物、坏死的细胞。

　　吞噬过程包括识别及附着、吞入、杀伤和降解三个阶段。

　　(1)识别及附着:指吞噬细胞与病原体或组织崩解碎片等接触、附着的过程。血清中存在着能增强吞噬细胞吞噬作用的蛋白质,称为调理素,这些蛋白质包括Fc段、补体C3b等;细菌表面被足够数量的调理素包裹,称为调理素化。之后它们可分别被白细胞表面的免疫球蛋白 Fc 受体(FcR)和补体受体识别,并与之结合,病原体就此黏着在吞噬细胞表面。

(2)吞入:指细菌黏附到吞噬细胞表面后,吞噬细胞伸出伪足,随着伪足的延伸和相互融合将其包围并吞入胞质内形成吞噬体(phagosome)的过程;继而吞噬体与初级溶酶体融合形成次级溶酶体,又称吞噬溶酶体(phagolysosome),细菌将在吞噬溶酶体内被杀伤和降解。

(3)杀伤和降解:吞噬细胞杀灭病原微生物主要通过溶酶体酶及其代谢产物来完成。① 吞噬细胞溶酶体内的溶菌酶能水解细菌细胞壁的肽聚糖成分,使细菌崩解;② 氧化代谢活性产物:氧化磷酸化过程中,会产生一些氧自由基,如超氧阴离子(O_2^-)、羟自由基($OH \cdot$)、过氧化氢(H_2O_2)、一氧化氮(NO)等,具有杀菌作用,尤其是中性粒细胞胞质内的过氧化物酶(MPO),可催化 H_2O_2 和 Cl^- 产生次氯酸($HOCl \cdot$),$HOCl \cdot$ 是强氧化剂和杀菌因子,能够有效地杀灭细菌(图 3-4)。病原微生物被杀死后,在吞噬溶酶体内被酸性水解酶降解。

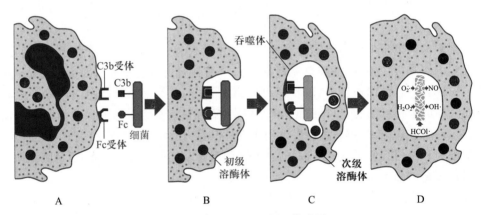

图 3-4 白细胞吞噬过程(模式图)
A. 识别;B. 黏着;C. 吞入;D. 杀伤和降解

4.炎细胞的种类和功能

(1)中性粒细胞:中性粒细胞是血液中最多的白细胞(占 50%~70%),细胞直径为 12~14 μm,胞质淡粉色,细胞核分为 2~5 个叶,以 2~3 叶常见,叶和叶之间有染色质丝相连(图 3-5)。中性粒细胞主要出现在急性炎症的早期和化脓性炎症,一般寿命为 3~4 天。其作用如下:① 具有活跃的运动能力和较强的吞噬功能;② 崩解后,释放多种蛋白水解酶,溶解坏死组织及纤维蛋白;③ 释放炎症介质。

(2)单核细胞和巨噬细胞:炎症区的巨噬细胞大多来自血液中的单核细胞,少数由局部组织中的巨噬细胞增生而来。单核细胞是血液中最大的白细胞,直径为 14~20 μm,细胞核呈肾形,胞质略嗜碱性。巨噬细胞主要见于急性炎症后期、肉芽肿性炎症(如结核结节、伤寒肉芽肿)、病毒和寄生虫感染等,其作用如下:① 具有很强的游走和吞噬能力,能吞噬中性粒细胞不能吞噬的病原体、异物和较大的组织碎片;② 处理抗原,传递免疫信息;③ 能演变为类上皮细胞及多核巨细胞等;④ 释放内源性致热原和炎症介质。

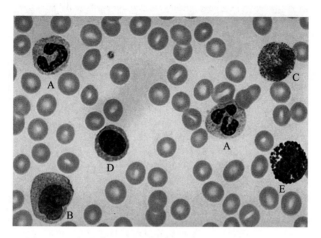

图 3-5　各种白细胞形态(血涂片,瑞氏染色×1 000)

A. 中性粒细胞:核分 2~5 个叶,胞质内有细小的淡粉色颗粒;B. 单核细胞:体积大,核肾形、偏位;
C. 嗜酸性粒细胞:核分两叶,胞质内有粗大的嗜酸性颗粒;D. 淋巴细胞:细胞小而圆,核大、
胞质少呈天青色;E. 嗜碱性粒细胞:核分两叶,胞质内有粗大的嗜碱性颗粒

(3)嗜酸性粒细胞:直径为 10~12 μm,细胞核多为 2 叶,胞质中粗大的嗜酸性颗粒中含有多种水解酶,但不含溶菌酶和吞噬素。它运动能力弱,主要吞噬免疫复合物。嗜酸性粒细胞常出现在炎症的晚期,主要见于寄生虫感染及超敏反应性炎症。

(4)嗜碱性粒细胞和肥大细胞:嗜碱性粒细胞来自血液,肥大细胞则存在于结缔组织内与血管周围。这两种细胞在形态和功能上有许多相似之处,胞质中均含有嗜碱性、异染性颗粒,当受到炎症刺激时细胞脱颗粒,释放组胺、肝素等活性物质引起炎症反应,主要见于超敏反应性炎症。

(5)淋巴细胞和浆细胞:淋巴细胞是血液中最小的白细胞,直径多为 6~8 μm,核圆形,周边少量胞质着天青色。淋巴细胞运动能力弱,无趋化性,也无吞噬能力,分 T 淋巴细胞和 B 淋巴细胞两类。T 淋巴细胞在接受抗原刺激后,转化为致敏的 T 淋巴细胞,当再次与相应的抗原接触时,释放多种淋巴因子发挥细胞免疫功能;B 淋巴细胞在抗原刺激下转化为浆细胞,产生、释放各种免疫球蛋白(抗体)。淋巴细胞和浆细胞主要出现在慢性炎症和病毒感染。

当然,某种原因引起的炎症尽管是以某一种炎细胞渗出为主,但常常是多种炎细胞同时出现(图 3-6)。

三、增生

在致炎因子、组织崩解产物、炎症介质的共同作用下,炎症局部细胞的再生和增殖,称为增生。以巨噬细胞、血管内皮细胞和成纤维细胞增生最为常见;在某些情况下也有被覆上皮细胞和实质细胞的增生,有时伴有淋巴组织增生。

增生具有抗损伤作用,增生的巨噬细胞能吞噬杀灭病原体、清除异物,并能传递抗原信息,引起免疫反应;增生的成纤维细胞和新生的毛细血管构成肉芽组织,参与损伤的修复。但是过度的纤维组织增生可破坏原有组织、器官结构,对机体产生不利影响,如肝炎

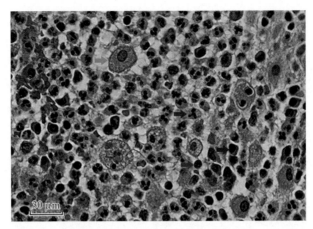

图 3 - 6　各种炎症细胞(HE×400)
中性粒细胞(红色箭头):胞质淡粉染,核分 2~4 叶,叶与叶有染色质丝相连;
淋巴细胞(粉色箭头):小而圆,胞质少、淡蓝色;
浆细胞(蓝色箭头):核偏位呈车轮状外观,核周可见透明晕;
巨噬细胞(绿色箭头):体积大,核肾形偏位,胞质内可有吞噬的异物颗粒

后肝硬化,造成了相应器官的功能障碍。

　　总之,任何致炎因子引起的任何组织、任何部位的炎症都具有变质、渗出和增生三种基本病理变化。由于致炎因子的不同、组织特性不同、炎症的性质和发展阶段不同,三者的比例可有所不同,有的以变质为主,有的以渗出为主,有的以增生为主。它们共同并存于炎症灶内,互相交错重叠、相互依存、相互促进、相互转化,构成炎症的复杂过程。

第三节　炎症介质在炎症过程中的作用

　　炎症介质(inflammatory mediator)是指参与并诱导炎症反应的具有生物活性的化学物质。根据来源炎症介质可分为细胞源性炎症介质和血浆源性炎症介质两大类。

一、细胞源性炎症介质

　　细胞源性炎症介质主要来自中性粒细胞、单核巨噬细胞和肥大细胞,它们以颗粒的形式存在于胞质中,需要时释放到细胞外;也有的炎症介质是在致炎因子作用下即刻合成。包括:① 血管活性胺,包括组胺和 5-HT;② 花生四烯酸的代谢产物,包括前列腺素(PG)和白细胞三烯(LT);③ 白细胞产物,包括溶酶体酶和氧自由基;④ 细胞因子,包括白细胞介素(IL)、肿瘤坏死因子(TNF);⑤ 一氧化氮(NO)。

二、血浆源性炎症介质

　　血浆中存在着三个互相关联的系统,即凝血系统/纤维蛋白溶解系统、激肽系统和补体系统,当血管内皮损伤后,胶原纤维暴露、凝血因子Ⅻ活化后,可以先后启动这三大系统,产生血浆源性炎症介质。包括:① 凝血系统被激活产生的纤维蛋白多肽、纤维蛋白溶解系统被激活产生的纤维蛋白降解产物（FDP）；② 激肽系统被激活产生的缓激肽；③ 补体系统被激活产生的补体（尤其是补体 C3a 和补体 C5a）。

这些炎症介质具有使血管扩张、血管壁通透性增加的作用，有些炎症介质还可引起机体发热、疼痛和组织损伤等（表 3-2）。

表 3-2 主要炎症介质的作用

作用	炎症介质的种类
血管扩张	组胺、缓激肽、前列腺素、一氧化氮
血管通透性升高	组胺和 5-HT、缓激肽、C3a 和 C5a、白细胞三烯
趋化作用	白细胞三烯、C3a 和 C5a、细菌产物、白细胞介素-1、肿瘤坏死因子
发热	白细胞介素-1、肿瘤坏死因子、前列腺素
疼痛	缓激肽、前列腺素
组织损伤	溶酶体酶、氧自由基、一氧化氮

第四节 炎症的局部表现与全身反应

一、炎症的局部表现

1. 红 炎症局部组织发红，初期由于充血，局部血液中氧合血红蛋白增多，故呈鲜红色；以后由于淤血，还原血红蛋白增多而呈暗红色。

2. 肿 炎症局部组织明显肿胀，在急性炎症是由于充血、炎性水肿所致；慢性炎症时局部肿胀主要是由于局部组织细胞增生所致。

3. 热 发生在体表的炎症，炎区局部温度升高，这是由于充血，流经炎症部位的血量增多和血流速度加快，局部组织代谢增强导致产热增多。

4. 痛 炎症局部疼痛与多种因素有关。① 炎症介质的释放，如缓激肽、前列腺素是引起疼痛的首要原因。② 炎症造成的组织损伤、坏死，炎症局部病灶内的钾离子和氢离子浓度升高，刺激神经末梢可引起疼痛。③ 渗出液压迫神经末梢也可引起疼痛。

5. 功能障碍 由于致炎因子的直接损害和炎症时组织细胞的变性坏死、代谢异常、渗出物压迫阻塞等，导致局部组织和器官的功能障碍，如病毒性肝炎，由于肝细胞的变性、坏死，使肝合成、分泌和解毒功能等都受到影响。此外，炎症时局部肿胀和疼痛，也会引起功能障碍，如发生在肢体的炎症，活动明显受限。

二、炎症的全身反应

局部与全身是一个统一的整体，虽然炎症发生在局部，但炎症的局部病变往往影响到全身，炎症时常见的全身反应有以下几种改变。

1. 发热 发热是炎症最重要的全身反应之一。白细胞介素-1 和肿瘤坏死因子是引起发热的炎症介质,它们可通过血-脑屏障,作用于下丘脑的体温调节中枢,产生正调节介质(前列环素、环磷酸腺苷等),使体温调节中枢的调定点上移而引起发热。一定程度的体温升高可增强单核巨噬细胞系统的吞噬功能、促进抗体形成、增强肝的解毒功能,从而提高机体的防御能力。

2. 白细胞增多 炎症时,末梢血白细胞计数常增加,白细胞增多具有重要的防御意义。但不同类型的炎症增多的白细胞种类不同,一般急性化脓性炎,以中性粒细胞增多为主,当机体遭受到严重的细菌感染时,大量新生细胞从骨髓释放入血,血液中杆状核和2叶核的中性粒细胞增多,称核左移;寄生虫感染和超敏反应性炎症以嗜酸性粒细胞增多为主;肉芽肿性炎症以单核细胞增多为主;病毒感染以淋巴细胞增多为主。因此,在临床上,对炎症疾病的患者及时检查血液中白细胞计数和分类,对炎症的诊断、病原体的种类、病情及病程的判断具有重要的意义。

但有些致炎因子引起的炎症,白细胞反而减少,这与病原有关,如伤寒沙门菌、流行性感冒病毒、肝炎病毒、立克次体等引起的炎症,血液中的中性粒细胞反而减少;若感染严重、机体抵抗力极差时,白细胞也可减少,预后则较差。

3. 单核巨噬细胞系统增生 全身单核巨噬细胞系统增生也是炎症防御反应的一种表现。炎症灶中的病原微生物及组织崩解产物,可经淋巴管到达局部淋巴结或经血流到达全身单核巨噬细胞系统,引起巨噬细胞增生、功能增强,以利于吞噬、消化病原体和组织崩解产物等,临床上表现为肝大、脾大、淋巴结肿大。

4. 实质器官的病变 由于病原微生物、毒素、局部血液循环障碍、发热等因素的影响,心、肝、肾等实质细胞常发生不同程度的变性、坏死及代谢、功能障碍,如白喉患者的心肌坏死。

知识拓展

C反应蛋白

C反应蛋白是在机体受到感染或者组织损伤时,血浆中急剧增多的蛋白质,主要由肝细胞产生,其升高程度与炎症、损伤程度成正相关,具有抗感染、抗损伤的作用。临床上常将C反应蛋白作为炎症性疾病活动性的客观指标。细菌感染时,血清的C反应蛋白可以中高度的增高,阳性率可以达到90%以上;而病毒感染时C反应蛋白水平大多正常或者轻度增高。因此,在出现急性感染症状时,可以通过C反应蛋白检测来区分细菌感染还是非细菌感染。

第五节 炎症的类型及病变特点

一、临床分类

根据病程的长短,临床上将炎症分为超急性炎症、急性炎症、亚急性炎症和慢性炎症,其中以急性炎症和慢性炎症居多。

1. 超急性炎症(superacute inflammation) 起病急骤,症状明显,病程为数小时至数天,局部病变以变质或渗出为主,短期内引起组织器官的严重损害,甚至导致机体死亡,如急性重型病毒性肝炎。

2. 急性炎症(acute inflammation) 起病急,症状明显,病程较短(从数天至一个月);局部病变常以变质、渗出为主(极少数急性炎症性疾病以增生为主,如伤寒病);炎区浸润的炎细胞主要是中性粒细胞。如及时适当治疗,常可迅速痊愈;如处理不当或机体抵抗力低下,则迅速恶化或转化为慢性炎症。

3. 亚急性炎症(subacute inflammation) 介于急性炎症和慢性炎症之间,持续一个月至数月。临床上较少见,有的亚急性炎症是从急性炎症迁延而来,如亚急性重型肝炎;有的与致炎因子相关,如亚急性感染性心内膜炎,多由毒力较弱的甲型溶血性链球菌引起。

4. 慢性炎症(chronic inflammation) 起病缓慢,症状缓和,病程较长(从数月至数年)。可发生在急性炎症之后,也可潜隐地逐渐呈慢性经过。局部病变常以细胞增生为主,变质、渗出过程轻微;炎区浸润的炎细胞主要是淋巴细胞和浆细胞。当机体抵抗力减弱、病原作用增强或再感染时,可在慢性炎症的基础上转化为急性炎症,即慢性炎症急性发作。

二、病理分类

任何炎症都有变质、渗出、增生等改变,但由于致炎因子不同、组织特性的不同,每一种炎症往往以变质、渗出、增生中的某一种改变为主,据此将炎症分为变质性炎症、渗出性炎症和增生性炎症三大类型。

(一)变质性炎症

病变中以组织细胞的变性、坏死为主,而渗出和增生比较轻微的炎症称为变质性炎症,多见于急性炎症或超急性炎症。变质性炎症常见于肝、肾、心和脑等实质性器官,多由某些重症感染和中毒引起。如病毒性肝炎、流行性乙型脑炎是由病毒感染引起的变质性炎症,表现为肝细胞或中枢神经系统神经细胞广泛变性、坏死,而渗出和增生轻微,患者常表现有严重的器官功能障碍。

(二)渗出性炎症

渗出性炎症(exudative inflammation)是指炎症局部以渗出病变为主并有大量的渗出物形成,组织和细胞的变性、坏死次之,细胞的增生较轻的一类炎症,多为急性炎症。根据渗出物主要成分的不同,渗出性炎症又分为浆液性炎、纤维蛋白性炎、化脓性炎和出血性炎等类型。

1. 浆液性炎(serous inflammation) 是指以大量浆液渗出为主的炎症,渗出液以血浆成分为主,含有3%～5%的蛋白质,且主要是低分子量的白蛋白,同时混有少量中性粒细胞和纤维蛋白。浆液性炎常发生于皮肤、黏膜、浆膜和疏松结缔组织,常由高温及生物毒素(如细菌毒素、蛇毒等)引起。如皮肤浅Ⅱ度烧伤时形成的水疱即为高温引起的、发生在皮肤的浆液性炎(图3-7),水疱内液体即为血浆渗出积聚在皮内所致。如渗出液弥漫的分布于组织间隙称为炎性水肿；若渗出液蓄积于体腔内称为炎性积液，如胸腔积液、心包腔积液、关节腔积液。

浆液性炎一般呈急性或亚急性经过，局部组织损伤较轻，病因消除后，渗出液很容易吸收消退，不留痕迹。但浆液渗出过多也有不利影响，甚至导致严重后果，如心包腔或胸腔大量浆液积聚可影响心肺功能、喉头浆液性炎造成的喉头水肿可引起窒息。

2. 纤维素性炎（fibrinous inflammation） 又称纤维蛋白性炎，以纤维蛋白原渗出为主并在炎症灶内形成纤维蛋白（纤维素）为特征。渗出的纤维蛋白原在凝血酶的作用下转化为纤维素，并相互交织成网，网眼中有数量不等的中性粒细胞及坏死组织的碎屑。纤维素性炎好发于黏膜、浆膜和肺，常由细菌（白喉杆

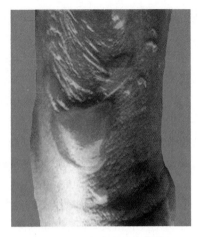

图 3-7 皮肤浅Ⅱ度烧伤
皮肤红肿并形成大小不等水疱
（水疱为血浆渗出积聚在皮内所致）

菌、痢疾杆菌、肺炎链球菌）的毒素、内外源性毒物（如尿毒症时的尿素、汞中毒等）引起。

根据致炎因子和炎症部位的差异，病变表现的特征也不相同：① 发生于黏膜的纤维素性炎（如白喉、细菌性痢疾），渗出的纤维素、坏死的黏膜组织以及白细胞、病原菌等混合在一起，形成灰白色膜状物，覆盖在黏膜表面，称为假膜（见图 11-10）。因此，发生在黏膜的纤维素性炎又称假膜性炎。② 浆膜的纤维素性炎可发生在胸膜、心包膜，如心包炎时，在心包脏、壁层之间有大量纤维素渗出，渗出的纤维素随着心脏收缩、牵拉，在心外膜上形成无数绒毛状物，覆盖于心脏的表面，称为"绒毛心"（图 3-8）。③ 发生在肺的纤维素性炎，见于肺炎链球菌引起的大叶性肺炎，渗出的大量纤维素在肺泡腔内交织成网（图 3-9），可引起肺实变。

动画：绒毛心的形成机制

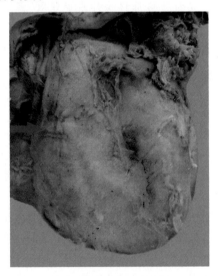

图 3-8 绒毛心（大体）
心外膜渗出的纤维素呈纤细的绒毛状

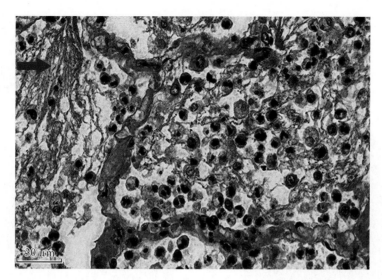

图 3-9 大叶性肺炎（HE×400）

肺泡腔内大量纤维素渗出,交织成网状,其间有大量炎细胞浸润

纤维素性炎多呈急性经过,渗出的纤维素可被渗出的中性粒细胞释放的蛋白水解酶水解,被机体吸收;纤维素也可随假膜脱落排出体外。如果纤维素渗出较多,中性粒细胞渗出过少,蛋白水解酶产生较少或组织内抗胰蛋白酶较多时,纤维素不能被完全溶解而发生机化,最终形成浆膜的纤维性粘连或大叶性肺炎的肺实变,影响相应器官的功能。

3. 化脓性炎(purulent inflammation) 是以大量中性粒细胞渗出为主,并伴有不同程度的组织坏死和脓液形成为特征,多由化脓菌(如金黄色葡萄球菌、溶血性链球菌、脑膜炎双球菌、大肠埃希菌、铜绿假单胞菌等)感染引起。化脓(suppuration)是指化脓性炎病灶内,坏死组织被中性粒细胞或组织崩解产物释放的蛋白水解酶溶解液化的过程;脓液(pus)是指化脓过程中形成的脓性渗出物,也称脓汁,为一种浑浊的凝乳状液体,呈灰黄色或黄绿色,其主要成分为大量变性、坏死的中性粒细胞(又称脓细胞,pus cell)、液化的坏死组织、少量渗出的液体,常含有致病菌。由金黄色葡萄球菌感染形成的脓液,质浓稠,而由溶血性链球菌感染形成的脓液较稀薄。

化脓性炎根据发生部位和范围的不同,又可分为脓肿、蜂窝织炎和表面化脓三种类型。

(1) 脓肿(abscess):为器官或组织内的局限性化脓性炎,其主要特征是局部组织发生坏死液化,形成充满脓液的腔。脓肿多发生于皮下和内脏(图 3-10A),主要由金黄色葡萄球菌引起。金黄色葡萄球菌可产生血浆凝固酶,使渗出的纤维蛋白原转化为纤维蛋白,因而病变局限;细菌产生的毒素引起局部组织坏死,继而大量中性粒细胞释放蛋白水解酶将坏死组织溶解液化,形成含有脓液的空腔;同时,周围肉芽组织增生,在坏死组织周围形成脓肿膜,久之形成脓肿壁,脓肿形成。镜下见脓肿处原组织结构消失(已坏死液化),可见大量变性、坏死的中性粒细胞弥漫性浸润(图 3-10B)。

动画:脓肿
的形成过程

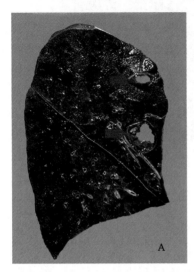
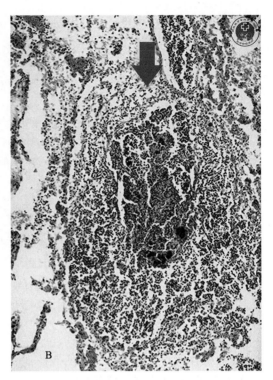

图 3-10　肺脓肿(大体与 HE×100)
A. 肺上叶可见两个脓肿灶(取材时脓液流走,留下空腔);
B. 脓肿处肺组织结构消失,大量中性粒细胞浸润并可见细菌菌落(黑色)

动画:窦道
的形成机制

动画:瘘管
的形成机制

　　结局:小脓肿可完全吸收消散;较大的脓肿由于脓液过多而吸收困难,常需切开排脓或穿刺抽脓,而后由肉芽组织增生修复,形成瘢痕。深部组织脓肿向体表或自然管道穿破,可形成窦道或瘘管。窦道(sinus)是指脓肿向体表、体腔或自然管道穿破,形成只有一个开口的病理性盲端。瘘管(fistula)是指脓肿一端向体表穿破,另一端向自然管腔穿破(如消化道或呼吸道等),形成一端通体表、另一端通自然管腔的病理性管道。如肛门周围脓肿时,脓肿可向皮肤穿破,形成窦道;也可在向皮肤穿破的同时,另一端穿破至直肠肠腔,形成皮肤-直肠瘘(肛瘘),窦道和瘘管不断排出脓性渗出物,可长期不愈。瘘管也可以是两端通自然管腔的病理性管道,如食管癌患者,癌组织可侵犯破入气管内,形成食管-气管瘘。

　　(2) 蜂窝织炎(phlegmonous inflammation):为发生在皮下组织、黏膜下、肌肉或阑尾等疏松组织的弥漫性化脓性炎。蜂窝织炎主要由溶血性链球菌引起,与链球菌分泌的透明质酸酶和链激酶有关。透明质酸酶能降解结缔组织基质中的透明质酸,链激酶能溶解纤维蛋白,故炎症不易被局限,容易通过组织间隙和淋巴管周围的间隙向周围组织蔓延。镜下表现为炎症区组织间隙有大量中性粒细胞弥漫浸润,与周围组织界限不清(图 3-11)。临床表现脓液稀薄,脓液易吸收;由于蜂窝织炎组织坏死少,愈后一般不留瘢痕。

数字切片
观察:蜂
窝织炎性
阑尾炎

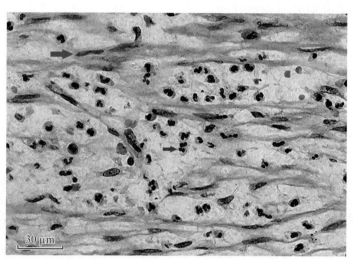

图 3 - 11　急性蜂窝织炎性阑尾炎(HE×400)
阑尾壁平滑肌(绿箭头示)间水肿,大量中性粒细胞(红箭头示)弥漫性浸润

（3）表面化脓和积脓:表面化脓是指发生在浆膜或黏膜组织的化脓性炎,中性粒细胞主要向表面渗出,深部组织没有明显的炎细胞浸润,也不发生组织坏死。如化脓性尿道炎、化脓性胆管炎、化脓性输卵管炎等,脓液可通过自然管道排出体外,或在相应部位形成脓液蓄积,称为积脓(empyema),如胆管积脓、输卵管积脓。

4. 出血性炎(hemorrhagic inflammation)　指炎症病灶内血管壁损伤严重,渗出物中含有大量漏出的红细胞。常由毒性较强的病原体,如汉坦病毒、鼠疫耶尔森菌、炭疽杆菌、钩端螺旋体等引起,见于流行性出血热、鼠疫、炭疽、钩端螺旋体病。出血性炎可与其他类型炎症混合出现,如浆液性出血性炎或纤维素性出血性炎等。

（三）增生性炎症

增生性炎症是以病灶内的成纤维细胞、血管内皮细胞、上皮细胞及实质细胞等增生为主要特征的炎症,常伴有不同程度的变质和渗出,多为慢性炎症;少数急性炎症也可为增生性炎症,如伤寒病是急性增生性炎症,全身单核巨噬细胞系统的巨噬细胞大量增生,形成伤寒肉芽肿。

增生性炎症按病变特征分为一般增生性炎(包括炎性息肉、炎性假瘤)和肉芽肿性炎。

1. 一般增生性炎　常见于致炎因子刺激较轻,持续时间较长,机体抵抗力较强的情况下,增生的细胞主要有成纤维细胞和血管内皮细胞,可伴有被覆上皮细胞、腺上皮细胞及其他实质细胞的增生。炎症局部浸润的细胞主要是巨噬细胞、淋巴细胞、浆细胞。

发生在黏膜表面的慢性增生性炎症常形成炎性息肉(inflammatory polyp)。炎性息肉是指在致炎因子的长期刺激下,局部黏膜上皮细胞、腺体和肉芽组织增生,

数字切片
观察:结
肠息肉

形成突出于黏膜表面并有蒂的肿物,如鼻息肉、宫颈息肉和肠息肉等。息肉体积从数毫米至数厘米不等,灰红色,质地软,表面光滑,以细蒂与基底部相连;镜下观,息肉表面为增生的黏膜上皮细胞被覆,息肉内部为大量增生的腺体(腺体类型与息肉的发生部位一致)及肉芽组织,伴多少不等的淋巴细胞、浆细胞等炎细胞浸润(图 3 - 12)。

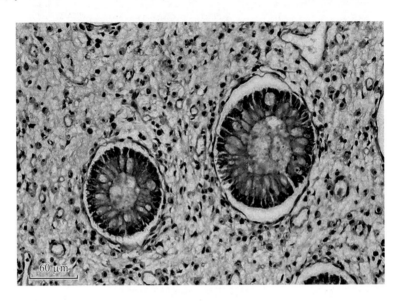

图 3 - 12 结肠息肉(HE×200)
增生腺体被覆结肠之单层柱状上皮,腺体之间为肉芽组织

炎性假瘤(inflammatory pseudotumor)是指在致炎因子的长期作用下,炎症局部有多种成分增生形成境界清楚的肿瘤样团块,好发于肺和眼眶,临床 X 线检查甚至病理肉眼观察极似肿瘤,直径从数毫米至十几厘米;但病理切片镜下观察,肿物由肉芽组织、炎细胞、增生的实质细胞和纤维结缔组织构成,属于慢性增生性炎症。

2. 肉芽肿性炎(granulomatous inflammation) 以巨噬细胞及其演化细胞增生为主,形成境界清楚的结节状病灶,又称炎性肉芽肿,炎性肉芽肿直径一般为 0.5~2.0 mm,又可分为感染性肉芽肿和异物肉芽肿。

(1)感染性肉芽肿:是由病原微生物感染引起的肉芽肿性病变。最常见的病原微生物是结核分枝杆菌,其次为麻风杆菌、梅毒螺旋体、真菌、支原体等,不同病原体感染所引起的肉芽肿性病变,都各自具有独特的形态学特征,具有重要的诊断价值,如结核结节(见图 11 - 1)、伤寒肉芽肿(见图 11 - 8)、风湿小体等。

(2)异物肉芽肿:是由于异物长期刺激引起的慢性肉芽肿性炎。常见的异物有手术缝线、滑石粉、木刺、矽尘、寄生虫及其虫卵、类脂等。异物肉芽肿主要成分为异物、异物多核巨细胞、成纤维细胞等(图 3 - 13)。

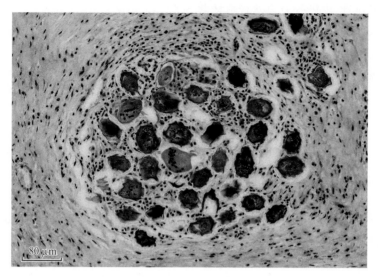

图 3-13 异物肉芽肿（HE×100）
中央为钙化虫卵和大量异物巨细胞、周围为成纤维细胞及炎细胞

第六节　急性炎症的结局

炎症的发生和发展过程受致炎因子的性质和数量、机体的免疫状态、机体的防御功能和防治的条件等诸多因素的影响，多数急性炎症能够痊愈，少数迁延为慢性炎症，极少数蔓延扩散到全身。

一、痊愈

大多数炎性疾病，在机体抵抗力较强、及时治疗、消除病原的情况下，炎性渗出物和组织崩解产物及时被溶解吸收，或经过自然管道排出，组织缺损由周围组织细胞再生修复。如损伤范围小，修复后的组织、器官在形态结构和功能上完全恢复正常，称为完全愈复（痊愈）。如损伤的范围较大，组织细胞损伤严重，周围组织细胞的再生能力有限，或坏死组织与渗出物不能及时吸收或完全排出，则由增生的肉芽组织长入坏死灶内，填补缺损的组织或取代坏死组织与渗出物，最后形成瘢痕，称为不完全愈复。

二、迁延不愈

由于机体抵抗力低下，治疗不及时或不彻底，致炎因子持续存在或反复发作，不断造成组织损伤的情况下，急性炎症转为慢性炎症。当机体抵抗力增强时，病因被去除，慢性炎症也可以愈复；若机体抵抗力下降，则慢性炎症可呈急性发作。

三、蔓延扩散

少数患者，由于细菌毒力强、数量多或治疗不及时，病原微生物可不断在体内繁殖并

动画:炎症
的淋巴道
扩散

动画:炎症
的血道扩散

沿组织间隙或血管、淋巴管及自然管道播散。

1. 局部蔓延　炎症灶中生长繁殖的病原微生物在机体抵抗力下降的情况下,沿组织间隙或自然管道向周围组织器官蔓延扩散。

2. 淋巴道扩散　急性炎症时渗出的含蛋白液体可通过淋巴液回流入血,其中所含的病原微生物或细菌毒素可随淋巴液扩散,引起相应部位的淋巴管炎及淋巴结炎。

3. 血道扩散　炎症局部的病原体或毒素可侵入血流引起菌血症、毒血症、败血症和脓毒败血症等。

(1) 菌血症(bacteremia):细菌由炎症局部侵入血流,但不生长繁殖,也无明显的全身中毒症状出现,血液中可检测出细菌,称为菌血症。

(2) 毒血症(toxemia):细菌的毒性产物或毒素被吸收入血,引起高热、寒战等一系列中毒症状称为毒血症,可伴有心、肝、肾等实质细胞的变性或坏死,严重时出现中毒性休克。

(3) 败血症(septicemia):细菌由局部病灶侵入血流并大量生长繁殖,产生毒素引起全身中毒症状和病理变化,称为败血症。败血症除有毒血症的临床表现外,常出现皮肤和黏膜的多发性出血点以及脾大、淋巴结肿大等,此时血液中常可培养出病原菌。

(4) 脓毒败血症(pyemia):化脓菌引起的败血症进一步发展,引起全身多处组织器官如肺、肝、肾、脑等,发生多发性的脓肿,称为脓毒败血症。这些脓肿一般较小,分布均匀,是由细菌菌落栓塞引起,也称为栓塞性脓肿(embolic abscess)。

本章小结

炎症是具有血管系统的活体组织对致炎因子引起的损害所发生的以防御为主的局部组织反应。炎症局部的基本病变包括变质、渗出和增生,其中变质属于损害,而渗出(包括液体渗出和白细胞渗出)和增生属于抗损害反应。

炎症发生、发展过程中,常有炎症介质的参与;炎症介质来源于组织细胞或血浆,其主要作用是使微血管扩张、血管壁通透性增加;部分炎症介质有趋化作用、致痛、致损伤或引起发热。

临床上按病程长短将炎症分为超急性炎症、急性炎症、亚急性炎症和慢性炎症。按炎症的基本病变不同,病理学将炎症分为变质性炎症、渗出性炎症和增生性炎症,其中变质性炎症和渗出性炎症多属急性炎症,而增生性炎症多属慢性炎症。渗出性炎症最多见,根据渗出物成分的不同又可分为浆液性炎、纤维蛋白性炎、化脓性炎(包括脓肿、蜂窝织炎和表面化脓性炎)和出血性炎。

炎症局部表现有红、肿、热、痛和功能障碍,全身表现可引起发热、白细胞计数增高、全身单核巨噬细胞系统增生等。

随机体抵抗力增强并给以合理治疗,急性炎症可消散,患者痊愈;如抵抗力低下或治疗不彻底,炎症可迁延不愈或转为慢性;当机体抵抗力低下、病菌数量多毒力强时,炎症可沿组织间隙或自然管腔蔓延,也可侵入淋巴管蔓延至引流淋巴结,侵入血流引起菌血症、毒血症、败血症、脓毒败血症。

病例讨论

患者,男,23 岁,右足姆趾跌伤化脓数天,畏寒、发热 2 天急诊入院。查体:体温 39.5℃,脉搏 130 次/min,呼吸 40 次/min,血压 80/50 mmHg。急性病容,神志模糊,全身皮肤有多数瘀斑;心律齐,双肺有较多湿性啰音,腹软,肝脾未扪及。血常规:红细胞计数 3.5×10^{12}/L,白细胞计数 25.0×10^9/L,分类计数中性粒细胞 85%,单核细胞 2%,淋巴细胞 13%。

入院后给予局部切开引流、抗感染治疗,输血两次。入院后 12 h 血压下降,处于休克状态,病情持续恶化,经多方抢救无效于入院后第 3 天死亡。

尸检摘要:全身皮肤散在瘀斑,右足皮肤弥漫性红肿,姆趾外侧有一 1.5 cm 之外伤创口,表面有脓性渗出物覆盖。双肺上叶后侧与胸壁有灶性纤维性粘连,双肺广泛变实,切面见多数灰黄色粟粒大的脓肿,其内找到革兰氏阳性链球菌及葡萄球菌;双肺上叶硬结,内有干酪样坏死,抗酸染色查见少许结核分枝杆菌。全身其他内脏器官淤血,心、肝、肾、脑实质细胞变性,心外膜、消化道壁、肾上腺、脾有散在出血点。

讨论:

1. 死者生前患有哪些疾病(病变)?
2. 这些疾病(病变)是如何发生、发展的?
3. 请归纳出急性炎症的结局有哪些,本例属于何类结局?

第三章病例
讨论答案

第三章
单元测试

思考题

1. 为什么说炎症是以防御为主的局部组织反应?
2. 心外膜炎表面之渗出物为何呈绒毛状?绒毛的成分是什么?
3. 脓肿与蜂窝织炎如何区别?脓肿膜有何意义?
4. 急性炎症与慢性炎症病变上有何区别?两者之间有何联系?

(张玉华)

第四章　肿　瘤

学习目标

1. 掌握肿瘤、异型性、转移、癌、肉瘤、癌前病变、原位癌的概念。
2. 掌握肿瘤的生长方式和转移途径、良性肿瘤与恶性肿瘤的区别、癌与肉瘤的区别。
3. 熟悉肿瘤的命名原则和分类、肿瘤的分级、肿瘤对机体的影响、常见肿瘤的病变特点。
4. 了解肿瘤的病因和发病机制。
5. 能识别常见良性肿瘤和恶性肿瘤的大体标本和镜下病变特点。

第四章
思维导图

　　肿瘤(tumor)是以细胞异常增殖为特点的一大类疾病,种类多,生物学行为和临床表现复杂。根据肿瘤的生物学特性及其对机体的危害,将肿瘤分为良性肿瘤(benign tumor)和恶性肿瘤(malignant tumor)两大类。恶性肿瘤的发病率和死亡率呈增加趋势,严重危害人类健康。据近年国际期刊发表的统计数据显示,2012年全球新增恶性肿瘤患者约 1 410 万人,死亡人数达 820 万;2015年全球恶性肿瘤死亡人数增至 880 万。2017 年我国国家统计局的统计显示,我国城市居民死亡第一位的原因是恶性肿瘤,死亡率为 160.07/10 万;农村地区恶性肿瘤位居疾病死因的第二位,死亡率为 155.83/10 万。恶性肿瘤死亡率前十位是肺癌、肝癌、胃癌、食管癌、结直肠癌、胰腺癌、乳腺癌、白血病、脑肿瘤、淋巴瘤,这十类肿瘤占全部恶性肿瘤死亡人数的 84.27%。

　　恶性肿瘤不仅给患者带来了躯体和精神上的痛苦,威胁患者的生命,还给患者与社会带来沉重的经济负担。大多数恶性肿瘤发现时已到中晚期,预后不容乐观。因此,肿瘤的早期发现、早期诊断、早期治疗是防治的重点,而病理学诊断被认为是确诊肿瘤的"金标准"。本章将从病理学的角度介绍肿瘤的基本知识,包括肿瘤的形态和分类、生物学特点、肿瘤对机体的影响、肿瘤病因和发病机制等。这些知识是临床上正确诊断肿瘤、拟订恰当的治疗方案、评估预后的基础。

第一节　肿瘤的概念

　　肿瘤是机体在各种致瘤因素作用下,局部组织细胞在基因水平上失去对其正常调控,导致细胞异常增殖而形成的新生物,常表现为局部肿块。导致肿瘤形成的这种细胞异常增殖称为肿瘤性增生,与生理状态下的细胞自我更新、组织损伤后及炎症时的非肿瘤性增生(又称反应性增生)是不同的(表4-1)。

表4-1　肿瘤性增生与非肿瘤性增生的区别

	肿瘤性增生	非肿瘤性增生
增生性质	单克隆性、过度增生	多克隆性增生
分化程度	不同程度丧失分化成熟能力;细胞形态、代谢和功能均异常	分化成熟,与正常组织相似;细胞结构、功能和代谢均正常
增生程度	生长旺盛,相对自主性生长,原因去除后肿瘤细胞继续生长	增生受到控制,原因去除后增生的细胞停止生长
对机体影响	与机体不协调,对机体有害	与机体协调,对机体有利

第二节　肿瘤的形态

　　临床对肿瘤的诊断,需要做影像学检查、实验室肿瘤标志物检测和病理活体组织检查。其中病理学检查(包括大体形态观察和组织切片显微镜检查)占有重要的地位,常常是肿瘤诊断过程中起决定性的一步。本节介绍肿瘤的大体形态和组织结构特点。

一、肿瘤的大体形态

　　因受多种因素的影响,肿瘤的大体形态多样,并在一定程度上能反映肿瘤的良恶性。

　　1. 肿瘤的数目　大多数肿瘤为单发,有时为多发。多发病灶可先后或同时出现,如脂肪瘤病、神经纤维瘤病、弥漫型肺癌;此外,转移瘤常为多发。因此,在对肿瘤患者进行体检或对手术切除标本进行检查时,应全面、仔细,避免只注意到最明显的肿块而忽略多发性肿瘤的可能。

　　2. 肿瘤的形状　肿瘤的形状多种多样,可以表现为息肉状、乳头状、绒毛状、结节状、分叶状、囊状、蕈伞状和溃疡状等(图4-1)。肿瘤的形状与组织学类型、发生部位、生长方式和良恶性质等密切相关。

　　3. 肿瘤的大小　小者显微镜下才能发现,如原位癌和早期浸润癌;大的肿瘤直径可达数十厘米,重量达数十千克,如巨大卵巢囊腺瘤、子宫平滑肌瘤。肿瘤的大小与肿瘤的性质、生长时间和发生部位等很多因素有关,良性肿瘤通常生长缓慢,生长时间较长,体积

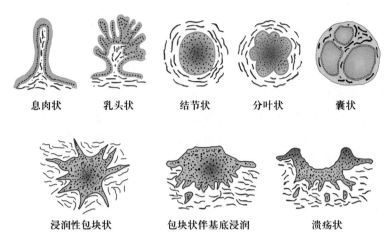

| 息肉状 | 乳头状 | 结节状 | 分叶状 | 囊状 |

浸润性包块状　　　　　包块状伴基底浸润　　　　　溃疡状

图 4-1　肿瘤的外形示意图

可很大；生长于体表或体腔的肿瘤，生长空间充裕，体积可以很大，而发生在密闭的狭小腔道（如颅腔、椎管）内的肿瘤，生长受限，体积通常较小。

一般来说，恶性肿瘤的体积越大，发生转移的概率也越大，因此，恶性肿瘤的体积是肿瘤分期的一项重要指标。对于某些肿瘤类型（如胃肠道间质瘤）来说，体积还是预测肿瘤生物学行为的重要指标。

4.肿瘤的颜色　肿瘤的颜色主要取决于肿瘤组织本身，多呈灰白色，少数呈灰红色；但肿瘤也可因所含成分的不同而出现不同的颜色，如血管瘤呈暗红色，脂肪瘤呈淡黄色，黑色素瘤则呈黑色或灰褐色。此外，恶性肿瘤发生继发改变，如坏死、出血等，可使肿瘤原来的颜色发生变化。

5.肿瘤的质地　肿瘤的质地（硬度）与肿瘤的来源、瘤细胞与间质的比例以及有无变性坏死等因素有关。如脂肪瘤、脑星形细胞瘤质软，而骨瘤、软骨瘤质硬。肿瘤实质多而间质较少的肿瘤，质地较软，如乳腺髓样癌；肿瘤间质多于实质的，则质地较硬，如乳腺硬癌。瘤组织发生坏死时局部变软，有钙盐沉着（钙化）或骨质形成（骨化）时则变硬。

二、肿瘤的组织结构

显微镜下，肿瘤组织一般可分为实质和间质两部分。

1.肿瘤的实质　是指克隆性增殖的肿瘤细胞，其构成了肿瘤的主要成分（图 4-2），它决定着肿瘤的性质（良、恶性）、组织起源和对机体的影响程度。肿瘤通常只有一种实质成分，如子宫平滑肌瘤，实质为平滑肌瘤细胞；有的肿瘤可以出现多种不同来源的肿瘤细胞，如畸胎瘤中既可以观察到鳞状上皮和腺上皮等上皮组织，还可以观察到骨、软骨等间叶组织成分。

2.肿瘤的间质　是肿瘤组织中的非肿瘤细胞成分，不具有特异性，主要包括纤维结缔组织和血管、淋巴管、免疫细胞（淋巴细胞、巨噬细胞）等；结缔组织对肿瘤实质起支持作用，血管对肿瘤细胞起营养作用，免疫细胞是机体抗肿瘤免疫反应的表现，其数量越多，预后相对越好。

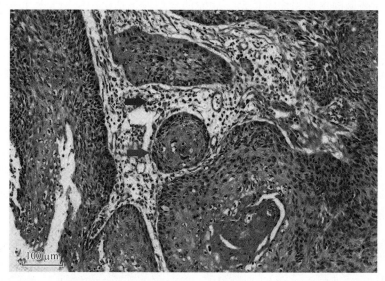

图 4-2 鳞状细胞癌(HE×100)

肿瘤实质为肿瘤细胞(红箭头示),间质为纤维结缔组织(蓝箭头示)

 知识拓展

肿瘤细胞的代谢特点

肿瘤主要通过无氧糖酵解获取能量。肿瘤组织 DNA 和 RNA 合成旺盛,核酸分解代谢明显降低;蛋白质合成代谢和分解代谢都增强,但合成代谢超过分解代谢,甚至夺取正常组织的蛋白质分解产物,合成肿瘤本身的蛋白质。肿瘤组织还可以合成肿瘤蛋白,称为肿瘤特异性抗原或相关抗原,引起机体的免疫反应。有些肿瘤蛋白有抗原性,可以作为肿瘤标志物检测到,如甲胎蛋白(AFP)是肝细胞癌和内胚窦瘤的标志物,癌胚抗原(CEA)是消化道肿瘤的标志物。肿瘤标志物检测对临床诊断、治疗疗效和预后判断具有重要的参考价值。

三、肿瘤的异型性

肿瘤在组织结构和细胞形态上,都与其来源的正常组织有不同程度的差异,这种差异称为异型性(atypia)。异型性反映的是肿瘤的分化成熟程度。

分化(differentiation)是指原始或幼稚细胞发育成熟的过程。在肿瘤发生中,肿瘤组织与其来源的成熟组织和细胞存在一定的相似,这种相似程度即分化程度。肿瘤的组织结构和细胞形态越类似某种正常组织,说明其与正常组织之间的差异越小,分化程度越高,异型性越小;反之,与正常组织相似性越小,说明与正常组织之间的差异越大,则分化程度越低,异型性越大;分化极差以致无法判断其分化方向的肿瘤称为未分化肿瘤。

肿瘤的异型性是区别肿瘤性增生和非肿瘤性增生、诊断良恶性肿瘤以及判断恶性肿瘤的恶性程度高低的主要组织学依据。肿瘤的异型性包括组织结构异型和细胞形态异型两个方面。

（一）肿瘤组织结构的异型性

肿瘤组织结构的异型性，是指肿瘤组织在空间排列方式上（包括肿瘤细胞的极向、排列的方式及其与间质的关系等方面）与其来源的正常组织之间存在的差异性。良性肿瘤的组织结构与其来源的正常组织相似，异型性小；恶性肿瘤的组织结构与正常组织结构的差别大，异型性大。例如正常肠黏膜腺体大小形态均一，排列整齐；肠腺瘤的腺体形状与正常腺体相似，仅表现腺体大小不一，排列不规则，腺体较密集（图4-3A）；而肠腺癌的腺体大小和形状极不规则，排列紊乱，失去正常的极性，并穿过黏膜肌层浸润到黏膜下层、肌层中生长（图4-3B），分化差的腺癌仅有腺样结构。

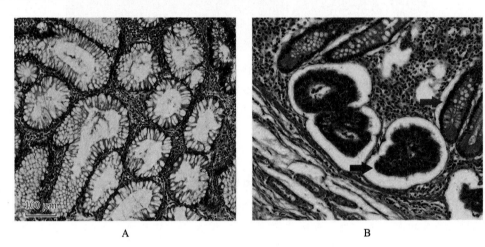

图4-3 肠腺瘤与肠腺癌（HE×100）

A. 肠腺瘤：腺体大小、形态较一致，与肠黏膜腺体相似，但排列密集；

B. 肠腺癌：与正常肠黏膜腺体（红箭头示）比较，腺体大小不等、细胞层次增多，失去极性（蓝箭头示）

（二）肿瘤细胞的异型性

良性肿瘤的瘤细胞分化成熟，无瘤细胞的异型性；而恶性肿瘤的瘤细胞具有明显异型性，尤其是细胞核的异型性，这是病理诊断恶性肿瘤的重要依据。

1. 肿瘤细胞的多形性　是指肿瘤细胞形态各异、大小不一，有的呈圆形、卵圆形或多边形，有的呈梭形或不规则形；大小不一，有的表现为原始的小细胞，有的细胞体积很大，甚至数十倍于正常细胞。体积巨大的瘤细胞称为瘤巨细胞，如果细胞内含有多个细胞核，称多核瘤巨细胞。

2. 细胞核的异型性　表现为：① 瘤细胞胞核体积常增大：核质比明显增大（正常为1：4～1：6，恶性肿瘤细胞则接近1：1）；② 核的多形性：核大小不一、形态各异，可出现双核、多核、巨核或畸形核；由于核内DNA增多，核着色加深，染色质呈粗颗粒状，分布不均匀，堆积在核膜下，使核膜显得"增厚"，核呈空泡状；③ 核仁明显增大，数目增多；④ 核分裂象:增多,甚至出现病理性核分裂象,表现为不对称性、三极性、多极性或顿挫型等核分裂象(图4-4)。

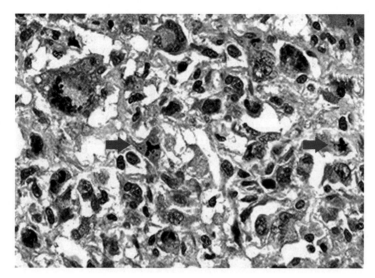

图4-4 恶性肿瘤细胞的异型性(HE×400)

恶性肿瘤细胞大小不一,形态各异,核大深染,核膜厚,

并可见三极和多极病理性核分裂象(红箭头示)

第三节 肿瘤的生长与扩散

一、肿瘤的生长

(一)肿瘤的生长方式

肿瘤的生长方式与肿瘤发生部位、类型及肿瘤的良恶性有关,可表现为以下三种。

1. 膨胀性生长 是良性肿瘤的生长方式。皮下组织或实质器官的良性肿瘤常呈结节状或球形,有完整包膜,与周围组织分界清楚。触诊时肿块活动度良好,手术容易剥离或完整切除,不易复发,如皮下纤维瘤、子宫平滑肌瘤(图4-5)。

2. 浸润性生长 是恶性肿瘤的生长方式。恶性肿瘤细胞沿组织间隙,像树根扎入泥土一样,侵入并破坏周围组织,因此没有完整包膜,与邻近的正常组织界限不清(图4-6)。触诊时肿块移动性

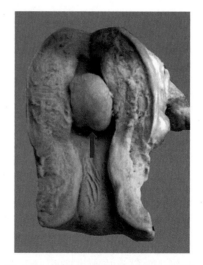

图4-5 子宫肌瘤-膨胀性生长(大体)

子宫黏膜下平滑肌瘤,肿瘤呈球形,

有完整包膜,突向宫腔

动画:肿瘤的膨胀性生长

差或固定，即使手术扩大切除范围，术后仍容易复发。手术中由病理医师对切缘组织做快速冷冻切片检查，以了解切缘有无肿瘤浸润，可帮助手术医师确定是否需要扩大切除范围。

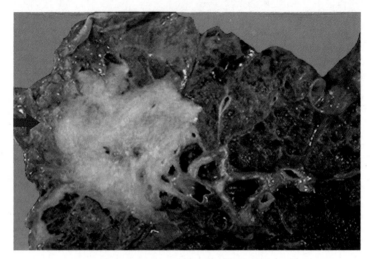

图4-6　肺癌-浸润性生长（大体）
肺切面见一灰白色肿块（因坏死部分灰黄），无包膜，边界不清

3. 外生性生长　体表、管道器官（如消化道）腔面或体腔（如胸腔、腹腔）内的肿瘤，常突向表面，呈乳头状、息肉状、蕈状或菜花状生长。良性、恶性肿瘤都可呈外生性生长，但恶性肿瘤在向外生长的同时，其基底部往往也有浸润；此外，外生性生长的恶性肿瘤，由于生长迅速，血液供应相对不足，肿瘤易发生坏死，坏死组织脱落后形成边缘隆起、底部高低不平的溃疡（恶性溃疡）。

（二）肿瘤的生长速度

良性肿瘤生长速度一般较慢，生长时间可达数年甚至数十年；恶性肿瘤生长迅速，特别是分化差的恶性肿瘤，可在短期内形成明显的肿块。良性肿瘤如果短时间内生长突然加快，并且伴有出血坏死，应考虑恶变的可能。

影响肿瘤生长速度的因素主要有以下几个方面。

（1）生长分数：指肿瘤细胞群体中处于增殖状态（S期＋G_2期）的细胞的比例。生长分数越大，肿瘤生长速度越快；反之，肿瘤生长速度缓慢。

（2）瘤细胞生成和死亡的比例：大多数恶性肿瘤的生成数目始终大于死亡数目，致其在短时间内形成明显肿块。因此，抑制肿瘤细胞增殖和促进肿瘤细胞死亡是肿瘤治疗的两个重要方面。

（3）肿瘤血管生成：研究证实，实体瘤长到直径1～2 mm时（10^7个细胞左右），如果没有新生血管形成来供应营养将不再增大。肿瘤细胞能产生血管生成因子（如血管内皮细胞生长因子），可促进血管内皮细胞分裂增生、出芽，形成肿瘤内新生微血管。目前已经有抑制肿瘤血管生成的抗肿瘤药物。

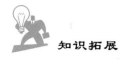

知识拓展

肿瘤演进和异质性

恶性肿瘤在生长过程中变得越来越富有侵袭性的现象称为肿瘤的演进(progression)，包括生长加快、浸润周围组织和远处转移等。这种生物学现象的出现与肿瘤异质性的产生有关。肿瘤异质性(heterogeneity)是指由单克隆来源的肿瘤细胞在生长过程中形成的亚克隆在侵袭能力、生长速度、对激素的反应、对抗癌药和放疗的敏感性等方面呈现的非均一性。其原因是在肿瘤的生长过程中，可能有附加的基因突变作用于不同的瘤细胞，使得瘤细胞的亚克隆获得不同的特性。机体的抗肿瘤反应可杀死那些具有较高抗原性的亚克隆，而抗原性低的亚克隆则可以逃避机体的免疫监视。由于这种选择，肿瘤生长过程中能保留那些适应存活、生长、浸润与转移的亚克隆。近年的研究提示，肿瘤细胞异质性的产生可能与肿瘤干细胞的不断自我更新、分化从而产生不同克隆有关。

二、肿瘤的扩散

扩散是恶性肿瘤的重要特征，是指恶性肿瘤不仅在原发部位浸润生长，侵及邻近组织和器官，而且还可以通过多种途径扩散到身体其他部位继续生长。

(一) 直接蔓延

随着恶性肿瘤的不断增大，肿瘤细胞常沿着组织间隙、淋巴管或血管外周间隙、神经束衣向周围浸润并继续生长，破坏邻近正常组织器官，称为肿瘤的直接蔓延(invasion)或局部浸润。如宫颈癌晚期向前可以侵犯膀胱，向后侵犯直肠，向上侵及子宫体，向下侵及阴道，向两侧可以侵及骨盆壁。

动画：肿瘤
的直接蔓延

(二) 转移

恶性肿瘤细胞从原发部位侵入淋巴管、血管或体腔，迁徙到其他部位并继续生长，形成与原发瘤相同类型的肿瘤，这个过程称为转移(metastasis)。原发部位的肿瘤称为原发瘤，通过转移形成的肿瘤称为转移瘤或称为继发瘤。转移是恶性肿瘤的生物学特性，常见的转移途径有三种。

1. 淋巴道转移(lymphatic metastasis) 恶性肿瘤细胞侵入淋巴管，随淋巴液首先到达局部淋巴结(区域淋巴结)，先聚集于边缘窦，继续增殖发展为淋巴结内转移瘤，逐渐累及整个淋巴结。受累的淋巴结逐渐增大、变硬，切面呈灰白色，有时多个淋巴结还相互融合成团块；局部淋巴结转移后，可沿输出淋巴管继续转移至下一站淋巴结(图4-7)，最后经胸导管进入血流而发生血行转移。癌多经淋巴道转移，例如乳腺癌常先转移到同侧腋窝淋巴结；肺癌首先转移到肺门淋巴结。

原发肿瘤区域淋巴结群中接受淋巴引流的第一个或第一组淋巴结即前哨淋巴结。如

动画：肿瘤
的淋巴道
转移

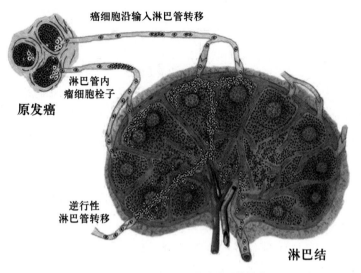

癌细胞沿输入淋巴管转移

淋巴管内
瘤细胞栓子

原发癌

逆行性
淋巴管转移

淋巴结

经输出淋巴管转移
到淋巴管主干及血流

图 4-7 肿瘤的淋巴道转移示意图

果前哨淋巴结没有癌转移,其他淋巴结出现转移癌的概率很低。前哨淋巴结阴性的乳腺癌患者可以避免腋窝淋巴结清扫术,减少肢体淋巴水肿等并发症。

2. 血行转移(hematogenous metastasis) 恶性肿瘤细胞侵入血管后,随血流到达远隔器官继续生长,形成转移瘤。由于静脉壁较薄,同时管内压力较低,故瘤细胞多经微静脉入血,少数亦可经淋巴管通路间接入血。进入血管后肿瘤细胞常与纤维蛋白和血小板共同黏聚成团,称为瘤栓。瘤栓可阻塞于靶器官的小血管内,引起内皮细胞损伤,肿瘤细胞自内皮损伤处或内皮之间穿出血管,侵入组织内并继续生长繁殖,形成转移瘤。

因体循环静脉血液经右心流向肺,所以临床上转移瘤以肺最常见,其次是肝(胃肠道癌瘤的瘤栓经门静脉入肝)。因此,临床上判断有无血行转移,应常规做肺、肝的影像学检查,以确定患者的临床分期和治疗方案。转移性肿瘤的形态学特点是圆形、边界清楚,常为多个,散在分布,多接近于器官的表面(图 4-8)。

3. 种植性转移(implantation metastasis) 发生于胸腔、腹腔等体腔内器官的恶性肿瘤侵及器官表面时,瘤细胞可以脱落,像播种一样种植在体腔内其他器官的表面,形成多个转移瘤,这种播散方式称为种植性转移。

种植性转移常见于腹腔器官恶性肿瘤。如胃肠

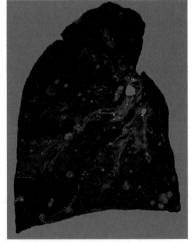

图 4-8 肺转移癌(大体)
肺切面见多个转移癌结节,圆形、边界清楚,散在分布

动画:肿瘤
的血行转移

道癌瘤破坏胃壁或肠壁突破浆膜后,可在腹腔脏器表面形成广泛的种植性转移,种植到大网膜、腹膜、盆腔器官(如卵巢、膀胱等)表面。胃黏液癌经腹腔种植到卵巢表面,可形成卵巢的 Krukenberg 瘤,表现为两侧卵巢不规则增大,镜下见富于黏液的印戒状癌细胞弥漫浸润。

浆膜腔的种植性转移常伴有浆膜腔积液或血性积液,积液中可含有多少不等的肿瘤细胞。因此,对不明原因的胸腔积液或腹水,尤其疑似恶性肿瘤时,可抽取体腔积液做细胞学检查,以便发现恶性肿瘤细胞。在手术切除肿瘤过程中,要注意保持肿瘤的完整性,否则容易造成医源性种植性转移。

第四节　肿瘤的分级和分期

为了体现恶性肿瘤的恶性程度和发展阶段,常常进行肿瘤的分级和分期。

1. 肿瘤的分级　"分级"是描述恶性肿瘤恶性程度的指标。病理学上根据恶性肿瘤的分化程度高低、异型性大小,将恶性肿瘤分为三级,Ⅰ级为高分化,分化良好,低度恶性;Ⅱ级为中度分化,中度恶性;Ⅲ级为低分化或未分化,高度恶性。肿瘤的分级对临床治疗和判断预后有一定的参考意义,但缺乏定量标准,存在较大的主观性。

2. 肿瘤的分期　"分期"是指恶性肿瘤的生长范围和播散程度。肿瘤分期有不同的方案,其主要原则是根据原发肿瘤的大小、浸润的深度和范围、邻近器官受累情况、局部和远处淋巴结有无转移、有无血行转移等来确定肿瘤的分期。目前国际上广泛使用的是国际抗癌联盟(UICC)TNM 分期系统。T 指原发瘤的大小或浸润深度,随着肿瘤的增大依次用 $T_1 \sim T_4$ 来表示,Tis 代表原位癌;N 指局部淋巴结受累情况,无淋巴结转移时用 N_0 表示,随着淋巴结受累及程度和范围的扩大,依次用 $N_1 \sim N_3$ 表示;M 指远处转移(通常是血行转移),没有远处转移者用 M_0 表示,有远处转移者用 M_1 表示。需要注意的是,不同恶性肿瘤的分期标准不同,即使是同一肿瘤的分期标准也是随着时代变迁而在不断改变的。

肿瘤的分级和分期是制订治疗方案和估计预后的重要指标。医学上,常常使用"5 年生存率""10 年生存率"等统计指标来衡量肿瘤的恶性行为和对治疗的反应,这些指标与肿瘤的分级和分期有密切关系。一般来说,分级和分期越高,生存率越低。

第五节　肿瘤对机体的影响

一、良性肿瘤对机体的影响

良性肿瘤由于分化成熟、生长缓慢、无浸润和转移,一般对机体影响较小。主要表现如下。

1. 局部压迫和阻塞　是良性肿瘤对机体的主要影响。体表良性肿瘤除少数可发生局部症状外,一般对机体无明显影响,但若发生在腔道或重要器官,也可引起较为严重的后果。如突入肠腔的平滑肌瘤,可引起肠梗阻;呼吸道良性肿瘤(如支气管壁的平滑肌瘤)可引起严重的呼吸困难;颅内的良性肿瘤,可压迫脑组织、阻塞脑室系统而引起颅内压增高,引起相应的神经系统症状和体征。

2. 继发性改变　良性肿瘤可发生继发性改变,对机体带来程度不同的影响。如肠的乳头状腺瘤、膀胱的乳头状瘤和子宫黏膜下肌瘤等肿瘤,表面可发生浅表糜烂或溃疡,而引起出血和感染;支气管壁的良性肿瘤阻塞气道后引起分泌物潴留可诱发肺内感染。

3. 产生激素或激素样物质　内分泌腺的良性肿瘤因能引起激素分泌过多而对全身产生影响。如垂体腺瘤可分泌大量的生长激素,在儿童可引起巨人症,在成年可引起肢端肥大症;胰岛细胞瘤可分泌过多的胰岛素,而引起阵发性低血糖;甲状旁腺腺瘤可产生过多的甲状旁腺激素,导致纤维囊性骨炎等。

二、恶性肿瘤对机体的影响

恶性肿瘤由于分化不成熟、生长迅速,除可引起与上述良性肿瘤相似的局部压迫和阻塞症状外,还可引起以下更为严重的后果。

1. 破坏周围组织器官的结构和功能　恶性肿瘤浸润性生长,可直接蔓延至周围组织或器官,破坏其结构和功能。

2. 继发性改变　恶性肿瘤生长迅速,常因缺血发生坏死,坏死组织脱落形成溃疡,破坏血管引起出血,破坏管道器官的管壁可引起穿孔,骨肿瘤可引起病理性骨折;恶性肿瘤也可继发感染;恶性肿瘤的坏死组织可作为致热原引起发热;此外,恶性肿瘤晚期侵犯局部神经可引起顽固性疼痛。

3. 复发　复发是指恶性肿瘤经手术切除、化学药物治疗(简称化疗)、放射治疗(简称化疗)等治疗后,在原发部位又长出和原发瘤同样类型的肿瘤。由于恶性肿瘤呈浸润性生长,不易手术切除干净,因此术后还要进行化疗、放疗,即使这样,恶性肿瘤大部分会复发。

4. 转移　恶性肿瘤细胞可侵入淋巴管或血管,造成相应淋巴结或远隔器官的转移。

5. 恶病质　恶性肿瘤晚期,患者出现进行性消瘦、无力、贫血、厌食和全身衰弱,称为恶病质(cachexia)。其发生可能与多种因素有关,如恶性肿瘤快速生长消耗机体大量营养物质、食欲缺乏或厌食、消化吸收功能降低、肿瘤毒性产物引起机体代谢紊乱、顽固性疼痛影响睡眠和进食等。恶性肿瘤晚期患者常死于恶病质。

6. 异位内分泌综合征　一些非内分泌腺肿瘤,能产生和分泌激素或激素类物质,如促肾上腺皮质激素(ACTH)、降钙素(calcitonin)、生长激素(GH)、甲状旁腺素(PTH)等,引起内分泌症状,称为异位内分泌综合征(ectopic endocrine syndrome),属于副肿瘤综合征(paraneoplastic syndrome)。

一些肿瘤患者在发现肿瘤之前,先表现出副肿瘤综合征,如果医护人员能够考虑到副肿瘤综合征并进一步搜寻,可能及时发现肿瘤;此外,已确诊的肿瘤患者出现此类症状时,应考虑到副肿瘤综合征的可能,避免误认为是肿瘤转移所致。

第六节 良性肿瘤与恶性肿瘤的区别

良性、恶性肿瘤的生物学行为和对机体的影响差别很大,临床工作中正确判断肿瘤的良恶性是合理有效治疗的前提。因此,区别良性、恶性肿瘤具有重要的意义(表 4 - 2)。

表 4 - 2 良性肿瘤与恶性肿瘤的区别

区别点	良性肿瘤	恶性肿瘤
分化程度	分化好,异型性小,与原有组织的形态相似,核分裂象无或稀少	分化差,异型性大,与原有组织的形态差别大,核分裂象多见并见病理性核分裂象
生长速度	缓慢	较快
继发改变	很少发生坏死、出血	常发生出血、坏死、溃疡等
生长方式	膨胀性或外生性生长	浸润性或外生性生长(基底伴浸润)
转移	不转移	常有转移
复发	很少复发	易复发
对机体影响	较小,主要为局部压迫或阻塞作用	较大,可破坏组织结构,引起坏死、出血,合并感染,甚至造成恶病质、死亡

肿瘤虽然有良性和恶性之分,但两者之间并无截然界限,上述区别是相对的。如血管瘤虽然是良性肿瘤,但无包膜,呈浸润性生长;个别良性肿瘤如涎腺多形性腺瘤,术后常复发;还有的肿瘤其形态学和生物学行为介于良性、恶性之间,称为交界瘤(borderline tumor),如卵巢交界性囊腺瘤,这类肿瘤有发展为恶性的倾向。良性肿瘤也不是一成不变的,有些良性肿瘤可以恶变;同一类型恶性肿瘤的恶性程度也不相同;还有个别恶性肿瘤,如肾上腺神经母细胞瘤、黑色素瘤等还有自发消退的报道。

第七节 肿瘤的命名和分类

肿瘤的命名和分类是肿瘤病理诊断的重要内容,对于临床实践很重要。医护人员必须了解肿瘤病理诊断名称的含义并正确地使用。在医护人员与患者的交流中,也需要适当地给患者解释这些诊断名称的含义,使他们对所患疾病有恰当的认识。

一、肿瘤的命名原则

一般根据肿瘤的组织起源和良恶性来命名。

(一)肿瘤命名的一般原则

1. 良性肿瘤命名原则　部位、起源组织名称后面加一个"瘤"字。如子宫平滑肌来源的良性肿瘤,称为子宫平滑肌瘤;甲状腺腺上皮来源的良性肿瘤,称为甲状腺腺瘤;皮肤纤维组织来源的良性肿瘤,称为皮肤纤维瘤;同时来源于乳腺纤维组织和腺上皮两种成分的良性肿瘤则称为乳腺纤维腺瘤。

2. 恶性肿瘤命名原则

(1) 来源于上皮组织的恶性肿瘤统称为癌(carcinoma),其命名方式是在部位、起源组织名称之后加一个"癌"字,如来源于皮肤鳞状上皮的恶性肿瘤称为皮肤鳞状细胞癌,来源于甲状腺腺上皮的恶性肿瘤称为甲状腺腺癌;有的癌不止向一种上皮分化,如由腺癌和鳞状细胞癌两种成分构成的癌称为腺鳞癌。

(2) 来源于间叶组织(包括纤维结缔组织、脂肪组织、肌肉、血管和淋巴管、骨、软骨组织等)的恶性肿瘤统称为肉瘤(sarcoma)。其命名方式是在部位、起源组织名称之后加"肉瘤"二字,如皮下纤维肉瘤、横纹肌肉瘤、股骨骨肉瘤等。

癌和肉瘤除组织来源不同,病变特点也有不同(见表4-3)。少数肿瘤中既有癌的成分又有肉瘤的成分,称为癌肉瘤(carcinosarcoma)。

表 4-3   癌与肉瘤的区别

	癌	肉瘤
组织来源	上皮组织	间叶组织
发病率及好发年龄	较常见,约为肉瘤的 9 倍,多见于 40 岁以上中老年人	较少见,大多见于青少年
大体特点	质较硬,色灰白,较干燥	质软,色灰红,湿润,鱼肉状
组织学特点	癌细胞呈巢状、腺管状或条索状,实质与间质分界清楚,纤维组织常有增生	肉瘤细胞多弥漫分布,实质与间质分界不清,间质内血管丰富,纤维组织少
网状纤维	癌巢周有网状纤维但癌细胞间多无	肉瘤细胞间有网状纤维,并包绕瘤细胞
免疫组织化学	上皮细胞性标志物,如角蛋白(keratin)、上皮细胞膜抗原(EMA)等阳性	上皮细胞性标志物阴性,但间充质标志物,如波形蛋白(vimentin)、结蛋白(desmin)阳性
转移	多经淋巴道转移	多经血行转移

(二) 肿瘤的特殊命名

除上述一般命名方法以外,有些肿瘤按形态特点命名或约定俗成,不完全依照上述原则。

1. 按形态命名   如来源于皮肤鳞状上皮或膀胱移行上皮的良性肿瘤,外观呈乳头状,称为乳头状瘤;来源于支气管黏膜上皮嗜银细胞的小细胞癌,癌细胞镜下形似燕麦,称为燕麦细胞癌。

2. 以"母细胞瘤"为后缀   有些肿瘤的形态类似发育过程中的某种幼稚细胞或组织,

称为"××母细胞瘤"。其中大多数为恶性,如视网膜母细胞瘤、髓母细胞瘤和肾母细胞瘤等;也有良性者如骨母细胞瘤、软骨母细胞瘤和脂肪母细胞瘤等。

3. 以"恶性"为前缀 有些恶性肿瘤,既不称为癌也不称为肉瘤,而称为"恶性××瘤",如恶性淋巴瘤、恶性黑色素瘤、恶性脑膜瘤、恶性神经鞘膜瘤等。

4. 以"病"或"瘤"为后缀 如白血病、精原细胞瘤、无性细胞瘤等,虽没有"恶性"二字,实际上都是恶性肿瘤。

5. 人名命名 有的肿瘤以起初描述或研究该肿瘤的学者的名字命名,如尤因肉瘤(Ewing sarcoma)、霍奇金淋巴瘤(Hodgkin lymphoma)等,都是恶性肿瘤。

6. 以"瘤病"为后缀 主要指肿瘤多发的状态,常为良性肿瘤,如神经纤维瘤病、脂肪瘤病、血管瘤病等。

二、肿瘤的分类

肿瘤的分类通常依据其组织类型、细胞类型和生物学行为,包括各种肿瘤的临床病理特征及预后情况。目前,全世界统一的肿瘤分类是采用世界卫生组织(WHO)制定的肿瘤组织学分类(表4-4)。

表4-4 常见肿瘤的分类

	良性肿瘤	恶性肿瘤
一、上皮组织肿瘤		
鳞状细胞	乳头状瘤	鳞状细胞癌
基底细胞		基底细胞癌
移行细胞	乳头状瘤	移行细胞癌
腺上皮	腺瘤	腺癌
二、间叶组织肿瘤		
纤维组织	纤维瘤	纤维肉瘤
脂肪组织	脂肪瘤	脂肪肉瘤
平滑肌	平滑肌瘤	平滑肌肉瘤
横纹肌	横纹肌瘤	横纹肌肉瘤
血管	血管瘤	血管肉瘤
淋巴管	淋巴管瘤	淋巴管肉瘤
骨	骨瘤	骨肉瘤
软骨	软骨瘤	软骨肉瘤
三、淋巴造血组织肿瘤		
淋巴细胞		恶性淋巴瘤
造血细胞		白血病

续表

	良性肿瘤	恶性肿瘤
四、神经组织肿瘤		
胶质细胞		弥漫性星形细胞瘤
神经细胞	神经节细胞瘤	神经母细胞瘤、髓母细胞瘤
脑脊膜	脑膜瘤	恶性脑膜瘤
神经鞘细胞	神经鞘瘤	恶性神经鞘瘤
五、其他肿瘤		
黑色素细胞		黑色素瘤
胎盘滋养叶细胞	水泡状胎块	侵蚀性水泡状胎块、绒毛膜癌
生殖细胞		精原细胞瘤、无性细胞瘤
		胚胎性癌
性腺或胚胎剩件中全能细胞	良性畸胎瘤	恶性畸胎瘤

第八节　癌前病变、异型增生和原位癌

一、癌前病变

癌前病变(precancerous lesion)是指某些具有癌变潜能的良性病变或疾病,又称癌前疾病(precancerous disease),它们本身不是恶性肿瘤,但长期存在并经演变有可能发展成为恶性肿瘤。从癌前病变发展为癌,一般经过很长时间,如上皮组织肿瘤的发生,可以先出现不典型增生(atypical hyperplasia)或异型增生(dysplasia),再发展为局限于上皮内的原位癌(carcinoma in situ,CIS),再进一步发展成为浸润癌。

癌前病变可以是获得性的或者遗传性的,常见的癌前病变有以下几种。

1. 黏膜白斑　常发生于食管、口腔、外阴、宫颈等处黏膜,局部黏膜呈白色的斑块。镜下表现为鳞状上皮过度增生、过度角化,上皮细胞有一定的异型性。

2. 宫颈糜烂　是妇科常见病。慢性宫颈炎时,宫颈阴道部的鳞状上皮被来自宫颈管内膜的单层柱状上皮所取代,使该处呈粉红色或红色,好像发生了黏膜上皮的缺损,称为宫颈糜烂(实际上是假性糜烂);随后局部又可被鳞状上皮替代,称为糜烂愈复。如此病变长期反复进行,少数患者化生的鳞状上皮可癌变,变成为宫颈鳞状细胞癌。

3. 纤维囊性乳腺病　常见于 40 岁左右的女性,由内分泌功能紊乱引起。由于过多雌激素的刺激,部分乳腺导管上皮和小叶腺泡上皮增生伴导管囊性扩张,导管上皮伴有乳头状增生者易发生癌变,变成乳腺癌。

4. 结肠多发性息肉病 是常染色体显性遗传性疾病,发病率为50%。患者临床常表现大便带血,结肠镜检查见大肠黏膜无数个大小不等的息肉(图4-9)。因成年后100%会发生癌变,变成结肠癌,因此一旦发现应尽早做病变肠段的手术切除。

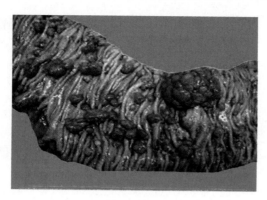

图4-9 结肠多发性息肉病(大体)
结肠黏膜面可见无数大小不等的灰红色息肉,隆起于黏膜表面

5. 慢性萎缩性胃炎及胃溃疡 慢性萎缩性胃炎时,胃黏膜腺体可有肠上皮化生,伴有肠上皮化生的慢性萎缩性胃炎与胃癌的发生有一定的关系,久治不愈者可发生癌变;慢性胃溃疡边缘的黏膜因长期受刺激而不断增生,也有可能转变为胃癌。

6. 慢性皮肤溃疡 经久不愈的皮肤溃疡和瘘管,由于长期慢性炎症的刺激,鳞状上皮增生,部分可发生癌变,变成皮肤鳞状细胞癌。

7. 肝硬化 慢性病毒性肝炎尤其是乙型肝炎病毒(HBV)、丙型肝炎病毒(HCV)所引起的肝硬化,部分可进展为肝癌。

8. 慢性溃疡性结肠炎 溃疡边缘黏膜上皮反复增生可发展为结肠癌。

需要指出的是,并非所有的癌前病变都必然转变为癌,癌前病变经过合理的治疗也有可能逆转,若发展为癌也要经过一个缓慢而复杂的演变过程。因此,临床医师应认识并积极治疗上述癌前病变,预防其发生癌变。

二、异型增生

以前常把不典型增生与异型增生当作同义词,但由于不典型增生可见于肿瘤性病变,也可见于修复、炎症等情况(即反应性不典型增生)。近年来,更倾向使用异型增生这一术语来描述与肿瘤形成相关的不典型增生。

异型增生(dysplasia)是指上皮组织中细胞形态和结构出现一定程度的异型性,但还不足以诊断为癌。表现为细胞层次增多,排列较乱,极性消失;增生的细胞大小不一,核大深染,核质比增大,核分裂象增多,但一般不见病理性核分裂象。根据异型性程度和累及范围,上皮组织的异型增生可分为轻、中、重度三级,鳞状上皮异型增生的三级标准如下。① 轻度异型增生(异型增生Ⅰ级):指异型细胞累及表皮下1/3的细胞;② 中度异型增生(异型增生Ⅱ级):异型细胞累及表皮下2/3的细胞;③ 重度异型增生(异型增生Ⅲ级):异型细胞累及表皮2/3以上细胞但未达全层(图4-10)。

轻度、中度异型增生,在致病因素去除后可能会逆转消退;而重度异型增生则很难逆转,常发展为原位癌。

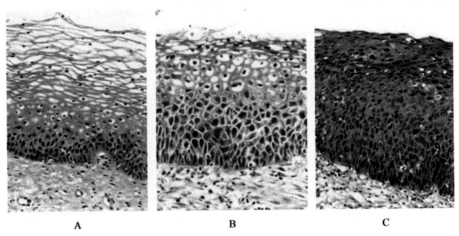

图 4-10 鳞状上皮异型增生(镜下)

A. 轻度异型增生;B. 中度异型增生;C. 重度异型增生

三、原位癌

原位癌(carcinoma in situ,CIS)指异型增生的细胞在形态和生物学特性上与癌细胞相同,已累及上皮的全层,没有侵破基膜而向下浸润(图 4-11),有时也称为上皮内癌。原位癌常见于鳞状上皮或尿路上皮等被覆的部位,例如宫颈、食管、皮肤和膀胱等处;也可见于发生鳞状上皮化生的黏膜表面,如鳞状上皮化生的支气管黏膜;鳞状上皮原位癌有时可累及黏膜腺体,尚未侵破腺体基膜,称为原位癌累及腺体,仍属于原位癌。原位癌是一种早期癌,如能及时发现和积极治疗,可防止其发展为浸润性癌,从而提高癌的治愈率。

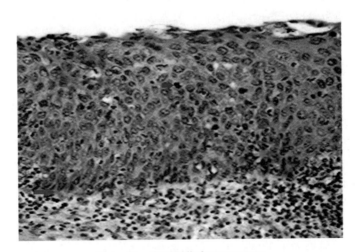

图 4-11 宫颈原位癌(HE×200)

异型增生细胞已达上皮全层,细胞排列紊乱,失去极性,可见
病理性核分裂象(蓝箭头示),但未突破基膜(红箭头示)

第九节 常见肿瘤举例

一、上皮组织肿瘤

上皮组织包括被覆上皮与腺上皮。上皮组织肿瘤最常见,人体的大部分恶性肿瘤来源于上皮组织,对人类危害很大。

(一)上皮组织良性肿瘤

1. 乳头状瘤(papilloma) 由鳞状上皮或移行上皮发生的良性肿瘤,向体表或腔面呈外生性生长,形成许多指状或乳头状突起,肿瘤根部有一细蒂与正常组织相连。镜下观,每一乳头表面覆盖增生的上皮,乳头轴心由血管和结缔组织等间质构成(图4-12)。必须指出,发生在阴茎、外耳道、膀胱的乳头状瘤较易发生恶性变。

数字切片
观察:皮肤
乳头状瘤

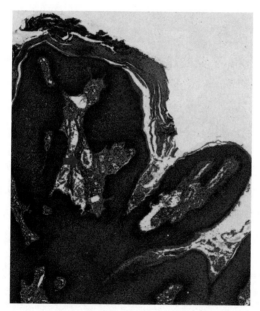

图4-12 皮肤乳头状瘤(HE×30)

分化成熟的瘤细胞呈乳头状突向体表,乳头中心为含有血管的纤维结缔组织

2. 腺瘤(adenoma) 由腺上皮发生的良性肿瘤,可发生于甲状腺、乳腺、涎腺、卵巢和肠黏膜等处。腺器官内的腺瘤则多呈结节状,常有包膜,与周围正常组织分界清楚;黏膜的腺瘤多呈息肉状。镜下见腺瘤的腺体与其起源的腺体在形态上相似(图4-13),可具有分泌功能,但组织结构排列不同。

根据腺瘤的组成成分或形态特点,又可将其分为管状腺瘤、息肉状腺瘤(多见于结肠、直肠黏膜)、纤维腺瘤(发生于女性乳腺)、囊腺瘤(多发生于卵巢)、多形性腺瘤(多发生在涎腺)等类型。

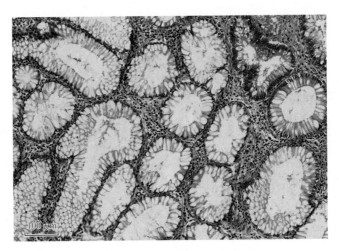

图 4-13　结肠腺瘤(HE×100)

腺瘤内腺体与结肠黏膜者相似,单层柱状排列,有极性,核质比正常

(二)上皮组织恶性肿瘤

1. **鳞状细胞癌**(squamous cell carcinoma)　简称鳞癌,常发生在鳞状上皮被覆的部位,如皮肤、唇、口腔、喉、食管、宫颈、阴道、阴茎等处,也可发生在鳞状上皮化生的其他非鳞状上皮覆盖部位,如支气管、胆囊、肾盂等处。

肉眼观,癌组织常呈灰白色、菜花状,表面有坏死脱落时可形成溃疡状,质地硬。镜下,癌细胞呈巢状排列,实质与间质分界清楚;高分化鳞状细胞癌(Ⅰ级),癌细胞保留鳞状上皮特征,癌巢最外层癌细胞呈立方形,往里面呈多边形、梭形,中央可出现层状角化物,称为角化珠(keratin pearl)或癌珠(图 4-14),瘤细胞间还可见细胞间桥;低分化鳞状细胞癌(Ⅲ级)无角化珠和细胞间桥,癌细胞异型性明显并见较多的病理性核分裂象。

数字切片
观察:高
分化鳞状
细胞癌

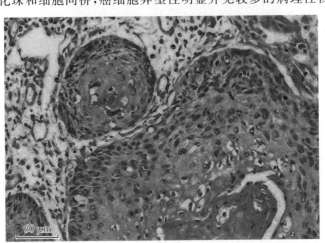

图 4-14　高分化鳞状细胞癌(HE×200)

癌细胞呈巢状排列,实质与间质分界清楚;癌巢中心可见角化珠(箭头示)

2. 基底细胞癌（basal cell carcinoma） 来源于鳞状上皮的基底细胞,多见于老年人头面部如眼睑、颊及鼻翼等处。肉眼呈浅表溃疡;镜下,癌巢由浓染的基底细胞样癌细胞构成。基底细胞癌生长缓慢,很少发生转移,对放射治疗敏感,呈低度恶性。

3. 移行细胞癌（transitional cell carcinoma） 起源于膀胱、输尿管和肾盂等部位的移行上皮。肉眼常呈乳头状,可溃破形成溃疡或广泛浸润深层组织;镜下观,癌细胞似移行上皮,呈多层排列,有异型性。根据异型性大小也分为Ⅰ级、Ⅱ级和Ⅲ级,级别越高,越易复发和向深部浸润。

4. 腺癌（adenocarcinoma） 由腺上皮来源的恶性肿瘤。多见于甲状腺、乳腺、胃肠道、肺和女性生殖系统等。肉眼观,发生在腺器官者多呈浸润性生长,发生在胃肠道者多呈外生性生长,可呈息肉状、乳头状或菜花状。镜下观,癌细胞形成大小不等、形状不一、排列不规则的腺体或腺样结构,细胞常不规则地排列成多层,核大小不一,核分裂象多见。根据其形态结构和分化程度,可分为管状腺癌（图4-15）、乳头状腺癌、囊腺癌、黏液腺癌、单纯癌。

数字切片
观察:肠
腺癌

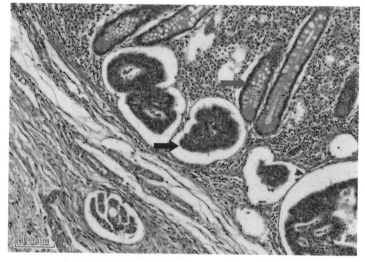

图4-15 肠腺癌（HE×100）

腺癌的腺体（蓝箭头示）与正常肠黏膜腺体（红箭头示）比较,
细胞层次明显增多,失去极性,细胞有明显异型性,核大深染

二、间叶组织肿瘤

（一）间叶组织良性肿瘤

1. 纤维瘤（fibroma） 常见于四肢及躯干的皮下组织。外观呈结节状,有包膜,质地韧硬,切面呈灰白色,可见编织状的条纹;镜下瘤细胞由分化良好的纤维细胞构成,呈编织状排列,瘤细胞间有丰富的胶原纤维（图4-16）。纤维瘤生长缓慢,手术切除后不再复发。

2. 脂肪瘤（lipoma） 好发于成人背、肩、颈及四肢近端的皮下组织。外观常为扁圆

数字切片
观察:纤
维瘤

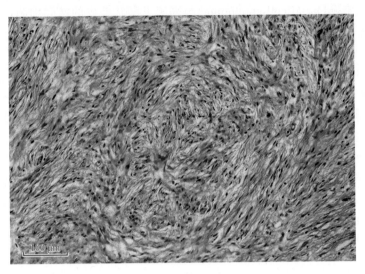

图 4 - 16 纤维瘤（HE×100）

瘤细胞分化成熟，与纤维细胞相似，互相呈编织状排列

数字切片
观察：脂
肪瘤

形或分叶状，有包膜，质地柔软，切面色淡黄，有油腻感，似脂肪组织；肿瘤大小不一，可单发或多发。镜下观，瘤细胞似正常脂肪细胞，呈不规则分叶状排列，有纤维间隔（图 4 - 17）。脂肪瘤极少恶变，手术易切除。

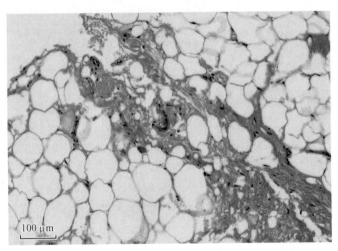

图 4 - 17 脂肪瘤（HE×100）

瘤细胞似正常脂肪细胞，呈不规则分叶状排列，有纤维间隔

3. 平滑肌瘤（leiomyoma） 好发于子宫和胃肠道。肿瘤多呈结节状，有完整包膜（图 4 - 5），切面灰白，可见编织状纹理。镜下观，瘤细胞梭形，似平滑肌细胞，呈束状或呈栅状互相编织排列。

4. 血管瘤（hemangioma） 又分为：① 毛细血管瘤：好发于 5 岁以下儿童的头面部，呈暗红色或紫红色斑块，质地软，无包膜，界限不清，呈浸润性生长；镜下肿瘤实质由多数密集的毛细血管构成(图4-18)。②海绵状血管瘤:好发于肝,肉眼观呈结节状、暗红色,切面呈海绵状。镜下观由大量扩张的血窦构成(图4-19)。③混合型血管瘤:兼有上述两种血管瘤的成分。

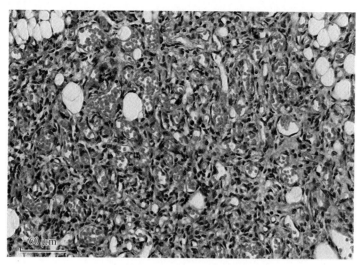

图4-18 毛细血管瘤(HE×200)
肿瘤实质由大量成熟的毛细血管构成,间质为少量纤维脂肪组织

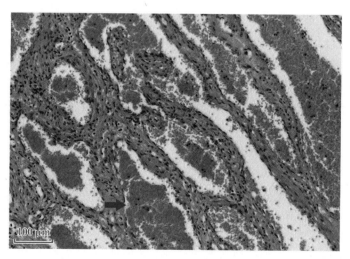

图4-19 海绵状血管瘤(HE×100)
肿瘤实质由大量扩张的毛细血管(血窦)组成,周围纤维组织为间质

5. 淋巴管瘤(lymphangioma) 多见于小儿颈部。由增生的淋巴管构成,内含淋巴液。淋巴管可呈囊性扩大并互相融合,内含大量淋巴液,称为囊状水瘤(cystic hygroma)。

(二)间叶组织恶性肿瘤

1. 纤维肉瘤(fibrosarcoma) 其发生部位与纤维瘤相似,好发于四肢皮下组织。肉眼观,早期肿瘤与周围组织界限较清,但无完整包膜,切面灰红色,质软,晚期向周围组织浸润性生长。镜下观,分化好者瘤细胞多呈梭形,异型性小,生长慢,转移和复发较少见;分化差者异型性明显,病理性核分裂象常见(图4-20),生长快,易发生转移及复发。

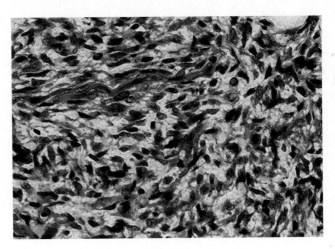

图4-20 纤维肉瘤(HE×400)
瘤细胞似纤维细胞但分化差,异型性明显,
核大深染,有病理性核分裂象(箭头示)

2. 脂肪肉瘤(liposarcoma) 是成人多见的肉瘤之一,常发生于大腿及腹膜后等深部软组织。肉眼观,多呈结节状或分叶状,常有一层假包膜,黄红色有油腻感,可似脂肪瘤;有时可呈鱼肉状或黏液样外观。镜下观,瘤细胞大小形态各异,以出现脂肪母细胞为特点,胞质内含有多少不等、大小不一的脂肪空泡,可挤压细胞核。免疫组织化学显示S-100蛋白阳性。有高分化脂肪肉瘤、黏液样或圆形细胞脂肪肉瘤、多形性脂肪肉瘤等类型。

3. 横纹肌肉瘤(rhabdomyosarcoma) 在儿童比较常见,主要见于10岁以下儿童和婴幼儿,少见于青少年和成人。好发于头颈部、泌尿生殖道等,偶见于四肢。肿瘤由不同分化阶段的横纹肌母细胞组成。免疫组织化学显示结蛋白(desmin)和肌红蛋白(myoglobin)阳性。分化较高者,细胞胞质红染,可见纵纹和横纹。根据瘤细胞的分化程度、排列结构和大体特点可分为三种类型。① 胚胎性横纹肌肉瘤:瘤细胞较小,分化很低;② 腺泡状横纹肌肉瘤:瘤细胞排列呈腺泡状;③ 多形性横纹肌肉瘤:瘤细胞形态多种多样。恶性程度均很高,生长迅速,易早期发生血行转移,预后差。

4. 平滑肌肉瘤(leiomyosarcoma) 好发于子宫、软组织、腹膜后、肠系膜、大网膜及皮肤等处,中老年人多见。镜下瘤细胞形态取决于分化程度。分化良好的平滑肌肉瘤,瘤细胞多呈梭形,排列成束,纵横交错,似平滑肌瘤样;分化差者瘤细胞排列不规则,细胞出现明显的多形性和核的异型性,病理性核分裂象常见(图4-21)。免疫组织化学显示结蛋白和平滑肌性肌动蛋白(smooth muscle actin,SMA)阳性。肿瘤细胞凝固性坏死和核分裂象的多少对平滑肌肉瘤的诊断及其恶性程度的判断很重要。恶性程度高者手术后易复发,可经血行转移至肺、肝及其他器官。

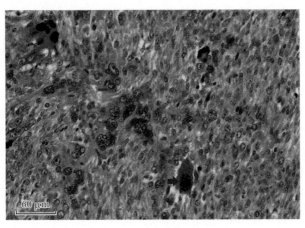

图 4-21 平滑肌肉瘤(HE×400)

瘤细胞分化差,多形性、核异型性明显,可见病理性核分裂象(箭头示)

5. 骨肉瘤(osteosarcoma)是最常见的骨恶性肿瘤,常见于青少年,好发于股骨下端、胫骨上端和肱骨上端。肉眼观,肿瘤呈梭形膨大,切面灰白色、鱼肉状,常见出血坏死;肿瘤破坏骨皮质并可将其表的骨外膜掀起,肿瘤上下两端的骨皮质和掀起的骨外膜之间形成三角形隆起,构成 X 线检查所见的 Codman 三角;由于骨膜被掀起,在骨外膜和骨皮质之间,可形成与骨表面垂直的放射状反应性新生骨小梁,在 X 线上表现为日光放射状阴影。这两种 X 线特征对诊断骨肉瘤具有重要的意义。镜下观,瘤细胞异型性明显,梭形或多边形,可直接形成肿瘤性骨样组织或骨组织,这是病理诊断骨肉瘤最重要的组织学依据。骨肉瘤呈高度恶性,发展迅速,经血行转移至肺及全身。

三、其他组织来源的肿瘤

1. 黑色素瘤(melanoma) 又称恶性黑色素瘤,是黑色素细胞来源的高度恶性肿瘤。常由交界痣恶变而来,也可一开始即为恶性。大多数发生在 30 岁以上的人。常见于头颈部、足底部、外阴和肛门周围。肉眼观,肿瘤颜色呈灰黑色,常有溃烂。镜下观,瘤细胞呈巢状、条索状或腺泡状排列,瘤细胞呈多边形或梭形,核大,常有粗大的嗜酸性核仁,胞质中可有黑色素颗粒。也有胞质内无黑色素性颗粒的黑色素瘤,称为无黑色素性黑色素瘤。黑色素瘤易经淋巴道和血行转移,预后极差。如黑痣生长迅速,颜色加深,发生感染,出血或溃破等,常是恶变征象。

2. 畸胎瘤(teratoma) 是来源于性腺或胚胎剩件中全能细胞的肿瘤,常见于卵巢、睾丸、纵隔、骶尾部和腹膜后等中线部位。肿瘤可分为良性和恶性两种。良性畸胎瘤大体呈囊性,囊内可见皮肤及附件、骨、软骨等组织,镜下见各种组织均分化成熟,预后好。恶性畸胎瘤大体呈实性或半囊半实,主要由幼稚的胚胎组织构成,常发生转移,预后差。

第十节　肿瘤的病因和发病机制

目前的研究表明,肿瘤从本质上来说是基因病。各种环境致瘤因素和遗传因素可能以协同或序贯的方式引起细胞非致死性的 DNA 损害,从而激活原癌基因和(或)灭活肿瘤抑制基因,加上凋亡调节基因和/或 DNA 修复基因的改变,使细胞发生转化。被转化的细胞可先呈多克隆性增生,经过一个漫长的多阶段演进过程,其中一个克隆相对无限制地扩增,通过附加突变,选择性地形成具有不同特点的亚克隆(异质化),从而获得浸润和转移的能力(恶性转化),形成恶性肿瘤。

一、肿瘤的病因

(一)环境致瘤因素

环境致瘤因素通过影响某些分子途径导致肿瘤发生。有些致瘤因素比较明确,有些则尚难肯定。可导致恶性肿瘤发生的物质统称为致癌物(carcinogen)。致癌物起启动作用(也称为激发作用),引起癌症发生过程中的始发改变。某些本身无致癌性的物质,可以增加致癌物的致癌性,这些物质称为促癌物。促癌物起促发作用。恶性肿瘤的发生常常要经过启动和促发这两个阶段。下面简单介绍一些常见的环境致瘤因素。

1. 化学物质　动物实验已证明肯定或可疑致癌作用的化学物质很多,其中有些可能与人类肿瘤有关。

(1)直接致癌物:该类致癌物不需要在体内进行代谢转化即可直接致癌,较少见,一般为弱致癌剂,致癌时间长,主要有烷化剂和酰化剂,如环磷酰胺、氮芥等,曾作为抗癌药使用,应用时间长可以诱发第二种肿瘤(如粒细胞性白血病),应谨慎使用。某些金属元素(如镍、铬、镉等)、非金属元素和有机化合物对人类具有致癌作用。

(2)间接致癌物:多见,该类化学致癌物需在体内(主要在肝)代谢活化后才致癌。常见的有以下几种。

1)多环芳烃类:致癌性强的有 3,4 -苯并芘、1,2,5,6 -双苯并蒽等,广泛地存在于烟草的烟雾和污染的大气中,与肺癌等肿瘤的发生有密切关系。另外,熏烤的肉、鱼等食品中也含有 3,4 -苯并芘,与胃癌发病率较高有一定的关系。

2)芳香胺类与氨基偶氮染料:芳香胺类如乙萘胺、联苯胺等与橡胶厂工人和印染厂工人的膀胱癌发生率较高有关;氨基偶氮染料如奶油黄(二甲基氨基偶氮苯)和猩红等,与肝细胞癌、膀胱癌有关。

3)亚硝胺类:亚硝胺的致癌性强,致癌谱广,可引起食管癌、胃癌、大肠癌、肝癌、肺癌、鼻咽癌等多种肿瘤。其前身物质亚硝酸盐广泛地存在于变质的食物中。此外,加工肉类食品的着色剂与保存剂可含有较多的亚硝酸盐。

4)真菌毒素:如黄曲霉菌毒素广泛地存在于霉变的食品中,尤以霉变的花生、玉米及谷类含量最多,其中黄曲霉菌毒素 B_1 的致癌性最强,可诱发食管癌、肝癌等。

2. 物理致癌因素　大量事实证明,电离辐射(包括 X 射线、γ 射线以及粒子形式的辐射如 β 粒子等)可引起癌症,放射工作者如长期接触射线而又缺乏有效防护措施,皮肤癌和白血病的发生率比一般人高;长期紫外线照射,可引起皮肤的鳞状细胞癌、基底细胞癌和黑色素瘤。此外,慢性机械性刺激、热辐射等也有致癌作用。

3. 生物致癌因素

(1) 病毒:能引起肿瘤形成的病毒称为肿瘤病毒,分为 DNA 病毒(占 1/3)和 RNA 病毒(占 2/3)两大类。与人类肿瘤关系密切的肿瘤病毒如人乳头瘤病毒(HPV)与 85％的宫颈癌以及其前期病变(重度异型增生和原位癌)有关;EB 病毒(EBV)与伯基特淋巴瘤、鼻咽癌和某些淋巴瘤有关;HBV 与肝癌的发生有关(一些研究发现,HBV 感染者发生肝细胞癌的概率是未感染者的 200 倍)。

(2) 细菌:幽门螺杆菌与胃癌和胃黏膜相关淋巴瘤的发生有关。

(二) 内在因素

1. 遗传　直接遗传的只有极少数肿瘤,如遗传性肾母细胞瘤、视网膜母细胞瘤、神经母细胞瘤等为常染色体显性遗传。大多数肿瘤的发生中,遗传因素的作用只表现对致癌因素的易感性,如乳腺癌、食管癌、胃癌、大肠癌、肝癌、鼻咽癌、白血病、子宫内膜癌、前列腺癌、黑色素瘤等有家族聚集倾向,可能与多基因遗传有关。

2. 免疫因素　机体的免疫功能较强时,可杀灭瘤细胞,从而抑制肿瘤的生长与扩散;当免疫功能低下或缺陷时,肿瘤发生率明显提高,如先天免疫缺陷者易患恶性肿瘤(比对照高 200 倍),获得性免疫缺陷综合征患者恶性肿瘤的概率明显增加。

3. 内分泌功能紊乱　如乳腺癌、子宫内膜癌等的发生与过多的雌激素长期刺激有关。

4. 种族因素　如白种人易患乳腺癌、大肠癌;黑种人易患皮肤癌、阴茎癌、宫颈癌;我国广东、广西、福建等地的人易患鼻咽癌。

二、肿瘤的发病机制

肿瘤的形成是一个十分复杂的过程。近年来,随着分子生物学和分子病理学技术的发展,在原癌基因、肿瘤抑制基因、DNA 修复基因、凋亡调节基因、肿瘤微环境等分子水平上,对肿瘤的发病机制进行了研究,取得了一定进展。现已认识到,肿瘤原癌基因(proto-oncogene)的激活和肿瘤抑制基因(tumor suppressor gene)的失活,将导致肿瘤的发生。

(一) 原癌基因的激活

在正常细胞基因组中,有与病毒癌基因十分相似的 DNA 序列,称为原癌基因,这些基因正常时并不导致肿瘤。当原癌基因发生某些异常时,能使细胞发生恶性转化,这些基因称为细胞癌基因,其编码的肿瘤蛋白或癌蛋白可持续刺激细胞自主生长。原癌基因转变为细胞癌基因的过程,称为原癌基因的激活,激活方式包括点突变、基因扩增、染色体重排(包括染色体转位和倒转)。

(二)肿瘤抑制基因的失活

肿瘤抑制基因是细胞生长和增殖过程中的重要调控基因,其功能丧失则可能促进细胞的肿瘤性转化。研究最多的肿瘤抑制基因是 *p53* 基因和 *RB* 基因。

p53 基因有抑制细胞增殖及诱导细胞凋亡的作用,其主要在 G_1/S 期交界处发挥检查点的功能,当发现染色体 DNA 不正常时(如基因突变),通过刺激周期蛋白依赖性激酶抑制因子(CKI)表达引起 G_1 期阻滞,并启动 DNA 修复。修复成功则细胞进入 S 期继续增殖;如修复不成功,*p53* 基因能诱导细胞凋亡,这样就把可能演变为癌的细胞消灭在萌芽状态,因此 *p53* 基因被称为"分子警察"。现已发现,人类肿瘤 50% 以上有 *p53* 基因的失活,失活方式包括突变、与肿瘤病毒蛋白结合等。此外,*p53* 基因被阻不能进入核内发挥作用,也可导致肿瘤的发生。某些肿瘤如视网膜母细胞瘤、骨肉瘤、乳腺癌和小细胞肺癌、膀胱癌等有 *RB* 基因的丢失或失活。

(三)免疫监视的逃避

引起机体免疫反应的肿瘤抗原可分为两类:① 只存在于肿瘤细胞而不存在于正常细胞的肿瘤特异性抗原;② 存在于肿瘤细胞和某些正常细胞的肿瘤相关抗原。肿瘤免疫反应以细胞免疫为主,体液免疫为辅。参加细胞免疫的效应细胞主要有细胞毒性 T 细胞(CTL)、自然杀伤细胞(NK 细胞)和巨噬细胞。免疫监视机制在抗肿瘤作用中的最有力证据是,在免疫缺陷病患者和接受免疫抑制治疗的患者中恶性肿瘤的发病率明显增加。这一现象提示,正常机体存在免疫监视机制,可以清除发生了肿瘤性转化的细胞,起到抗肿瘤的作用。免疫监视功能的下降,可能参与了一些肿瘤的发生。肿瘤细胞可通过减少肿瘤抗原表达等方式,逃脱免疫监视;通过表达转化生长因子-β(TGF-β)、程序性细胞死亡蛋白配体-1(PD-L1)等,抑制机体免疫反应;甚至通过诱导免疫细胞的死亡,破坏机体的免疫系统。

总之,恶性肿瘤的发生是一个长期多因素作用、分阶段的过程,需要多个原癌基因的激活、肿瘤抑制基因的失活、凋亡调节和 DNA 修复基因的改变,以及免疫监视逃避等机制的共同作用。

本章小结

肿瘤是机体在各种致瘤因素作用下,局部组织细胞在基因水平上失去对其正常调控,导致细胞异常增殖而形成的新生物,常表现为局部肿块。

肿瘤根据生物学特性及其对机体危害分为良性和恶性。良性肿瘤分化成熟程度高,异型性小,生长缓慢,常呈膨胀性或外生性生长,不扩散,经治疗后很少复发,对人体危害小。恶性肿瘤分化成熟程度低,异型性大,生长迅速,常呈浸润性生长,如长在体表或有腔器官内表面也可呈外生性生长,可侵蚀破坏周围组织器官结构和功能,还可经淋巴道、血行等转移,是危害人类健康最严重的疾病之一。

恶性肿瘤的恶性程度是不同的,Ⅰ 级(高分化)低度恶性,Ⅱ 级(中度分化)中度恶性;

Ⅲ级(低分化或未分化)为高度恶性。恶性肿瘤又分癌和肉瘤,它们在组织起源、发病率、好发年龄、病变特点及转移途径等方面是有区别的。

肿瘤的命名原则主要根据组织起源和分化程度,良性肿瘤按"部位+起源组织+瘤"命名,起源于上皮组织的恶性肿瘤按"部位+起源组织+癌"命名,起源于间叶组织的恶性肿瘤按"部位+起源组织+肉瘤"命名。

从癌前病变发展为癌,需经过很长时间的增生、异型增生,再发展为原位癌,再进一步发展为浸润癌。

各种致瘤因素通过原癌基因的激活、肿瘤抑制基因的失活,逃避机体的免疫监视,使正常细胞转化为肿瘤细胞。

病例讨论

患者,女,53岁。数月前无意扪及右乳房上部一黄豆大小包块,无疼痛,不红不热,生长较快,现鸽蛋大小,遂入院就诊。体检:双乳不对称,右乳外上方见明显隆起,皮肤表面呈橘皮样改变,该处扪及 3 cm×2 cm 大小肿块,质硬,表面不光滑,与周围组织分界不清,较固定。右侧腋窝可触及肿大的淋巴结一个,约黄豆大小。

讨论:

1. 该患者可能患有什么病?
2. 应采用什么检查以确诊肿瘤的性质?
3. 腋窝淋巴结可能有何病变?是由什么原因引起的?

第四章病例
讨论答案

第四章
单元测试

思考题

1. 肿瘤的组织结构由哪些构成,各有什么特点?
2. 何为异型性?肿瘤与起源的正常组织比较,有哪些方面的异型?
3. 良性肿瘤与恶性肿瘤如何区别?
4. 分析癌前病变、异型增生、原位癌、浸润癌的关系。

(彭 兰)

第五章 心血管系统疾病

学习目标

1. 掌握动脉粥样硬化、冠心病、高血压病、风湿小体的概念。

2. 掌握动脉粥样硬化和冠心病的病理变化及临床病理联系、高血压病的病理变化、缓进型高血压病分期及各期病变特点、风湿病的基本病变、风湿性心内膜炎的病理变化及结局。

3. 熟悉亚急性感染性心内膜炎的病变特点、心瓣膜病的常见类型及血流动力学改变。

4. 了解动脉粥样硬化、高血压病、风湿病的病因及发病机制。

5. 能识别动脉粥样硬化、高血压性心脏病、风湿性心脏病的大体标本和镜下病变特点。

第五章
思维导图

心血管系统疾病是危害人类健康和生命的常见病,在我国,心血管疾病的发病率和死亡率居第一位。心血管系统疾病种类繁多,本章主要介绍动脉和心脏常见而重要的疾病。

第一节 动脉粥样硬化

动脉硬化(arteriosclerosis)是指一组以动脉壁增厚、变硬和弹性减退为特征的疾病,包括动脉粥样硬化(atherosclerosis,AS)、动脉中层钙化和细动脉硬化。本节主要叙述动脉粥样硬化。

动脉粥样硬化是心血管系统中最常见的疾病,病变主要累及大、中动脉,病变特征是血液中脂质在动脉内膜沉积,引起内膜纤维化,粥样斑块形成,致动脉壁变厚、变硬,管腔狭窄,引起相应组织或器官缺血性改变,并可引起严重的并发症。本病多见于中老年人,近年来其发病率和死亡率有明显上升趋势。

一、病因和发病机制

(一)病因

长期的大量研究资料表明,高脂血症、高血压、糖尿病和吸烟是引起动脉粥样硬化的危险因素。

1. 高脂血症(hyperlipemia) 指血浆中总胆固醇和/或甘油三酯明显升高,是引起动脉粥样硬化的主要危险因素。实验证明,高胆固醇和高脂肪饮食可引起血脂增高,促进动脉粥样硬化的形成。流行病学调查证明,大多数动脉粥样硬化患者血中胆固醇水平比正常人高,且动脉粥样硬化的严重程度随血浆胆固醇水平的升高而加重。

血液中的脂质是以脂蛋白的形式存在和转运的。血浆中的脂蛋白分为低密度脂蛋白(LDL)、极低密度脂蛋白(VLDL)、高密度脂蛋白(HDL)和乳糜微粒(CM)。与动脉粥样硬化发生关系密切的是 LDL,因 LDL 被动脉壁内皮细胞氧化修饰后,能损伤血管内皮细胞致血管壁通透性升高,使脂质移入内膜增多,因此 LDL 具有促进粥样斑块形成的作用。HDL 不仅通过胆固醇逆向转运机制清除动脉壁的胆固醇,还有抗氧化作用,防止氧化LDL 形成,因此 HDL 具有很强的抗动脉粥样硬化和冠心病发病的作用。

2. 高血压 据统计,高血压患者与同年龄、同性别的无高血压者相比,AS 的发病率高,且发病较早,病变较重。可能是高血压时血流对血管壁的机械性压力和冲击作用较强,引起血管内皮损伤,造成脂质移入内膜增多,单核细胞黏附并迁入内膜等变化,促进动脉粥样硬化的发生。

3. 糖尿病和高胰岛素血症 糖尿病患者血中甘油三酯和 VLDL 水平明显升高,而HDL 水平较低,而且高血糖可致 LDL 氧化,促进血液单核细胞迁入内膜而转变为泡沫细胞;血中胰岛素水平越高,血中 HDL 含量越低,可促进动脉粥样硬化的发生。

4. 吸烟 大量吸烟能使血液中一氧化碳浓度增高,血管内皮损伤,致血管壁通透性增高,脂质移入内膜增多;血中一氧化碳浓度增高也可刺激内皮细胞释放生长因子,促使中膜平滑肌细胞向内膜迁移,参与动脉粥样硬化的发生;大量吸烟还可使血中 LDL 易于氧化,促进动脉粥样硬化的发生。

5. 其他因素 包括:① 遗传因素:动脉粥样硬化有家族聚集倾向,家族性高胆固醇血症患者动脉粥样硬化的发生率明显高于对照组。② 性别:女性在绝经期前,由于雌激素的作用,血液中 HDL 含量较高而 LDL 较低,冠状动脉粥样硬化的发生率低于同年龄组男性,但绝经期后这种差异消失。③ 年龄:血管壁对脂质的清除能力随年龄增大逐渐降低,因此年龄越大动脉粥样硬化发病率越高。④ 肥胖:肥胖患者易患高脂血症、糖尿病等,因而动脉粥样硬化的发病危险性增大。

(二) 发病机制

动脉粥样硬化的发病机制尚未完全阐明。目前,研究认为由于高血压、吸烟等导致血管内皮损伤,血管壁的通透性增高,尤其是有高脂血症的情况下,小分子的氧化型 LDL 移入内膜增多,起初趋化血液中的单核细胞外出,到内皮下吞噬脂质,形成巨噬细胞源性泡沫细胞;同时氧化型 LDL 还能促进血管中膜平滑肌细胞增生并迁入内膜,吞噬脂质后形成肌源性泡沫细胞,成为泡沫细胞的主要来源。此时,内皮下尚无脂质沉积,也无结缔组织增生,动脉内膜仅见黄色斑点或黄色条纹,不隆起或微隆起于动脉内膜(图 5-1A)。

随着脂质的移入增多,超出泡沫细胞的吞噬能力,脂质便在内皮下沉积;同时内膜损伤处黏附的血小板释放生长因子,诱导成纤维细胞增生,产生大量纤维结缔组织,形成突

动画:泡沫细胞的形成过程

出于动脉内膜的纤维斑块(图5-1B)。随着病变进展,纤维斑块逐渐增大、增厚,深部增生的结缔组织因缺血发生坏死,坏死组织与沉积的脂质混合,形成粥样斑块(图5-1C),致动脉管壁增厚、管腔狭窄,相应组织器官缺血。

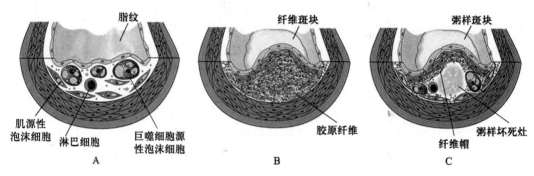

图5-1　动脉粥样硬化发病机制

二、病理变化

动脉粥样硬化主要累及全身的大、中动脉,最常见于腹主动脉,其次为冠状动脉、肾动脉、胸主动脉、颈动脉和脑底 Willis 环。

(一)基本病理变化

动脉粥样硬化依病变发展过程,分为脂纹期、纤维斑块期和粥样斑块期。

1. 脂纹期　脂纹(fatty streak)是动脉粥样硬化的早期病变。肉眼观,在动脉内膜面出现黄色的斑点或长短不一的条纹(宽为1~2 mm、长为1~5 cm),平坦或微隆起。镜下观,病灶处内皮细胞下有大量泡沫细胞聚集,泡沫细胞体积较大,圆形或椭圆形,在 HE 染色的切片中,胞质内吞噬的脂质被溶解而呈大量小空泡状(图5-2)。

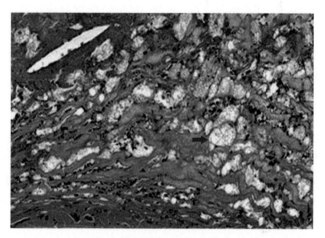

图5-2　主动脉粥样硬化-脂纹期(HE×400)

内皮下见大量泡沫细胞,胞质内的脂质被脂溶剂溶解而呈空泡状

2. 纤维斑块期 纤维斑块(fibrous plaque)是由脂纹进一步发展而来。肉眼观,内膜表面散在不规则隆起的蜡滴状斑块,初为灰黄色,后因斑块表面胶原纤维的增多和玻璃样变性而变为灰白色。镜下观,病灶表层为大量胶原纤维、平滑肌细胞和少量弹性纤维形成的纤维帽,胶原纤维可发生玻璃样变性;纤维帽下方可见数量不等的泡沫细胞、平滑肌细胞、细胞外基质和炎细胞。

3. 粥样斑块期 粥样斑块(atheromatous plaque)亦称粥瘤(atheroma),为动脉粥样硬化的典型病变。肉眼观,动脉内膜面可见明显隆起的灰黄色斑块(图 5 - 3),切面斑块表面灰白色,质地硬,斑块深部为质地较软的灰黄色粥糜样物。镜下观,表面为增生的结缔组织形成的纤维帽,纤维帽下方含有大量粉染的不定形坏死崩解产物和胆固醇结晶(HE 切片呈针状空隙),斑块底部和边缘可见肉芽组织、少量泡沫细胞和淋巴细胞。病变处动脉中膜长期受粥样斑块压迫,平滑肌萎缩,弹性纤维破坏,致该处中膜变薄(图 5 - 4)。

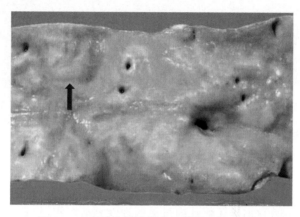

图 5 - 3 主动脉粥样硬化的粥样斑块(大体)

主动脉内膜有多个隆起于内膜的灰黄色斑块

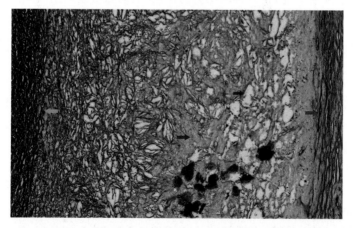

图 5 - 4 主动脉粥样硬化的粥样斑块(HE×100)

粥样斑块表面为纤维帽(红箭头示),深部为坏死组织(粉箭头示)

和胆固醇结晶(蓝箭头示),左侧见部分主动脉中膜的弹性纤维

（二）继发性病变

（1）血栓形成：病灶处内皮细胞受损，使增生的胶原纤维暴露，内源性凝血系统被激活，进而血栓形成，致动脉管腔进一步狭窄或阻塞，引起相应组织或器官梗死。

（2）斑块内出血：斑块基底部新生的毛细血管破裂，形成斑块内血肿，使斑块进一步增大，致管腔狭窄，甚至完全闭塞，相应组织或器官急性供血中断。

（3）斑块破裂：斑块表面的纤维帽破裂，粥样坏死物经破裂口逸入血流，破裂处遗留粥样溃疡（图5-5）；同时脱落的坏死组织成为栓子，可引起栓塞。

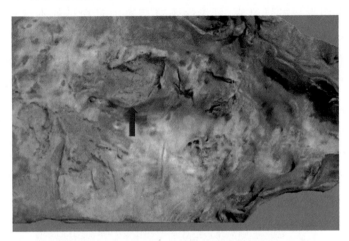

图5-5 主动脉粥样硬化继发溃疡（大体）

主动脉内膜可见多个大小不等、边界不整齐的粥样溃疡

（4）钙化：在纤维帽和粥样坏死灶内可见病理性钙盐沉积，导致动脉管壁变硬、变脆。

（5）动脉瘤形成：严重的粥样斑块可长期压迫动脉中膜，使弹性纤维或平滑肌出现不同程度萎缩，管壁弹性下降，在血管内压力的作用下，动脉壁逐渐出现局限性扩张，形成动脉瘤，动脉瘤破裂可引起出血。

三、重要器官的动脉粥样硬化

1. 主动脉粥样硬化　多发生在主动脉后壁及其分支开口处，以腹主动脉最重，胸主动脉次之，升主动脉最轻。由于主动脉管腔大，故主动脉粥样硬化对机体影响小，不引起明显的症状。但严重者可形成动脉瘤，主要见于腹主动脉，破裂可引起致命大出血。

2. 冠状动脉粥样硬化　是动脉粥样硬化中对人类构成威胁最大的病变，但一般较主动脉硬化晚发10年，可造成冠状动脉狭窄，35～55岁男性显著高于女性，60岁之后，男女无明显差异。

冠状动脉粥样硬化好发生在左冠状动脉前降支，其余依次为右主干、左主干或左旋支、后降支，常呈节段性受累。病变多发生于血管的心肌侧，呈新月形，使管腔呈偏心性狭窄。根据管腔狭窄的程度分为四级：Ⅰ级＜25％；Ⅱ级26％～50％（图5-6）；Ⅲ级51％～75％；Ⅳ级＞76％。

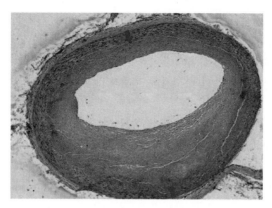

图 5-6 冠状动脉粥样硬化Ⅱ级(HE×20)
冠状动脉横断面;示粥样斑块致管壁增厚,管腔偏心性狭窄

冠状动脉粥样硬化Ⅲ级以上,因管腔高度狭窄,如伴发冠状动脉痉挛,常导致急性心脏供血中断,引起心肌缺血和相应的心脏病变,如心绞痛、心肌梗死等,成为心源性猝死的主要原因。

3. 脑动脉粥样硬化 最常见于基底动脉、大脑中动脉和 Willis 环。纤维斑块和粥样斑块常导致动脉管腔狭窄,脑组织长期供血不足可发生脑萎缩,严重者智力减退,甚至痴呆;如继发血栓形成,致管腔完全阻塞可致脑梗死(因脑组织坏死属于液化性坏死,故又称脑软化);因脑动脉壁薄,脑动脉粥样硬化处常可形成动脉瘤,患者血压突然升高时,可致动脉瘤破裂引起致命性脑出血(图 5-7)。

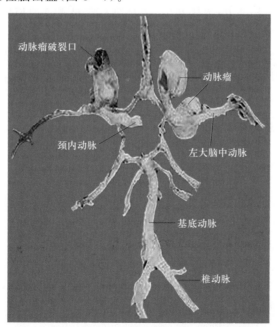

图 5-7 脑动脉粥样硬化继发动脉瘤破裂(大体)
大脑中动脉、基底动脉和颈内动脉粥样硬化,
两侧大脑中动脉见多个动脉瘤形成并破裂致脑出血

4. 肾动脉粥样硬化　病变最常发生在肾动脉开口处及主干近侧端,亦可累及叶间动脉和弓状动脉,常因管腔狭窄导致肾缺血,通过肾素-血管紧张素-醛固酮系统的激活,引起顽固性肾血管性高血压;也可因肾缺血,肾实质萎缩和间质纤维组织增生;或因斑块表面继发血栓形成引起肾梗死,梗死灶机化后遗留较大瘢痕,多个瘢痕可使肾缩小,质地变硬,称为动脉粥样硬化性固缩肾。

5. 四肢动脉粥样硬化　常发生在下肢动脉,尤以两侧髂动脉、股动脉和前后胫动脉为重。当粥样斑块致下肢动脉管腔明显狭窄时,引起下肢缺血,行走时出现下肢疼痛,休息后缓解,称为间歇性跛行;如粥样斑块处继发血栓形成,可引起肢体远端缺血坏死,继发细菌感染后可发展为下肢末端的干性坏疽。

第二节　冠状动脉性心脏病

冠状动脉性心脏病(coronary artery heart disease,CHD),简称冠心病,是由冠状动脉狭窄、供血不足致心肌缺血所引起的心脏病,故又称缺血性心脏病,由冠状动脉粥样硬化引起者占绝大多数(95%~99%)。因此,习惯上把冠心病视为冠状动脉粥样硬化性心脏病的同义词。

一、冠心病原因

1. 冠状动脉供血不足　主要是冠状动脉粥样硬化斑块引起的管腔狭窄、继发性病变及冠状动脉痉挛,导致冠状动脉血流减少,这是冠心病最常见的原因。其他如低血压、心动过速致灌注期缩短等也可导致冠状动脉供血不足。

2. 心肌耗氧量剧增　在冠状动脉粥样硬化、管腔不同程度狭窄的基础上,由于各种原因导致心脏负荷增加,如血压骤升、情绪激动、过度劳累、心动过速及心脏肥大等,使冠状动脉供血相对不足,引发冠心病。

二、冠心病临床表现

(一) 心绞痛

心绞痛(angina pectoris)是由于心肌急剧、暂时性的缺血缺氧所引起的临床综合征。表现为阵发性心前区疼痛或压迫紧窄感,可放射至左肩和左臂,持续 3~5 min,可数天一次,也可一天数次,用硝酸酯制剂或稍休息后症状可缓解。

1. 原因　常在冠状动脉粥样硬化、管腔狭窄的基础上,由于诱因(如体力活动、暴饮暴食、情绪激动等)引起冠状动脉痉挛,心肌急性缺血、缺氧,无氧糖酵解增强致酸性代谢产物或多肽类物质的堆积,刺激心脏局部的神经末梢,信息由传入神经传至大脑,产生痛觉。

2. 临床分型　心绞痛根据引起原因和疼痛的程度可分为以下几种。① 稳定型心绞痛:又称轻型心绞痛,一般不发作,仅在体力活动即心肌耗氧量增加时发作。② 不稳定型心绞痛:在体力活动、静息时均可发作,并且疼痛加重,持续时间更长或更频繁。③ 变异型心绞痛:多无明显诱因,常在静息时发作。

(二) 心肌梗死

心肌梗死(myocardial infarction,MI)是由于冠状动脉供血中断而引起心肌严重、持续性缺血所致的心肌坏死。

1. 原因 多在冠状动脉粥样硬化的基础上继发血栓形成,使冠状动脉血流中断;也可由于斑块内出血或冠状动脉持续性痉挛等使冠脉血流进一步减少,或过度劳累使心脏负荷加重,导致心肌缺血坏死。

2. 部位 心肌梗死的好发部位与冠状动脉粥样硬化的发生部位一致。其中约50%发生于左心室前壁、心尖部及室间隔前2/3,相当左冠状动脉前降支的供血区;约30%发生于左心室后壁、室间隔后1/3及右心室大部,相当右冠状动脉供血区;15%~20%发生于左心室侧壁,相当左冠状动脉旋支供血区。

3. 病理类型 根据梗死灶范围和厚度分为两型。① 心内膜下心肌梗死:指梗死主要累及心室壁内侧1/3的心肌,并波及肉柱和乳头肌,常表现为多发性、小灶状坏死,不规则地分布于左心室四周,严重者可融合累及整个心内膜下心肌,称环状梗死。② 透壁性心肌梗死:梗死累及心室壁的全层,梗死面积大小不一,多在2.5~10 cm²,此型临床最常见。

4. 病理变化 心肌梗死属贫血性梗死。一般梗死在6 h后肉眼才能辨认,梗死灶呈灰白色,8~9 h后呈土黄色(图5-8)。光镜下心肌细胞早期呈凝固性坏死,如核碎裂、核消失,横纹消失肌质为不规则颗粒状,间质水肿,少量中性粒细胞浸润(图5-9);4天后,梗死灶外围出现充血、出血;1周后边缘区开始出现肉芽组织,2周后肉芽组织开始机化,逐渐形成瘢痕组织。

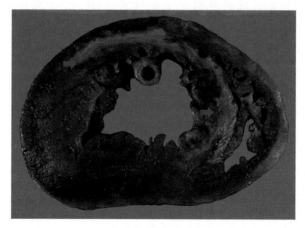

图5-8 心肌梗死(大体)
横切面显示左室前壁、室间隔前2/3心肌梗死,呈灰黄色,边界不规则

5. 临床病理联系 ① 临床表现:胸骨后剧烈、持久性疼痛,可向左肩、左前臂、左后背放射,用硝酸酯制剂或休息后症状不能完全缓解,伴发热。② 心电图检查:对心肌梗死

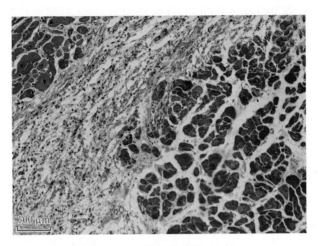

图 5-9　心肌梗死(HE×100)

右下坏死心肌细胞胞核消失,胞质红染细颗粒状(左上角可见正常心肌细胞)

具有诊断价值,常出现病理性 QRS 波。③ 实验室检查:白细胞增多、红细胞沉降率加快;血清肌红蛋白、心肌酶(如磷酸肌酸激酶、乳酸脱氢酶)和肌钙蛋白含量增高,是因为心肌细胞坏死后,这些物质被释放入血所致。

　知识拓展

心肌酶谱与肌钙蛋白

　　心肌酶谱五项包括乳酸脱氢酶(LDH)、谷草转氨酶(AST)、谷丙转氨酶(ALT)、磷酸肌酸激酶(CK)和磷酸肌酸激酶同工酶(CK-MB)。心肌梗死时这些酶会释放入血,血清中含量增高,其中 CK 和 CK-MB 是诊断急性心肌梗死的最佳血清酶,特异性高达 100%,因 LDH、AST、ALT 除心肌细胞外,也存在于肝、肾等器官实质细胞中。

　　肌钙蛋白(cTn)是心肌收缩的调节蛋白,位于收缩蛋白的细肌丝上,在肌肉收缩和舒张过程中起着重要的调节作用;血清中 cTn 升高反映心肌细胞受损,其特异性与敏感性均高于上述心肌酶谱。因此,临床上疑似心肌梗死的患者,多选择做血清肌钙蛋白测定。

　　6. 并发症　心肌梗死,尤其是透壁性梗死可出现以下并发症。

　　(1) 急性心力衰竭:梗死后心肌收缩力丧失,可致急性左心衰竭或右心衰竭,是患者最常见的死亡原因,占心肌梗死的 60%。

　　(2) 心律失常:当梗死累及心脏传导系统时,可引起心律失常(发病率为 75%～95%),严重时可导致心搏骤停、猝死。

　　(3) 心源性休克:当梗死面积>40%时,心肌收缩力极度减弱,心输出量显著减少,即可发生心源性休克(发病率约 20%)而死亡。

（4）心脏破裂：是透壁性心肌梗死的严重并发症，为心肌梗死致死病例的 3%～13%，常发生于梗死后的 1 周内，好发部位是左心室下 1/3 处、室间隔和左心室乳头肌（图 5-10）；破裂原因是由于坏死心肌尤其是中性粒细胞释放大量蛋白水解酶，使梗死灶发生溶解，导致心脏破裂，破裂后血液流入心包腔造成急性心脏压塞而猝死。

（5）室壁瘤：由于梗死心肌或瘢痕组织在心室内压力作用下，局限性向外膨隆形成室壁瘤，发病率为 5%～20%，可发生在梗死的急性期，但常见于愈合期。

（6）附壁血栓形成：由于梗死处心内膜粗糙，或因室壁瘤处涡流形成，进而局部形成附壁血栓，多见于左心室。

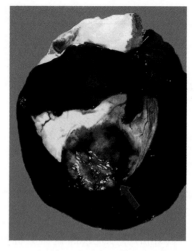

图 5-10　心肌梗死并发心脏破裂（大体）
左心室前壁心肌梗死，近心尖处心脏破裂，心包腔血液形成血凝块

动画：室壁瘤的形成机制

（三）心肌纤维化

心肌纤维化（myocardial fibrosis）是由于中、重度冠状动脉粥样硬化性狭窄，致心肌慢性持续性缺血、缺氧，心肌收缩力减弱可引起慢性心功能不全，又称慢性缺血性心脏病。肉眼观，心脏体积增大，重量增加，心腔扩张，伴有多灶性白色纤维条块，甚至透壁性瘢痕。光镜下可见广泛性、多灶性心肌纤维化，伴邻近心肌纤维萎缩。

（四）冠状动脉性猝死

冠状动脉性猝死（sudden coronary death）是指冠心病引起的出乎意料的突发性死亡，多见于 40～50 岁患者，男性比女性多 3.9 倍。冠状动脉性猝死可发生于某种诱因后，如饮酒、劳累、吸烟及运动后，患者突然昏倒，四肢抽搐，尿失禁，或突然发生呼吸困难，口吐白沫，迅速昏迷，可立即死亡或在一至数小时后死亡；但也有的在夜间睡眠中死亡。尸检常见冠状动脉粥样硬化Ⅲ级或Ⅳ级，部分病例有继发性病变，如血栓形成或斑块内出血。

第三节　高 血 压 病

血压指的是体循环动脉血压，取决于心室射血力、循环血量、大动脉管壁弹性和外周阻力。高血压是指体循环动脉血压持续升高，成年人收缩压≥140 mmHg（1 mmHg＝0.133 kPa）或和舒张压≥90 mmHg 即可诊断为高血压。根据程度又可分为轻度、中度和重度高血压，2010 年《中国高血压防治指南》公布了高血压及其分级的诊断标准（表 5-1）。

表 5-1 高血压水平分级

分类	收缩压/mmHg	舒张压/mmHg
正常血压	＜120	＜80
正常高值	120～139	80～89
高血压	≥140	≥90
一级高血压(轻度)	140～159	90～99
二级高血压(中度)	160～179	100～109
三级高血压(重度)	≥180	≥110

高血压可分为原发性高血压(essential hypertension)和继发性高血压(secondary hypertension)。原发性高血压又称高血压病,是原因尚未明了的一种独立性疾病,占高血压的 90%～95%。继发性高血压又称症状性高血压,是继某些疾病而引起的一种症状或体征,占高血压的 5%～10%,能查出明确的病因,病因去除后高血压即可控制或治愈,包括肾性高血压(见于慢性肾小球肾炎、慢性肾盂肾炎、肾动脉狭窄)和内分泌性高血压(见于原发性醛固酮增多症、肾上腺嗜铬细胞瘤等)。本节主要叙述原发性高血压。

原发性高血压是我国最常见的心血管疾病之一,是以全身细小动脉硬化为病变特征的全身性疾病。35 岁以上人群患病率高达 27%,已成为单种病死因之首。多数病程漫长,症状显隐不定,不易坚持治疗,晚期出现心力衰竭、脑出血或肾衰竭等并发症,致残、致死率高。

一、病因和发病机制

(一)病因

1. 遗传因素　高血压病患者具有明显的家族集聚性,约 75% 的高血压病患者具有遗传素质。据统计,双亲无高血压、一方有和双亲有高血压病史的家族,其高血压患病概率分别是 3%、28% 和 46%。目前的研究结果表明,某些基因的变异、突变或遗传缺陷,与高血压病的发生有密切关系。

2. 社会心理应激因素　长期高度精神紧张或暴怒、过度惊恐、忧伤等刺激,可导致高血压病的发生和发展。其机制是长期社会心理应激,能使交感-肾上腺髓质系统兴奋,肾上腺髓质分泌大量儿茶酚胺(肾上腺素和去甲肾上腺素),引起心脑以外的全身细小动脉痉挛,使外周阻力增高,从而血压升高。

3. 饮食因素　据统计日均摄盐量高的人群比日均摄盐量低的人群患高血压病的比例明显升高。因钠摄入过多可引起水钠潴留,使血容量增加,从而导致血压升高。因此,WHO 建议每人每日摄盐量应控制在 5g 以下,以预防高血压病。钾摄入量与血压呈负相关,钾的摄入量减少,可促进高血压发生。

4. 其他因素　肥胖、吸烟、年龄增长和缺乏体力活动等,也是血压升高的重要危险因素。

（二）发病机制

高血压病的发病机制尚不完全清楚，目前认为高血压病是一种受多基因遗传影响，在多种后天因素的作用下，正常血压调节机制失调而导致的疾病。

初期可能是在内外致病因素作用下，交感-肾上腺髓质系统兴奋，通过肾上腺髓质分泌的大量儿茶酚胺，引起全身细小动脉痉挛，使外周阻力增大、血压升高。以后因肾小动脉收缩、肾缺血，激活肾素-血管紧张素-醛固酮系统，血管紧张素Ⅱ使外周血管收缩、外周阻力增大；醛固酮引起水钠潴留、血容量增加，使血压进一步升高。长时间的高血压最后引起全身细小动脉硬化，外周阻力持续增高，使血压持续在较高的水平。

细动脉硬化的发生是由于细动脉长期痉挛，使内皮细胞及基膜受损，内膜通透性增高，血浆蛋白渗入内皮下；同时，平滑肌细胞分泌细胞外基质增多，继而平滑肌细胞因缺氧发生变性、坏死，逐使细动脉壁变成红染、无结构均质的玻璃样物质，致管壁增厚、管腔狭窄。小动脉长期处于高压状态，除有血浆蛋白渗入内皮下，内膜及中膜胶原纤维、弹性纤维增生，中膜平滑肌细胞不同程度增生、肥大，致血管壁增厚、管腔狭窄，称小动脉硬化。全身细小动脉硬化使外周阻力持续增加，是血压持续增高的主要因素。

二、类型和病理变化

高血压病分为缓进型高血压和急进型高血压两种类型。

（一）缓进型高血压

缓进型高血压（chronic hypertension）又称良性高血压（benign hypertension），约占高血压病的95%，多见于中老年人，病程长，进展缓慢，可达十余年或数十年。按病变的发展过程可分为以下三期。

1. 功能紊乱期 为高血压病的早期阶段。由于全身细、小动脉痉挛，使血压间歇性、轻度升高，全身血管及心、肾、脑等内脏器官无器质性病变。临床上表现为一级高血压，可伴有头晕、头痛，经过适当休息和治疗血压可恢复正常。

2. 动脉病变期 由于血管持续痉挛，致全身细小动脉硬化，外周阻力增大，血压持续升高（二级高血压），可伴轻度左心室肥大。

（1）细动脉硬化：是高血压病最主要的病变特征，表现为细动脉如肾入球微动脉、视网膜动脉以及脾中央动脉玻璃样变性（见图1-10）。

（2）小动脉硬化：主要累及肌型动脉，如肾小叶间动脉、肾弓形动脉及脑小动脉等，表现为内膜胶原纤维和弹性纤维增生、中膜平滑肌增生，使管壁增厚变硬、管腔狭窄（图5-11）。

（3）大中动脉粥样硬化：长期高血压可促进主动脉及其主要分支发生动脉粥样硬化。

3. 内脏病变期 此期血压进一步升高，舒张压常持续超过110 mmHg（三级高血压），并引起内脏器质性损害。

（1）心脏病变：主要表现为左心室肥大。因血压持续升高，外周阻力增大，左心室后负荷增加，久之发生左心室代偿性肥大，称为高血压性心脏病。肉眼观，心脏重量增加（常

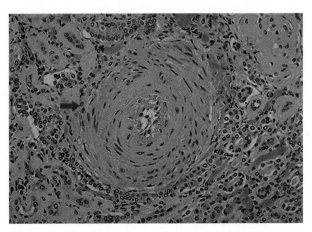

图 5-11　肾小动脉硬化（HE×200）

肾弓形动脉内膜胶原纤维和弹性纤维增生,使管壁增厚、管腔狭窄

达 400 g 以上),左心室壁增厚,可达 1.5～2.0 cm(正常成人 0.9～1.2 cm),乳头肌和肉柱增粗,但心腔不扩张,称为向心性肥大(图 5-12);镜下,心肌细胞变粗、变长,核大而深染。临床患者可有心悸,心电图显示有左心室肥大,严重者出现心力衰竭的症状和体征。

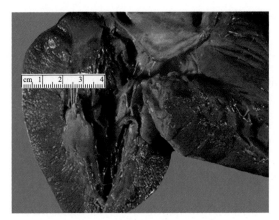

图 5-12　高血压性心脏病(大体)

左心室壁增厚达 2.0 cm,乳头肌增粗,心腔不扩张

　　(2)肾脏病变:良性高血压患者晚期,由于肾细、小动脉硬化,肾因长期缺氧导致萎缩硬化。肉眼观,双侧肾对称性缩小,重量减轻,质地变硬,表面呈细颗粒状,切面皮质变薄,皮髓质界限模糊,肾盂和肾周围脂肪组织增多,称原发性颗粒性固缩肾。镜下观,肾入球微动脉玻璃样变性和肌型小动脉硬化;部分肾小球因缺血发生纤维化和玻璃样变性,相应肾小管因缺血而萎缩、消失;间质纤维组织增生和淋巴细胞浸润;病变相对较轻的肾小球代偿性肥大,肾小管代偿性扩张。

　　(3)脑病变:高血压时,由于脑细小动脉痉挛和硬化,患者可出现脑水肿、脑软化和脑出血等脑部病变。① 脑水肿:主要是脑细小动脉痉挛、缺血,毛细血管壁通透性增加所致；临床上可出现头痛、头晕、呕吐、视物模糊等表现，严重时可发生高血压脑病，患者血压显著升高，剧烈头痛、呕吐、抽搐、昏迷，抢救不及时可致死亡。② 脑软化：脑细小动脉硬化和痉挛，使供血区脑组织因缺血而发生坏死，坏死组织液化形成筛状软化灶，常多发而较小，后期坏死组织被吸收，由胶质瘢痕修复。③ 脑出血：是高血压病最严重的致命性的并发症。出血的原因主要是脑细小动脉硬化使血管壁变脆，当血压突然升高时引起破裂出血，亦可由于血管壁弹性下降，局部膨出形成小动脉瘤和微小动脉瘤，当血压突然升高时，致动脉瘤破裂出血。脑出血常发生于基底核、内囊，其次为大脑白质、脑桥和小脑。肉眼观，出血区域脑组织完全破坏，形成囊腔状，其内充满坏死脑组织和血凝块（图5-13），有时出血范围大可破入侧脑室。临床表现因出血部位不同和出血量多少而异，可出现呼吸加深、大小便失禁、偏瘫等；出血破入侧脑室时，常导致患者突然昏迷，甚至死亡；脑出血可因血肿占位及脑水肿，引起颅内高压，并发脑疝形成。

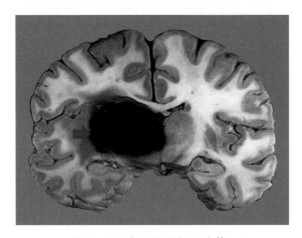

图5-13 高血压脑出血（大体）
右侧内囊、基底核区出血，形成血凝块

（4）视网膜病变：眼底检查可见视网膜中央动脉及视网膜病变，且该病变的发展与良性高血压的分期是一致的。早期可见血管迂曲，反光增强；视网膜中央动脉硬化时可见动静脉交叉处出现压痕；晚期出现视乳头水肿、视网膜出血，可引起视力减退。

（二）急进型高血压

急进型高血压（accelerated hypertension）又称恶性高血压（malignant hypertension），占高血压病的5%，多见于青壮年，多为原发性，部分可继发于良性高血压。临床起病急，血压显著升高，常超过230/130 mmHg，病变进展迅速，可发生高血压脑病，较早出现肾衰竭。多数患者在一年内死于尿毒症、脑出血或心力衰竭。

急进型高血压特征性的病变是增生性小动脉硬化和坏死性细动脉炎。增生性小动脉硬化主要发生在肾小叶间动脉和弓形动脉，表现为动脉内膜显著增厚，伴有平滑肌细胞增生，胶原纤维增多，致血管壁呈同心圆状增厚，如洋葱皮样，血管腔狭窄；坏死性细动脉炎累及内膜和中膜，管壁发生纤维素样坏死，周围有单核细胞及中性粒细胞浸润。

缓进型高血压和急进型高血压的区别见表5-2。

表5-2　缓进型高血压病和急进型高血压病的区别

	缓进型高血压	急进型高血压
发病率	较常见(占95%)	较少见(占5%)
好发年龄	中老年人	青壮年
病变特征	细、小动脉硬化	细动脉纤维素样坏死、小动脉硬化
受累器官	心、肾、脑、视网膜等全身器官	肾、脑常见且严重
病程	起病隐匿,病程长	起病急,病程短,多数一年内死亡
后果	最终常死于脑出血、心力衰竭等	大多死于尿毒症、脑出血或心力衰竭

第四节　风　湿　病

　　风湿病(rheumatism)是一种与A组乙型溶血性链球菌感染有关的超敏反应性疾病。病变主要累及全身结缔组织,最常侵犯心脏和关节,其次是皮肤、血管和脑。风湿病急性期称为风湿热(rheumatic fever),临床上,除心脏和关节症状外,常伴有发热、皮疹、皮下结节、小舞蹈病等症状和体征。血液检查可有红细胞沉降率加快、抗链球菌溶血素"O"(简称抗链"O")滴度升高等表现。

　　风湿病多始发于5~15岁,以6~9岁为发病高峰,男女患病率无差别。风湿病多发生在寒冷地区,我国东北、西北和华北地区发病率较高。本病常反复发作,急性期后可造成心脏损害,形成慢性风湿性心瓣膜病。

一、病因和发病机制

　　1. 病因　风湿病的发生与A组乙型溶血性链球菌感染有关。其根据是:① 发病前2~3周患者常有咽峡炎、扁桃体炎等链球菌感染的病史;② 发病时多数患者血抗链"O"增高,直至目前临床仍以此项检查作为诊断的重要依据;③ 本病多发生于链球菌感染盛行的冬春季节;④ 用抗生素及时治疗链球菌感染可明显减少风湿病的发生和复发。

　　但风湿病并非由链球菌直接感染引起,而是与链球菌感染引发的超敏反应有关,其根据是:① 风湿病不在链球菌感染当时,而常在链球菌感染后2~3周发病;② 患者的血液或病灶中找不到链球菌;③ 风湿病不是化脓性炎,其典型病变是超敏反应性炎常有的纤维素样坏死;④ 风湿病是急性炎症,但病灶内浸润的炎细胞主要是淋巴细胞。

　　2. 发病机制　风湿病的发病机制仍不十分清楚,目前多数倾向于抗原抗体交叉反应学说。即链球菌细胞壁的C抗原(糖蛋白)引起的抗体与结缔组织的糖蛋白产生交叉反应,M抗原(菌体蛋白)引起的抗体与心肌及血管平滑肌细胞产生交叉反应,抗原抗体复合物激活补体产生活性物质,引发超敏反应性病理损害。但链球菌感染的人只有1%～3%的人发生风湿病,说明机体的抵抗力和反应性在疾病发生中具有重要的作用。

二、基本病理变化

根据病变发展过程风湿病大致可分为以下三期。

1. 变质渗出期 风湿病的早期,病变部位的结缔组织基质发生黏液样变性和胶原纤维的纤维素样坏死;同时伴有充血、浆液和纤维素渗出,少量淋巴细胞、浆细胞、单核细胞浸润。此期病变可持续约1个月。

2. 增生期(肉芽肿期) 此期病变特点是在变质渗出的基础上,形成具有特征性的肉芽肿性病变,称为风湿小体或阿绍夫小体(Aschoff body),多发生于心肌间质(小动脉旁多见)、心内膜下和皮下结缔组织。

镜下,风湿小体中央是纤维素样坏死,周围出现成团的风湿细胞(又称阿绍夫细胞,Aschoff cell)和成纤维细胞,还伴有多少不等的淋巴细胞、浆细胞等。风湿细胞是由增生的巨噬细胞吞噬纤维素样坏死物质转变而来。风湿细胞体积大,呈圆形或多边形,胞质丰富,略嗜碱性,核大,圆形或椭圆形,核膜清晰,染色质集中于中央并呈细丝状向核膜放散,横切面似枭眼状,故又称枭眼细胞;核的纵切面呈毛虫状;风湿细胞大多数为单核,少数为双核或多核(图5-14)。此期持续2～3个月。

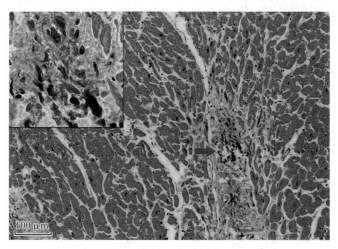

图5-14 风湿性心肌炎(HE×100)
心肌间质内可见风湿小体(箭头示),其主要成分是风湿细胞,其胞质丰富,核大、核膜清楚,染色质浓集于核中心(左上角为高倍镜)

3. 纤维化期(愈合期) 此期风湿小体中的纤维素样坏死逐渐被溶解吸收,风湿细胞转变为成纤维细胞,成纤维细胞产生胶原纤维并转化为纤维细胞,原来的风湿小体逐渐纤维化,最后形成梭形小瘢痕。此期持续2～3个月。

上述整个病程为4～6个月。由于风湿病常反复急性发作,故受累器官和组织中常可见到各期病变并存。病变反复发展,瘢痕不断形成,可导致受累器官的功能障碍。

三、风湿病的各器官病变

(一) 风湿性心脏病

风湿性心脏病(rheumatic heart disease, RHD)又称风湿性心脏炎,包括风湿性心内膜炎、风湿性心肌炎和风湿性心外膜炎。

1. 风湿性心内膜炎(rheumatic endocarditis) 主要侵犯心瓣膜,其中以二尖瓣受累最常见,其次是二尖瓣和主动脉瓣同时受累,三尖瓣和肺动脉瓣极少受累。

肉眼观,在急性期,受累瓣膜肿胀、增厚,可见沿瓣膜闭锁缘单行排列的疣状赘生物(vegetation),赘生物如粟粒大小(1～3 mm),灰白色,半透明状,数量多,与瓣膜紧密粘连,不易脱落(图5-15);镜下,赘生物是由血小板和纤维素构成的白色血栓,基底部可见黏液样变性、纤维素样坏死及少量炎细胞浸润。白色血栓的形成,是由于瓣膜闭锁缘处的内皮细胞不断受血流的冲击、瓣膜开闭的摩擦以及炎症的影响,易损伤脱落,其下胶原纤维暴露,血小板沉积、聚集所致。

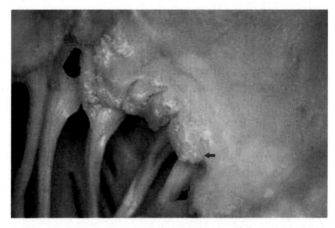

图5-15 风湿性心内膜炎(大体)
二尖瓣闭锁缘可见灰白、粟粒大小、单行排列之赘生物(箭头示)

病变后期,赘生物被机化。由于病变反复发作,导致瓣膜增厚、变硬、卷曲、短缩、瓣叶之间互相粘连,腱索增粗、短缩,最后形成慢性风湿性心瓣膜病(简称风心病)。

2. 风湿性心肌炎(rheumatic myocarditis) 病变特征是在心肌间质,特别是小动脉旁形成风湿小体。风湿小体大小不一,呈灶状分布,多见于室间隔、左心室、左心房及左心耳等处。病变后期,风湿小体纤维化,形成小瘢痕。发生在儿童者,常表现弥漫性间质性心肌炎,心肌间质明显水肿,有较多淋巴细胞、嗜酸性粒细胞浸润,心肌细胞肿胀及脂肪变性,临床表现为心动过速、第一心音低钝、期前收缩及房室传导阻滞,甚至出现急性心力衰竭。

3. 风湿性心外膜炎(rheumatic pericarditis) 主要累及心外膜(心包脏层),呈浆液性或纤维素性炎。心包浆液性炎时,形成心包积液;当渗出以纤维素为主时,覆盖于心外膜表面的纤维素可因心脏的不停搏动和牵拉而形成绒毛状,称为"绒毛心"。后期,各种渗出物均可逐渐被吸收,仅少数患者因渗出的大量纤维素不能完全溶解吸收而发生机化,致心包脏层、壁层互相粘连,形成缩窄性心包炎。

纤维素性心外膜炎的患者可有心前区疼痛,听诊有心包摩擦音。患者有心包积液时,听诊心音遥远。

(二)风湿性关节炎

约75%的风湿病患者可出现风湿性关节炎(rheumatic arthritis)。最常侵犯膝、踝、肩、腕、肘等大关节,炎症呈游走性、反复发作性。病变主要是关节滑膜的浆液性炎,滑膜充血水肿,关节腔内有浆液及少量纤维素渗出。故临床上患者出现大关节游走性疼痛,伴受累关节红、肿及活动受限。急性期后,渗出物易被完全吸收,一般不留后遗症。

(三)皮肤病变

1. 环形红斑(erythema annullare) 多见于儿童的躯干和四肢皮肤,为淡红色环状红晕,直径约3cm,中央皮肤色泽正常,常在1~2天消退。光镜下红斑处真皮浅层血管充血,血管周围组织水肿及淋巴细胞、巨噬细胞浸润。

2. 皮下结节(subcutaneous nodule) 为增生性病变。多见于肘、腕、膝、踝关节附近的伸侧面皮下,直径0.5~2 cm,呈圆形或椭圆形,质地较硬,可活动,无压痛。光镜下结节中心为纤维素样坏死,周围是增生的风湿细胞和成纤维细胞围绕呈栅栏状排列,伴有淋巴细胞浸润。

(四)风湿性脑病

风湿性脑病多见于5~12岁儿童,女孩较多,主要累及大脑皮质、基底核、丘脑及小脑皮质,主要病变为脑的风湿性动脉炎和皮质下脑炎。风湿性动脉炎表现为血管壁的纤维素样坏死;皮质下脑炎表现为神经细胞变性及胶质细胞增生等。当锥体外系受累时,患儿出现面肌和肢体的不自主运动,称为小舞蹈症。

第五节 感染性心内膜炎

感染性心内膜炎(infective endocarditis,IE)是由病原微生物直接侵袭心内膜而引起的化脓性炎。感染的病原微生物主要是细菌,故又称为细菌性心内膜炎。根据病原微生物毒力大小和病程长短,通常分为急性和亚急性感染性心内膜炎两种。

一、急性感染性心内膜炎

急性感染性心内膜炎(acute infective endocarditis)主要是由于致病力强的化脓菌引起,其中大多数是金黄色葡萄球菌,其次为溶血性链球菌、肺炎链球菌等。通常病原体在机体某局部引起化脓性炎(如化脓性骨髓炎、痈、产褥感染等),当机体抵抗力降低时,细菌入血并侵犯心内膜,常侵犯正常的心瓣膜,以二尖瓣和主动脉瓣多见。肉眼观,瓣膜上形成灰黄色、较大而质地松脆的赘生物,易脱落形成带有细菌的栓子,引起远处器官的败血性梗死,严重者发生瓣膜破裂、穿孔或腱索断裂,引起急性心瓣膜功能不全或猝死。

本病起病急,病情严重,病程短,虽经治疗,多数患者于数天或数周内死亡。

二、亚急性感染性心内膜炎

亚急性感染性心内膜炎(subacute infective endocarditis),又称亚急性细菌性心内膜炎(subacute bacterial endocarditis,SBE),病程在 6 周以上,可迁延数月,甚至 1～2 年。

(一)病因和发病机制

亚急性感染性心内膜炎常由毒力较弱的甲型溶血性链球菌(约占 75%)所引起,其次是肠球菌、链球菌、真菌和立克次体等。病原体可经某感染灶(扁桃体炎、牙周炎、咽喉炎、骨髓炎等)入血形成菌血症,再随血流到达心腔内时侵犯瓣膜;也可因拔牙、扁桃体摘除、前列腺摘除、心脏手术等医源性操作致细菌入血引起。亚急性感染性心内膜炎常发生在原有病变的瓣膜上,尤其是风湿性心瓣膜病,也可发生于先天性心脏病、行修补术后的瓣膜,以二尖瓣和主动脉瓣多见。

(二)病理变化

肉眼观,在原有病变的基础上,瓣膜增厚、变形,表面有赘生物形成;赘生物大小不一,单个或多个,呈息肉状或菜花状,灰黄色或灰绿色,干燥质脆,易脱落成为栓子,引起栓塞。病变严重者,瓣膜可发生溃疡,甚至穿孔和腱索断裂。镜下观,赘生物由血小板、纤维素、细菌团、坏死组织、中性粒细胞组成,底部有肉芽组织增生、淋巴细胞和单核细胞浸润。

(三)临床病理联系

1. 瓣膜损害　瓣膜病变可导致瓣膜口狭窄和/或关闭不全,严重者可出现心力衰竭。
2. 败血症　细菌和毒素的持续作用,致患者有长期发热、脾大、白细胞增多、皮肤黏膜和眼底小出血点、贫血等表现。血培养阳性是诊断本病的重要依据。
3. 动脉栓塞　瓣膜赘生物脱落成为栓子,引起动脉栓塞和血管炎。栓塞最多见于脑,其次为肾、脾等,由于栓子常来自赘生物浅层,不含菌或仅含极少的细菌,且细菌毒力弱,常为无菌性梗死。
4. 超敏反应　病原菌作为抗原,刺激机体产生相应的抗体,抗原与抗体形成免疫复合物,沉积于肾小球可引起肾小球肾炎,沉积到皮肤血管引起皮肤小动脉炎,因漏出性出血致皮肤出现紫红色、微隆起、有压痛的小结节,称奥斯勒结节(Osler node),多见于指或趾末节腹面、足底或大小鱼际处皮肤。

亚急性感染性心内膜炎应与风湿性心内膜炎区别(表 5 - 3)。

表 5-3　风湿性心内膜炎和亚急性感染性心内膜炎的区别

区别点	风湿性心内膜炎	亚急性感染性心内膜炎
病因	与 A 组乙型溶血性链球菌感染有关	多为甲型溶血性链球菌直接侵袭
病变性质	超敏反应性炎症	化脓性炎
侵犯瓣膜	正常瓣膜	原有病变瓣膜(风湿性心脏病、先天性心脏病等)
肉眼	赘生物多个,灰白色、粟粒大小、单行排列,不易脱落	赘生物单个或多个、息肉状或菜花状,灰黄色、干燥质脆、容易脱落
镜下	纤维素、血小板(白色血栓)	纤维素、血小板、炎细胞、细菌及坏死物
栓塞	无	有
败血症	无	有
结局	反复发作可引起风湿性心瓣膜病	引起栓塞及梗死、败血症

第六节　心瓣膜病

心瓣膜病是指心瓣膜先天性发育异常或后天性疾病所造成的器质性病变,表现为瓣膜口狭窄和/或关闭不全。瓣膜口狭窄是指瓣膜开放时不能充分张开,导致瓣膜口缩小,血流通过障碍,常由于相邻增厚的瓣膜互相粘连引起。瓣膜关闭不全是指心瓣膜关闭时瓣膜口不能完全闭合,使部分血液发生反流,常由瓣膜卷曲、缩短、破裂或穿孔等引起。瓣膜狭窄和关闭不全可单独存在,亦可同时存在;病变可仅累及一个瓣膜,也可两个以上瓣膜同时或先后受累,称为联合瓣膜病。瓣膜病常引起心功能不全,最后导致全身血液循环障碍,是常见的慢性心脏病之一。

引起心瓣膜病的疾病较多,但绝大多数是风湿性心内膜炎和感染性心内膜炎的结局,其他如主动脉粥样硬化、梅毒性主动脉炎、瓣膜钙化或先天性发育异常也可引起。心瓣膜病主要累及二尖瓣(占 70%),其次是二尖瓣和主动脉瓣联合受累(20%～30%),再次是主动脉瓣单独受累(2%～5%),三尖瓣和肺动脉瓣很少受累及。

一、二尖瓣狭窄

二尖瓣狭窄(mitral stenosis)多由风湿性心内膜炎反复发作所致,少数由感染性心内膜炎引起,多发于 20～40 岁青壮年,女性多见(占 70%)。正常成人二尖瓣口面积为 5 cm²,可通过两个手指,瓣膜口狭窄时可缩小到 1.0～2.0 cm²,严重时可达 0.5 cm²。病变早期瓣膜轻度增厚,呈隔膜状;后期瓣叶增厚、硬化、瓣叶间严重粘连,腱索缩短,使瓣膜呈"鱼口状"狭窄(图 5-16)。

血流动力学及心脏变化:早期由于二尖瓣口狭窄,心脏舒张期从左心房流入左心室的血流受阻,致使舒张末期仍有部分血液滞留于左心房内,加上来自肺静脉的血液,使左心房

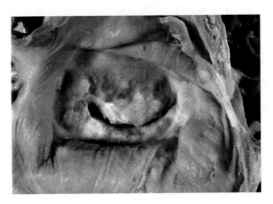

图 5 – 16　二尖瓣狭窄（大体）

瓣膜增厚、粘连致二尖瓣呈"鱼口状"狭窄

的容量负荷增大，逐渐导致左心房代偿性肥大，以维持相对正常的血液循环；以后左心房功能代偿失调，肺静脉血液回流受阻，引起慢性肺淤血；由于肺静脉压升高和肺淤血，可通过神经反射引起肺小动脉痉挛，使肺动脉压升高；长期肺动脉高压可导致右心室代偿性肥大，继而失代偿，右心室扩张，出现三尖瓣相对关闭不全，最终引起右心房及体循环静脉淤血。

由于肺淤血水肿，患者出现呼吸困难、发绀、咳嗽和咳带血的泡沫状痰等左心衰竭症状；当右心衰竭时，出现颈静脉怒张、肝脾大、下肢水肿等体循环淤血的表现；临床检查，心尖区可闻及舒张期隆隆样杂音；X线显示左心房增大，呈倒置的"梨形心"。

二、二尖瓣关闭不全

二尖瓣关闭不全（mitral incompetence）是指二尖瓣膜增厚、变硬、弹性减弱、瓣膜卷曲缩短等，引起二尖瓣环扩张致二尖瓣口关闭不全，常与二尖瓣狭窄合并发生，多由风湿性心内膜炎和亚急性感染性心内膜炎等引起。

二尖瓣关闭不全时，心脏收缩期左心室部分血液反流到左心房内，加上接纳肺静脉的血液，左心房血容量较正常增多，久之出现左心房代偿性肥大；舒张期大量血液涌入左心室，导致左心室容量负荷增加，继而左心室代偿性肥大；以后发生左心代偿失调（左心衰竭），从而依次出现肺淤血、肺动脉高压、右心室代偿性肥大，最后导致右心衰竭和全身体循环淤血。

临床上，心尖区可闻及收缩期吹风样杂音。X线显示左心房、左心室均肥大，呈"球形心"。

三、主动脉瓣狭窄

主动脉瓣狭窄（aortic stenosis）主要由风湿性主动脉炎引起，常与风湿性二尖瓣病变合并发生。

由于主动脉瓣狭窄，左心室收缩期排血受阻，发生左心室代偿性肥大，以室壁增厚为主，称为向心性肥大；后期左心室功能代偿失调，依次出现左心衰竭、肺淤血、肺动脉高压、右心室肥大、右心衰竭和体循环淤血。临床患者出现心绞痛、脉压减小等供血不足症状，主动脉瓣听诊区可闻及收缩期吹风样杂音。X线显示心脏呈"靴形心"。

四、主动脉瓣关闭不全

主动脉瓣关闭不全(aortic incompetence)主要由风湿性主动脉炎引起,亦可由感染性心内膜炎、主动脉粥样硬化、梅毒性主动脉炎引起。

由于主动脉关闭不全,在舒张期主动脉部分血液反流至左心室,使左心室容量负荷增加,久而久之发生左心室代偿性肥大;以后出现左心衰竭、肺淤血、肺动脉高压、右心室肥大和右心衰竭。临床患者可出现脉压增大和周围血管体征,如颈动脉搏动、水冲脉、股动脉枪击音等。主动脉瓣听诊区可闻及舒张期吹风样杂音。

本章小结

动脉粥样硬化的主要危险因素是高血脂、高血压、高血糖和吸烟,病变主要累及大中动脉,基本病变分脂纹期、纤维斑块期、粥样斑块期,可继发血栓形成、斑块内出血、斑块破裂、钙化和动脉瘤形成;主动脉粥样硬化好发于腹主动脉后壁、冠状动脉粥样硬化好发于左前降支、脑动脉粥样硬化好发于大脑中动脉及基底动脉、肾动脉粥样硬化多发生在起始部,因动脉管腔狭窄引起相应器官缺血性损害。冠状动脉粥样硬化分四级,重者可引起冠心病,可表现为心绞痛、心肌梗死、心肌硬化和冠状动脉性猝死,心肌梗死的好发部位是左心室前壁、心尖部和室间隔前 2/3,并发症以急性左心衰竭、心源性休克和心律失常多见。

高血压病以体循环动脉血压升高为主要表现,其发病与环境因素、遗传和摄钠过多有关;分缓进型和急进型;缓进型多见,进展缓慢、病程长,分功能紊乱期、动脉病变期和内脏病变期,动脉病变主要是细小动脉硬化,内脏病变表现左心室肥大、原发性颗粒性固缩肾、脑水肿及脑出血等;急进型进展迅速、病程短,预后差。

风湿病是与 A 组乙型溶血性链球菌感染有关的超敏反应性疾病,主要累及全身结缔组织,病变分变质渗出期、增生期和愈合期,特征病变是风湿小体;累及心脏可引起风湿性心内膜炎、心肌炎和心外膜炎,累及关节引起大关节游走性炎、累及皮肤时出现环形红斑和皮下结节。

感染性心内膜炎是细菌侵袭心内膜引起的化脓性炎,急性感染性心内膜炎由毒力强的化脓菌引起,常累及正常瓣膜;亚急性感染性心内膜炎常由毒力低的甲型溶血性链球菌引起,常累及病变瓣膜,以二尖瓣最多见,在瓣膜上形成质脆、易脱落的赘生物,患者可出现发热、心脏瓣膜损害、败血症和栓塞表现。

心瓣膜病多由风湿性心内膜炎及亚急性感染性心内膜炎引起,多累及二尖瓣和主动脉瓣,表现为瓣膜狭窄和关闭不全,常见类型有二尖瓣狭窄、二尖瓣关闭不全、主动脉瓣狭窄和主动脉瓣关闭不全。

病例讨论

患者,男,62 岁,工人。

主诉:因头痛、心慌 1 个月余,尿少伴神志恍惚、语言不清 3 天入院。

现病史:入院前 1 个多月感头晕、头痛、心悸,伴恶心、呕吐,食欲明显缺乏,服中药后呕吐停止。入院前 3 天上述症状加重,同时出现视物模糊、尿少、意识恍惚、反应迟钝、语言不清而急诊入院。

体格检查:体温 37.3℃,脉搏 72 次/min,呼吸 18 次/min,血压 190/112 mmHg,慢性病容,意识恍惚,反应迟钝,答非所问,双瞳孔等大,对光反射不明显,眼底视神经乳头边界不清,视网膜动脉变细,视网膜可见散在片状出血。双肺(-),心尖区第二心音亢进。

实验室检查:心电图:左室肥厚,左室侧壁陈旧性梗死。尿:蛋白(＋＋),红细胞(＋),颗粒管型 1 个/高倍视野。血常规:血红蛋白 40 g/L,白细胞 $8.6×10^9$/L。肾功能检查:非蛋白氮 95～190 mmol/L(正常 14.5～25.0 mmol/L),二氧化碳结合力 15.7 mmol/L(正常 22.2～27.2 mmol/L)。

住院经过:入院后经一系列降压及对症治疗,病情无好转且进行性加重,出现烦躁不安,尿量减少,甚至无尿,于入院后 2 周呼吸心搏停止。

尸检摘要

心脏:重 420 g,左室壁厚 1.8 cm,右室壁厚 0.5 cm,左室侧壁见多个形状不规则灰白色或暗红色区域,直径 0.3～1.5 cm。

主动脉:粥样硬化以腹主动脉粥样硬化面积最广;左冠状动脉前降支粥样硬化,右冠状动脉粥样硬化;两侧颈内动脉、脑基底动脉、肾动脉、肠系膜动脉等也见粥样硬化斑。

肾脏:双肾体积缩小,表面呈细颗粒状,切面肾实质变薄,皮质和髓质分界不清。

大脑:明显萎缩,脑回变窄,脑沟增宽。

组织学检查:细小冠状动脉、肾入球微动脉、脾中央动脉及脑细小动脉透明变性,肾小球毛细血管丛纤维蛋白样坏死。

讨论:

1. 死者生前患有哪些疾病?

2. 死亡原因是什么?

3. 临床症状和体征的病理改变基础是什么?

4. 如何防止此病的发生、发展?

第五章病例
讨论答案

第五章
单元测试

思考题

1. 动脉粥样硬化的继发性病变对人体有何影响?

2. 高血压与动脉粥样硬化有何关系?

3. 如何区分高血压病与冠心病?

4. 试述风湿性心脏病的病变及后果。

(王汝峰)

第六章　呼吸系统疾病

学习目标

1. 掌握慢性阻塞性肺疾病、肺气肿、慢性肺源性心脏病的概念。

2. 掌握大叶性肺炎和小叶性肺炎的病因、发病机制、病理变化及临床病理联系。

3. 熟悉肺心病的病变特点；支原体肺炎和病毒性肺炎的病因、病理变化及临床病理联系；鼻咽癌、肺癌的病变特点和扩散途径。

4. 了解支气管扩张症、慢性肺源性心脏病的病因及发病机制；硅沉着病的病变特点和临床分期。

5. 能识别肺气肿、支气管扩张症、慢性肺源性心脏病、大叶性肺炎、小叶性肺炎、肺癌的大体标本和镜下病变特点。

呼吸系统由鼻、咽、喉、气管、支气管和肺构成。呼吸系统的主要功能是完成外呼吸，即吸入氧气、呼出二氧化碳。气管、支气管黏膜有上皮细胞、杯状细胞和腺体构成的纤毛-黏液排送系统。纤毛-黏液排送系统的主要功能是净化防御；其分泌的黏液中含有溶菌酶、补体、干扰素和分泌型 IgA 等免疫活性物质，与支气管黏膜和肺巨噬细胞共同构成强有力的防御系统，抵抗或消除病原微生物的入侵。由于呼吸系统与外界直接相通，在进行气体交换过程中，环境中的有害气体、粉尘、病原微生物等致病原，可随空气进入呼吸道和肺，尤其当机体抵抗力和免疫功能下降，或者呼吸道的自净和防御功能削弱时，就会导致呼吸系统疾病的发生。

呼吸系统的常见病如下。① 感染性疾病：鼻炎、鼻窦炎、咽喉炎、支气管炎、肺炎、肺结核、流行性感冒等；② 慢性阻塞性肺疾病：慢性支气管炎、支气管哮喘、支气管扩张症、肺气肿等；③ 限制性肺疾病：呼吸窘迫综合征、硅沉着病、弥漫性肺间质纤维化等；④ 肿瘤：鼻咽癌、喉癌、肺癌等。

第一节　慢性阻塞性肺疾病

慢性阻塞性肺疾病(chronic obstructive pulmonary disease，COPD)是一组以肺实质特别是小气道受到病理性损伤后，导致慢性不可逆性气道阻塞、通气阻力增加、肺功能不

第六章
思维导图

全等肺疾病的总称,主要包括慢性支气管炎、支气管哮喘、支气管扩张症和肺气肿等疾病。

一、慢性支气管炎

慢性支气管炎(chronic bronchitis)是发生于支气管黏膜及其周围肺组织的慢性非特异性炎性疾病。好发人群是中老年男性。临床上以反复发作的刺激性咳嗽、咳白色泡沫状黏液状痰,重症患者伴有喘息为主要表现,症状每年至少持续 3 个月,连续两年以上为诊断标准。本病常于冬春季节或受凉感冒后加重,夏季转暖时缓解,北方较南方多见。病情持续多年者常并发支气管扩张症、肺气肿、慢性肺源性心脏病、支气管肺炎等。

(一)病因和发病机制

慢性支气管炎常由多种因素长期综合作用所致。

1. 感染因素　呼吸道反复病毒、细菌感染是慢性支气管炎发病和加重的重要因素。其中,病毒对本病的发生起着重要作用,凡能引起感冒的病毒均能引起本病的发生或复发,以鼻病毒、腺病毒和呼吸道合胞病毒最为多见。通常认为,病毒感染引起支气管黏膜损伤和防御功能削弱,为寄生在呼吸道内的细菌继发感染创造了条件,主要致病菌有流感嗜血杆菌、肺炎链球菌、奈瑟球菌和甲型溶血性链球菌等。

2. 理化因素　吸烟、大气污染、长期接触工业粉尘及寒冷潮湿的空气与本病的发生和病情加重有密切关系。特别是吸烟可损伤呼吸道黏膜的自净功能,削弱肺泡巨噬细胞吞噬细菌的能力,引起黏膜腺体肥大、增生及小气道的炎症。据统计,吸烟者比不吸烟者患病率高 2～10 倍,且吸烟时间愈久、日吸烟量愈大,患病率愈高。

3. 过敏因素　部分患者发病与机体对某些物质,如粉尘、烟草及某些药物等过敏有一定的关系,尤其是喘息型慢性支气管炎患者,往往有过敏史。患者痰中嗜酸性粒细胞数量及组胺含量增多,以脱敏为主的综合治疗,可取得较好的治疗效果。

4. 其他因素　患者自身机体抵抗力的降低、呼吸系统防御功能受损及神经内分泌功能失调是本病发生的内在因素。据国内研究表明,40%～60%的慢性支气管炎患者有自主神经功能紊乱的表现,如自汗、夜间睡眠中流涎等。此外,内分泌功能变化,如老年人的肾上腺皮质激素分泌减少,可引起呼吸道黏膜萎缩,肺组织弹性降低,使老年人患病率增高且病变迁延不愈。

此外,气候变化,特别是寒冷空气可使呼吸道黏液分泌增加,纤毛运动减弱,防御功能削弱,抵抗力下降。因此,慢性支气管炎多在冬春寒冷季节发病或复发。

(二)病理变化

慢性支气管炎是支气管的慢性炎,各级支气管均可受累。病变早期,常起始于较大的支气管,病变较轻;随着病情进展,病变累及小支气管和细支气管,引起细支气管及其周围炎。受累的细支气管愈多,病变愈重。

1. 黏膜上皮的损伤与修复　慢性支气管炎时,首先受损的是纤毛-黏液排送系统。由于炎性渗出和黏液分泌增多,致使纤毛粘连、倒伏,甚至脱失,黏膜上皮细胞变性、坏死;上皮进行再生修复时,杯状细胞增多,并可发生鳞状上皮化生(图 6-1)。

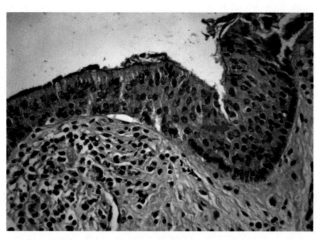

图 6 - 1 慢性支气管炎鳞状上皮化生(HE×400)
支气管黏膜假复层纤毛柱状上皮(左)被复层鳞状上皮(箭头示)取代,
上皮下可见大量慢性炎细胞(淋巴细胞和浆细胞)浸润

2. 腺体增生、肥大、黏液化和退变 支气管黏膜下黏液腺增生、肥大,浆液腺化生为黏液腺,黏液分泌亢进,此为患者咳嗽、咳痰症状的病理学基础;分泌的黏液潴留在支气管腔内可形成黏液栓,造成小气道的完全或不完全阻塞。病变后期,黏液分泌亢进的细胞逐渐转向衰竭,黏膜变薄,腺泡萎缩、消失,气道内黏液量减少,甚至无黏液分泌。

3. 支气管壁的变化 支气管壁充血、水肿,淋巴细胞、浆细胞浸润;炎症反复发作,可使支气管壁平滑肌束断裂、萎缩(喘息型慢性支气管炎患者支气管平滑肌可增生、肥大,导致管腔狭窄),弹性纤维和软骨可发生变性、萎缩、纤维化、骨化、钙化。

(三) 临床病理联系

1. 咳嗽、咳痰 慢性支气管炎患者的主要临床表现为咳嗽、咳痰,这是由于支气管黏膜受炎症刺激和分泌物增多的结果;痰液多呈白色泡沫状黏液状,黏稠不易咳出;急性发作时痰量增多,伴有感染时变为黏液脓性痰。病变后期因黏膜和腺体萎缩、分泌物减少,患者可出现少痰或干咳无痰。

2. 喘息 喘息型慢性支气管炎患者因支气管平滑肌痉挛或黏液分泌物阻塞而出现喘息症状,气促不能平卧。

3. 肺部听诊 听诊时肺部可闻及干、湿性啰音。

(四) 并发症

1. 支气管肺炎 年老体弱患者,由于机体抵抗力低下,易引起肺部多种细菌感染而并发支气管肺炎。

2. 支气管扩张症 部分慢性支气管炎久病患者,可因支气管壁平滑肌、弹性纤维、软骨等受炎症破坏,管壁弹性和支撑力逐渐削弱,可形成支气管扩张症。

3. 肺气肿及慢性肺源性心脏病 细支气管炎和细支气管周围炎使小气道狭窄,加之黏液栓的阻塞,气道阻力增大,引起通气功能障碍,末梢肺组织过度充气、膨胀而并发慢性阻塞性肺气肿,进而发展为慢性肺源性心脏病。

二、支气管哮喘

支气管哮喘(bronchial asthma)简称哮喘,是一种由呼吸道超敏反应引起的、以支气管可逆性发作性痉挛为特征的慢性阻塞性炎性疾病,患者多有特异性超敏反应体质。临床表现为反复发作并伴有哮鸣音的呼气性呼吸困难、咳嗽、胸闷等症状。

(一)病因和发病机制

本病的病因较复杂,诱发哮喘的变应原多种多样,如花粉、尘螨、动物毛屑、真菌、某些食品及药物等。这些物质主要经呼吸道吸入,但也可通过消化道或其他途径进入体内。

本病发病机制属于Ⅰ型超敏反应,其涉及变应原、机体、细胞、受体和炎症介质等五个环节。在变应原激发下,T淋巴细胞分化为TH_1和TH_2两个亚群,这两种细胞都能分泌多种白细胞介素(IL),如TH_2可释放IL-4、IL-5,IL-4可促进B淋巴细胞产生IgE,是过敏性炎中的重要细胞因子,IL-5则可以选择性促使嗜酸性粒细胞分化、激活并滞留在炎症区内,与气道上皮损伤、平滑肌细胞收缩、纤维细胞增生等作用有关。一般在变应原激发后15~20 min哮喘发作称为速发性反应,主要与T淋巴细胞和肥大细胞相关;若变应原激发4~24 h后哮喘发作称为迟发性反应,与嗜酸性粒细胞和嗜碱性粒细胞相关。

(二)病理变化

肉眼可见肺轻度膨胀,支气管腔内有黏液栓,支气管壁轻度增厚,并发感染时管腔内出现脓性渗出物,偶见支气管扩张。

镜下可见支气管黏膜上皮局部剥脱,杯状细胞增生、肥大;黏膜下水肿、黏液腺增生,有大量嗜酸性粒细胞、淋巴细胞浸润(图6-2),管壁平滑肌肥厚。在支气管管壁和管腔内黏液栓中可见尖棱状夏科-莱登结晶(嗜酸性粒细胞的崩解产物)。

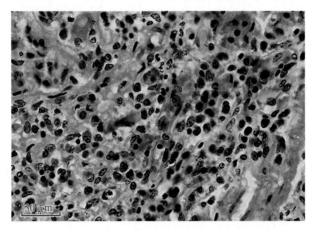

图6-2 支气管哮喘(HE×400)
支气管黏膜下大量嗜酸性粒细胞、少量淋巴细胞浸润

（三）临床病理联系

哮喘发作时，由于细支气管痉挛和黏液栓阻塞，引起呼气性呼吸困难并伴有哮鸣音，症状可自行或经治疗缓解，发作间歇可全无症状。哮喘反复发作可导致胸廓变形及弥漫性肺气肿，有时可发生自发性气胸。偶有哮喘持续状态并致死的病例。预防支气管哮喘的有效办法是查出变应原并避免接触。

知识拓展

变应原皮内试验

本试验主要用于过敏者对何种变应原（尘、螨、花粉等）过敏，以指导对患者的血清学治疗。本试验应用范围很广，几乎各类变应原及各型反应都可用皮内试验进行测定，只是不同类型反应观察结果的时间和判定结果的标准有所不同。

检查方法：将两前臂或背部消毒后，用注射器皮内注射稀释变应原0.1 ml（第一次用稀释度最大的变应原），一般同时可做多种变应原试验，各试剂的横距应不少于2.5 cm，纵距不少于5 cm，1次不超过10个试验，同时须用相同的溶剂作对照。注射后10 min及20 min各观察1次，注射处如有风团发生，即为阳性，主要见于外源性过敏性支气管哮喘患者；如试验为阴性，可改用较浓的变应原重做试验。

注意事项：极少数患者可在皮肤试验时发生过敏性休克，常于注射后数秒至5 min内开始，先皮肤瘙痒、四肢麻木，继则气促、胸闷、发绀、心搏加快、脉搏细速、血压下降、大量出汗等，如不及时抢救，可导致患者死亡。因此试验前应准备好抢救设施及药品。

三、支气管扩张症

支气管扩张症（bronchiectasis）是指以肺内小支气管持久扩张为特征的慢性呼吸道疾病。扩张的支气管常因分泌物潴留而继发化脓菌感染。本病多见于成人，但大多起病于儿童期。临床表现有慢性咳嗽、咳大量脓痰及反复咯血。自抗生素类药物应用以来，本病的发病率已明显下降。

（一）病因和发病机制

1. 支气管壁的炎性损伤　支气管扩张症常继发于慢性支气管炎、麻疹和百日咳后的支气管肺炎、肺结核等。由于反复感染和化脓性炎损伤了支气管壁的支撑组织（平滑肌、弹性纤维和软骨等），吸气时，管腔因受外向的牵拉作用而扩张，呼气时，管腔因弹性削弱不能完全回缩，再加上支气管周围肺组织的慢性炎和纤维化对管壁的牵拉，以及咳嗽时支气管内压增高，逐渐发展为持久性支气管扩张。

2. 先天性支气管发育缺陷和遗传因素　先天性支气管壁发育障碍，弹性纤维、平滑肌和软骨等支撑组织薄弱，极易发生支气管扩张；肺囊性纤维化，由于末梢肺组织发育不良，小、细支气管呈柱状和囊状扩张，腔内有黏液潴留，常继发肺间质纤维化和肺感染；少

动画：支气管扩张症的发病机制

数支气管扩张症与遗传有关。

(二)病理变化

病变可局限于一侧肺叶或肺段,也可累及两侧肺,主要发生于Ⅲ、Ⅳ级支气管及细支气管,病变多位于左肺下叶。

肉眼观,病变支气管呈圆柱状或囊状扩张,有时两种扩张同时存在。扩张支气管的数目多少不等,多者肺切面呈蜂窝状;扩张的支气管及细支气管可持续延伸至胸膜下,也可呈节段性扩张(图6-3)。扩张的支气管腔内含有黏液脓性渗出物,有时为血性渗出物,常因继发腐败菌感染而带臭味。支气管黏膜因管壁平滑肌萎缩、破坏及黏膜增生肥厚而形成纵行皱壁。周围肺组织常发生程度不等的萎缩、纤维化和肺气肿。

镜下观,支气管黏膜上皮增生肥厚,常伴有鳞状上皮化生、糜烂、小溃疡形成。支气管壁的弹性纤维、平滑肌、腺体和软骨均可发生变性、萎缩或破坏消失。管壁结构被炎性肉芽组织所替代,并见淋巴细胞、浆细胞和中性粒细胞浸润。

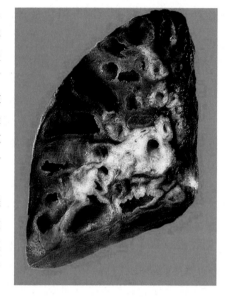

图6-3 支气管扩张症(大体)

肺内各级支气管呈囊状或
圆柱状扩张,延伸至胸膜下

(三)临床病理联系

1. 咳嗽、咳脓痰 咳嗽主要是由于支气管慢性炎的刺激、黏液分泌增多所致,咳脓痰是由于继发化脓菌感染引起,尤其在体位改变时,痰液引流至较大支气管或气管,刺激管壁引起剧烈阵咳,咳出大量脓性痰,多以清晨或夜间为重。

2. 咯血 咯血是因支气管壁的血管受炎症损伤所致,大量出血可致呼吸道急性阻塞危及生命。

3. 胸痛 病变波及胸膜时可并发胸膜炎,引起胸痛。

4. 杵状指 部分患者由于长期呼吸困难、慢性缺氧,可发生杵状指(趾)。

四、肺气肿

肺气肿(emphysema)是指末梢肺组织(包括呼吸性细支气管、肺泡管、肺泡囊和肺泡)过度充气、膨胀,并伴有肺泡间隔破坏、肺组织弹性减弱的一种肺疾病。肺气肿是一种重要的慢性阻塞性肺疾病,是慢性支气管最常见的并发症。

(一)病因和发病机制

肺气肿与小气道感染、吸烟、空气污染、有害气体及粉尘吸入以及先天性 α_1-抗胰蛋白酶(α_1-AT)缺乏等有关,慢性支气管炎是引起肺气肿最常见的原因。其发病机制主要与下列因素有关。

1. 细支气管阻塞性通气障碍 慢性支气管炎时,由于炎症反复发作,引起细支气管管壁增厚、管腔狭窄,炎性渗出物增多和黏液栓形成,造成细支气管不完全阻塞,并产生"活瓣"作用。吸气时,细支气管扩张,气道阻力降低,气体进入末梢肺组织;呼气时,由于细支气管支撑组织的破坏及黏液栓阻塞,气道变窄,阻力增大,气体不能充分排出,致使呼气末肺泡残气量增多,久之导致末梢肺组织过度充气、膨胀,肺泡间隔断裂,形成肺气肿。

2. 细支气管和肺泡弹性降低 正常时,细支气管壁的弹性纤维对维持细支气管的形态和管径大小起着重要的支持作用,并通过回缩时的压力作用排出末梢肺组织内的残气。慢性炎症破坏了细支气管和肺间质的弹性纤维等支撑组织,使管腔塌陷,细支气管和肺泡弹性回缩力减弱,形成阻塞性通气障碍,导致肺气肿。

3. α_1-抗胰蛋白酶缺乏 α_1-AT 是存在于血清、组织液及巨噬细胞中的多种蛋白水解酶的抑制物,特别能抑制炎症时中性粒细胞、巨噬细胞分泌的弹性蛋白酶。小气道炎症时,中性粒细胞、巨噬细胞可释放大量弹性蛋白酶和氧自由基。弹性蛋白酶对肺泡间隔弹性蛋白有溶解破坏作用;氧自由基能氧化 α_1-AT 活性中心的蛋氨酸使之失活,从而对弹性蛋白酶的抑制减弱,使其数量增多、活性增强,导致肺组织中弹性蛋白、胶原基质中的Ⅳ型胶原和蛋白多糖被过多降解,使肺组织中的支持组织受破坏,肺泡间隔断裂、肺泡融合而发生肺气肿。遗传性 α_1-AT 缺乏是引起原发性肺气肿的主要原因。

动画:肺气肿的发病机制

(二)类型与病理变化

1. 类型 肺气肿有多种病理分类方法。通常根据受累部位,可将肺气肿分为肺泡性肺气肿和间质性肺气肿两大类。

(1)肺泡性肺气肿(alveolar emphysema):病变发生在肺腺泡内,常合并有小气道的阻塞性通气障碍,故又称阻塞性肺气肿(obstructive emphysema)。根据发生的部位和范围不同又可分为三类。① 腺泡中央型肺气肿:最常见,是终末细支气管因炎症引起管腔狭窄,位于肺腺泡中央区的呼吸性细支气管呈囊状扩张,而肺泡管、肺泡囊变化不明显。② 腺泡周围型肺气肿:此型多累及胸膜下肺组织的小叶周边部,肺腺泡远侧端的肺泡管、肺泡囊扩张,而近侧端的呼吸性细支气管基本正常,其发生是小叶间隔受牵拉或发生炎症的结果,也称隔旁肺气肿。③ 全腺泡型肺气肿:病变均匀累及全部腺泡,可见呼吸性细支气管、肺泡管、肺泡囊和肺泡均发生扩张,遍布于肺小叶内。重症者,肺气肿囊腔可融合成直径超过 1 cm 的较大囊泡,形成大疱性肺气肿。此型肺气肿的发生可能与先天性 α_1-AT 缺乏有关。

(2)间质性肺气肿(interstitial pulmonary emphysema):是由于肺内压急剧升高(如肋骨骨折、胸壁穿透伤等),肺泡壁或细支气管壁破裂,气体进入肺间质所致。气体在肺膜下、小叶间隔形成串珠状小气泡。气体也可沿细支气管和血管周围组织间隙扩展至肺门、纵隔,甚至可在颈部和胸部皮下形成皮下气肿。

(3)其他类型肺气肿包括:① 代偿性肺气肿(compensatory pulmonary emphysema):指肺萎缩、肺叶切除及肺实变病灶周围肺组织的肺泡代偿性过度充气、膨胀。② 肺大疱(bullae of lung):是一种局灶性肺泡破坏,融合形成的大囊泡,直径往往超过 2cm,多为孤立性囊泡,位于胸膜下。③ 瘢痕旁肺气肿(paracicatricial emphysema):肺瘢痕附近肺泡受到破坏,融合扩张形成局限性肺气肿。④ 老年性肺气肿(senile emphysema):指老年人肺组织发生退行性变,弹性回缩力减弱,致使肺残气量增多,容积增大。

2. 病理变化　肉眼观,肺体积显著膨大,边缘钝圆,灰白色,肺组织柔软而缺少弹性,指压后的压痕不易消退,切面肺组织呈蜂窝状。镜下观,肺泡腔显著扩张,肺泡间隔变窄,肺毛细血管床明显减少,部分肺泡间隔断裂,扩张的肺泡相互融合形成大小不一的囊腔,称为肺大疱(图6-4);肺小动脉内膜呈纤维性增厚,小、细支气管可见慢性炎症。

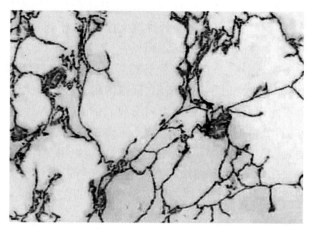

图6-4　肺气肿(HE×40)
肺泡腔显著扩张;肺泡壁变薄,肺泡间隔断裂,相邻肺泡融合成大囊泡

(三) 临床病理联系

1. 症状　肺气肿病程进展缓慢,早期和轻度肺气肿常无明显症状和体征。随着病变加重,出现渐进性呼气性呼吸困难、气促、胸闷;合并呼吸道感染时,症状加重,并出现低氧血症、高碳酸血症等阻塞性通气障碍的症状,肺功能降低,肺活量下降,残气量增加。

2. 体征　长期严重的患者,可出现肺气肿的典型临床体征,患者胸廓前后径增大,肋间隙增宽,横膈下降,形成桶状胸;触觉语颤减弱;叩诊呈过清音,心浊音界缩小或消失,肝浊音界下降;听诊呼吸音减弱,呼气延长。

3. X线检查　见双侧肺野透光度增加。

(四) 并发症　长期严重的肺气肿可导致以下并发症。

1. 慢性肺源性心脏病　肺气肿时,随着病情的发展,能呼吸的肺组织及所属毛细血管床越来越少,使肺循环阻力越来越大,导致肺动脉高压和右心室肥大、扩张,形成慢性肺源性心脏病,严重者出现右心衰竭。

2. 自发性气胸　胸膜下肺大疱破裂可引起自发性气胸,如果病变位于肺门区可导致纵隔气肿,气体上升至肩部、颈部皮下可形成皮下气肿。

3. **呼吸衰竭** 严重肺气肿患者因限制性通气功能不足、肺通气血流比例失调,可发生慢性呼吸衰竭,合并呼吸道感染者尤为常见。

第二节 慢性肺源性心脏病

慢性肺源性心脏病(chronic cor pulmonale)简称肺心病,是以慢性肺疾病、肺血管疾病及胸廓运动障碍性疾病引起肺循环阻力增加、肺动脉压力升高,进而右心室肥厚、扩张为特征的心脏病。据统计,我国肺心病的发病率较高,约为 5%。患者年龄多在 40 岁以上,且随年龄增长患病率逐渐增高。冬春季节气候骤然变化是肺心病急性发作的重要因素。

一、病因和发病机制

1. **慢性肺疾病** 慢性支气管炎并发阻塞性肺气肿是引起肺心病最常见的原因,占80%~90%,其次为支气管哮喘、支气管扩张症、肺尘埃沉着病、弥漫性肺间质纤维化、慢性纤维空洞型肺结核等慢性肺疾病。这些疾病均能引起阻塞性通气障碍,破坏肺气血屏障,减少气体交换面积,导致氧气的弥散障碍而发生低氧血症。缺氧可引起肺小动脉痉挛,肺循环阻力增加,形成肺动脉高压。上述疾病还可造成肺毛细血管床减少,小血管纤维化、闭塞,进一步增加肺循环阻力和肺动脉高压,最终导致右心室肥大、扩张。

2. **胸廓运动障碍性疾病** 少见。严重的脊柱弯曲、脊柱结核、胸廓广泛粘连、胸廓成形术后造成的严重胸廓和脊柱畸形等,可引起胸廓运动障碍、肺组织受压,从而引起限制性通气障碍以及肺部血管受压、扭曲,导致肺循环阻力增加,肺动脉压力升高,发生肺心病。

3. **肺血管疾病** 罕见。原发性肺动脉高压、反复发作的多发性肺小动脉栓塞以及结节性多动脉炎等直接造成肺动脉高压,从而引起右心室肥大、扩张,发生肺心病。

动画:肺心
病的发病
机制

二、病理变化

1. **肺部病变** 除原有肺部疾病(如慢性支气管炎、肺气肿、肺结核、肺尘埃沉着病等)的病变外,肺心病时肺内主要的病变是肺小动脉的变化,表现为肌型小动脉中膜增生、肥厚,内膜下出现纵行平滑肌束,使血管壁增厚、管腔狭窄;无肌型细动脉肌化,出现中膜肌层和内、外弹力层;肺泡壁毛细血管数量显著减少。还可发生肺小动脉炎、肺小动脉弹性纤维和胶原纤维增生、肺小动脉血栓形成和机化等。

2. **心脏病变** 肉眼观,心脏体积明显增大,重量增加,右心室肥厚,心腔扩张,使心脏横径增大,并将左心室心尖区推向左后方,形成横位心;心尖钝圆,右心室前壁肺动脉圆锥显著膨隆;肥厚的右心室乳头肌、肉柱增粗,室上嵴增厚。通常以肺动脉瓣下 2 cm 处右心室肌壁厚度超过 5 mm(正常为 3~4 mm)作为肺心病的病理诊断标准(图 6-5)。镜下观,右心室壁心肌细胞肥大,核大深染;因为缺氧导致部分心肌纤维萎缩,肌质溶解,横纹消失,间质水肿和胶原纤维增生等。

三、临床病理联系

肺心病发展缓慢,可持续数年。患者临床表现除原有肺疾病的症状和体征外,逐渐出现呼吸功能不全和右心衰竭的症状和体征。

1. 呼吸功能不全表现　由于慢性肺部疾病导致肺通气和换气功能障碍,出现低氧血症和二氧化碳潴留,刺激呼吸中枢引起气促、呼吸困难、发绀;重症患者出现抽搐,甚至昏迷等精神神经症状,称为肺性脑病,是导致肺心病患者死亡的主要原因。

2. 右心衰竭表现　右心功能失代偿后,出现右心衰竭,常由急性呼吸道感染时诱发,患者出现如心悸、肝大、体循环淤血和心源性水肿等。

此外,还可并发酸碱平衡失调、电解质紊乱、心律失常、上消化道出血、弥散性血管内凝血(DIC)及休克等。

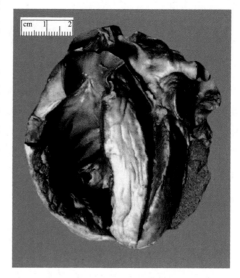

图 6 - 5　肺心病(大体)

右心室壁增厚,乳头肌、肉柱增粗,室上嵴增厚

第三节　肺　炎

肺炎(pneumonia)是发生在肺组织的急性渗出性炎性疾病,是呼吸系统的常见病、多发病,可以是原发的独立性疾病,也可以是其他疾病的并发症。

由于致病因子和机体对致病因子的反应不同,肺炎的病变性质和累及范围亦不同。常见的肺炎分类方法有:① 临床根据病原不同分为细菌性肺炎、病毒性肺炎、支原体性肺炎、真菌性肺炎和寄生虫性肺炎。② 病理学根据病变累及的部位和范围不同将肺炎分为大叶性肺炎、小叶性肺炎和间质性肺炎。大叶性肺炎和小叶性肺炎均属细菌性肺炎,病毒性肺炎和支原体性肺炎均属间质性肺炎。本节主要介绍较为常见的大叶性肺炎、小叶性肺炎和间质性肺炎。

一、大叶性肺炎

大叶性肺炎(lobar pneumonia)是由肺炎链球菌引起的、累及肺段甚至整个肺大叶的急性纤维素性炎性疾病。病变起始于少数肺泡,迅速扩展到肺段甚至整个肺大叶并使其实变。临床表现起病急骤,以寒战、高热开始,继而出现胸痛、咳嗽、咳铁锈色痰、呼吸困难,检查有肺实变体征和外周血白细胞计数增高。大约经过一周后,体温骤降,症状和体征逐渐消失。本病多见于体质好的青壮年,男性较多见,常发生于冬春季节,多为散发。

（一）病因和发病机制

大叶性肺炎绝大多数（90％以上）由肺炎链球菌引起，其中以Ⅲ型毒力最强的肺炎链球菌感染多见。此外，肺炎杆菌、金黄色葡萄球菌、溶血性链球菌和流感嗜血杆菌等也可引起。肺炎链球菌为口腔和鼻咽部的正常寄生菌群，机体抵抗力和呼吸道防御功能正常时并不引发肺炎；当受寒、感冒、疲劳、醉酒、麻醉和胸廓外伤等使呼吸道防御功能减弱和机体抵抗力降低时，易致细菌侵入肺泡而发病。细菌侵入肺泡后迅速生长繁殖，引起肺组织的超敏反应，导致肺泡壁毛细血管扩张、通透性增强，浆液和纤维素渗出。病原菌和炎性渗出物沿肺泡间孔或呼吸性细支气管迅速向邻近肺组织蔓延，最终形成一个肺段乃至整个肺大叶的炎症。

动画：大叶性肺炎的发病机制

（二）病理变化和临床病理联系

大叶性肺炎的病变性质是纤维素性炎。一般只累及单侧肺，多见于左肺下叶，其次为右肺下叶，也可先后或同时发生于两个以上肺叶。典型病程为7～10天，大致分为以下四期。

1. 充血水肿期　为发病第1～2天的变化。肉眼观，病变肺叶肿大，重量增加，呈暗红色，切面能挤出淡红色泡沫状液体。镜下观，肺泡壁毛细血管显著扩张、充血，肺泡腔内有较多的浆液性渗出物，混有少量红细胞、中性粒细胞和巨噬细胞。

此期渗出物中可检出肺炎链球菌。患者因毒血症而骤起寒战、高热，外周血白细胞计数增高；肺泡腔内因有浆液性渗出物，患者出现咳嗽、咳白色或淡红色泡沫痰；听诊可闻及湿性啰音；X线检查病变区呈淡薄而均匀的阴影。

2. 红色肝样变期　又称实变早期。一般为发病后第3～4天的变化。肉眼观，病变肺叶肿大，重量增加，呈暗红色，质地变实如肝，故而得名；切面粗糙呈颗粒状，这是凝集于肺泡内纤维素渗出物凸出于切面所致；病变部位胸膜表面也可有纤维素渗出。镜下观，肺泡壁毛细血管进一步扩张、淤血，肺泡腔内有大量纤维素渗出并彼此连接成网，通过肺泡间孔与相邻肺泡中的纤维素网相连，网眼中有大量红细胞，并有一定数量的中性粒细胞和少量巨噬细胞（图6-6）。

此期渗出物中仍可检出肺炎链球菌。渗出物中红细胞被巨噬细胞吞噬、崩解后形成的含铁血黄素混入痰中，患者咳铁锈色痰；此期病变已累及胸膜，故患者常有胸痛，并随呼吸、咳嗽加重，听诊可闻及胸膜摩擦音；病变区有血流通过而无气体交换，致使静脉血氧合不足，动脉血氧饱和度降低，故患者出现发绀及呼吸困难；由于肺泡腔内充满纤维素性渗出物，且这些纤维素通过肺泡间孔彼此通连，故临床上出现病变部位肺叶实变体征，表现为触觉语颤增强，叩诊呈浊音，听诊可闻及支气管呼吸音，X线检查呈大片均匀致密阴影等。

3. 灰色肝样变期　又称实变晚期。发病后第5～6天进入此期。肉眼观，病变肺叶仍肿大，但充血消退，由暗红色逐渐变为灰白色，切面干燥，颗粒状，质实如肝，故称灰色肝样变期（图6-7）。镜下观，肺泡壁毛细血管因受压而呈贫血状态，肺泡腔内充满致密的纤维素并交织成网，相邻肺泡内的纤维素通过肺泡间孔相互连接的情况更为明显，纤维素网眼中混有大量中性粒细胞;红细胞大部分溶解消失(图6-8)。

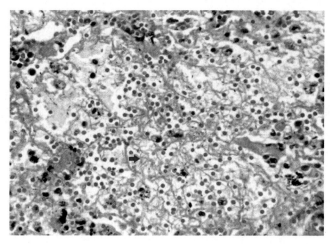

图6-6　大叶性肺炎——红色肝样变期(HE×400)

肺泡腔内大量纤维素渗出(箭头示)和红细胞漏出,使病变肺叶实变

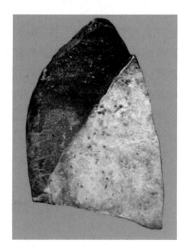

图6-7　大叶性肺炎——灰色
肝样变期(大体)

左肺下叶肿大,质实如肝,呈灰白色

数字切片观察:大叶性肺炎(灰色肝样变期)

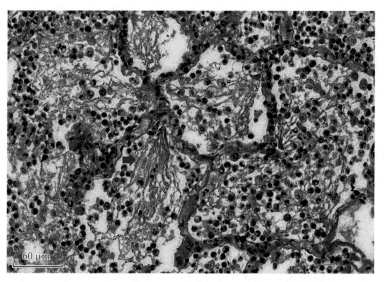

60 μm

图6-8　大叶性肺炎——灰色肝样变期(HE×200)

肺泡腔内有大量纤维素和中性粒细胞渗出,红细胞已溶解消失

　　此期肺炎链球菌大多被中性粒细胞吞噬消灭,渗出物中不易检出。病变肺泡腔内仍无通气,但因肺泡壁毛细血管受压,血液不流经病变肺部,故静脉血氧合不足的情况反而减轻,缺氧状况有所改善,所以患者的发绀和呼吸困难也随之减轻。由于肺泡腔内仍然充满纤维素性渗出物,故临床上仍能检查出肺叶实变体征。

　　4. 溶解消散期　发病后第7天左右进入此期。随着机体抗菌防御功能逐渐增强,病原菌被吞噬消灭,肺泡腔内中性粒细胞变性、坏死,并释放大量蛋白水解酶,将渗出的纤维素溶解、液化,溶解物大部分经气道咳出,少数液体经肺泡壁毛细血管和毛细淋巴管吸收,碎片被巨噬细胞吞噬。肉眼观,病变肺叶呈淡黄色,并逐渐恢复正常,质地变软,实变病灶消失,挤压时切面可有脓样混浊液体流出。胸膜渗出物被吸收或轻度粘连。镜下观,肺泡壁毛细血管由贫血状态逐渐恢复正常,肺泡腔内渗出的中性粒细胞变性、坏死崩解,纤维素消失,出现均匀红染的液体,巨噬细胞增多,病变肺组织逐渐净化,肺泡重新充气。

临床上,由于炎症消退致体温下降;渗出物溶解、液化,故咳痰量增多,肺部听诊可闻及湿性啰音;肺实变体征及其他症状逐渐减轻、消退;X线检查显示散在不均匀片状阴影,并逐渐恢复正常。

大叶性肺炎上述各期病变的发展是一个连续过程,各期之间并无明显的界限,且同一病变肺叶不同部位也可呈现不同阶段的病变。随着抗生素的广泛应用,典型病程在临床病例中已不多见,病变范围大大地缩小,往往只局限于肺段,病程明显缩短,临床表现不甚典型。

(三) 结局和并发症

大叶性肺炎绝大多数及时治疗均可治愈,个别患者可出现以下并发症。

1. 肺脓肿及脓胸　当细菌毒力强和机体抵抗力低下时,因合并其他化脓菌如金黄色葡萄球菌、溶血性链球菌等感染,肺组织发生坏死液化,形成肺脓肿,病变严重波及胸膜时,可发展成化脓性胸膜炎,甚至脓胸。

2. 败血症或脓毒败血症　严重感染时,细菌侵入血流并大量繁殖,产生毒素引起败血症,化脓菌侵入血流可引起脓毒败血症。

3. 中毒性休克　是大叶性肺炎的严重并发症,常见于重症大叶性肺炎的早期。因严重的毒血症所致,患者出现严重的感染中毒症状和末梢循环衰竭等休克症状,故又称休克性肺炎,病死率较高。

4. 机化性肺炎　当肺泡腔内渗出的中性粒细胞数量过少或功能缺陷时,由于中性粒细胞释放的蛋白溶解酶不足,肺泡腔内渗出的纤维素不能被完全溶解,被肉芽组织取代而机化,最终使病变肺组织变成褐色肉样纤维组织,称机化性肺炎或肺肉质变(pulmonarycarnification)(图6-9),肺组织的功能永久性丧失。

二、小叶性肺炎

小叶性肺炎(lobular pneumonia)是以细支气管为中心,累及周围所属肺组织的急性化脓性炎性疾病。病变起始于细支气管,并向周围及末梢肺组织扩展,形成以肺小叶为单位的肺组织炎症,故又称支气管肺炎(bronchopneumonia)。多见于小儿、年老体弱及久病卧床者。患者有发热、咳嗽、咳痰等症状,肺部听诊可闻及散在的湿性啰音。

(一) 病因和发病机制

小叶性肺炎常为多种细菌的混合感染,常见的致病菌有葡萄球菌、肺炎链球菌、流感嗜血杆菌、肺炎杆菌、铜绿假单胞菌及大肠埃希菌等。这些细菌通常是口腔或上呼吸道内

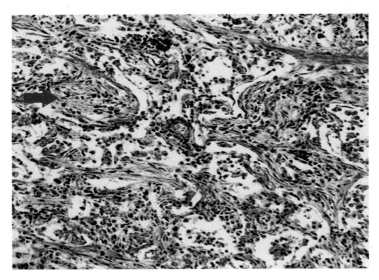

图 6-9 机化性肺炎(HE×200)

多个肺泡腔内可见机化的纤维结缔组织

的常驻寄生菌,当机体抵抗力下降或呼吸系统的防御功能受损(如患传染病、营养不良、恶病质等)时,这些常驻菌可侵入细支气管及末梢肺组织生长繁殖,引起小叶性肺炎;年老体弱或大手术后长期卧床及慢性心力衰竭患者,两肺下叶及背部往往淤血、水肿,侵入的病原菌易生长繁殖,而引起坠积性肺炎(hypostatic pneumonia);全身麻醉或昏迷患者由于吞咽、咳嗽反射减弱或消失,常误将上呼吸道的带菌分泌物或呕吐物吸入肺部,而引起吸入性肺炎(aspiration pneumonia),这两种肺炎均属于小叶性肺炎。

(二) 病理变化

肉眼观,两肺表面及切面散在的实变病灶,以双肺下叶及背侧为多。病灶大小不一,直径多在0.5~1 cm(相当于肺小叶范围),形状不规则,色暗红或灰黄,质实;病灶中央常见受累的细支气管,挤压可见淡黄色脓性渗出物溢出(图 6-10)。严重者病灶互相融合,形成融合性小叶性肺炎(confluent bronchopneumonia)。小叶性肺炎一般不累及胸膜。

镜下可见:① 每一病灶中心有一发炎的细支气管,表现为部分黏膜上皮坏死、脱落,管腔内充满大量中性粒细胞、脱落的上皮细胞等。② 细支气管周围的肺泡腔内充满中性粒细胞、脓细胞和脱落的肺泡上皮细胞,有时可见少量红细胞和纤维素。③ 病灶周围肺组织充血、浆液渗出并伴有不同程

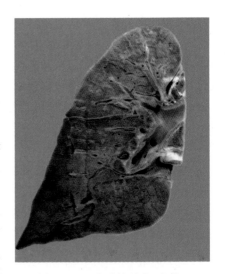

图 6-10 小叶性肺炎(大体)

肺上下叶可见多发散在灰黄色
实变病灶,下叶多于上叶

度的代偿性肺气肿(图6-11)。

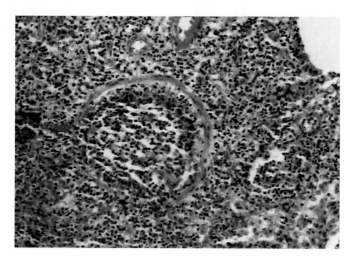

图6-11 小叶性肺炎(HE×100)
病灶中心有一发炎细支气管(箭头示),周围肺泡腔内大量中性粒细胞渗出

(三)临床病理联系

小叶性肺炎时,支气管黏膜受炎症和渗出物的刺激,患者可有咳嗽、咳痰,痰液常为黏液脓性或黏性;较重患者因肺换气功能障碍,可出现呼吸困难、发绀等症状。因病变细支气管及其所属肺泡内含有渗出物,故听诊可闻及湿性啰音(因病灶一般较小且散在分布,故除融合性小叶性肺炎外,肺实变体征不明显);X线检查可见两肺散在的、不规则斑点状或小片状阴影。

(四)结局和并发症

小叶性肺炎经及时治疗,多数可以治愈。但婴幼儿、老年人和久病体弱者,并发症较大叶性肺炎多见且危险性大,预后较差。常见的并发症如下。

1. 心力衰竭 若肺部病灶广泛,可使肺循环阻力增加,右心负荷加重,又因缺氧和酸中毒使心肌细胞变性、坏死,引起急性心力衰竭。

2. 呼吸衰竭 炎性渗出物可导致通气和换气功能障碍,进而引起明显缺氧及二氧化碳潴留而导致急性呼吸衰竭。

3. 肺脓肿、脓胸、脓毒败血症 严重的小叶性肺炎可形成肺脓肿,破入胸腔则形成脓胸;化脓菌侵入血流可引起脓毒败血症。

小叶性肺炎与大叶性肺炎的区别,见表6-1。

表6-1 小叶性肺炎与大叶性肺炎的区别

区别点	大叶性肺炎	小叶性肺炎
病因	90%以上是肺炎链球菌	两种以上细菌的混合感染
好发人群	青壮年	小儿、年老体弱者、久病卧床者

续表

区别点	大叶性肺炎	小叶性肺炎
病变起始部位	肺泡腔	细支气管
病变范围	肺段或肺大叶	肺小叶
病变好发部位	左肺下叶	两肺下叶及背侧
病变性质	急性纤维素性炎	急性化脓性炎
病理变化	分四期,每期病变不同	不分期,病变以细支气管为中心
肺泡破坏	(一)	(＋)
胸膜炎	(＋)	(一)、融合性小叶性肺炎可有
临床表现	铁锈色痰,肺实变体征明显	黏液脓性痰,无肺实变体征
预后及并发症	预后好,并发症少	预后差,并发症多

三、间质性肺炎

间质性肺炎由肺炎支原体或病毒引起,病变主要累及肺间质。

(一)支原体肺炎

支原体肺炎(mycoplasmal pneumonia)是由肺炎支原体引起的累及肺间质的急性渗出性炎。多发生于儿童和青少年,发病率随年龄增长而降低。50 岁以上的成人多为隐性感染,较少患此病。秋冬季节发病较多,通常为散发,偶尔可流行。

1. 病因 肺炎支原体是人体内唯一有致病性的支原体,是迄今所知最小且能独立生活的病原微生物,其生物学特性介于细菌和病毒之间。肺炎支原体可存在于患者呼吸道分泌物中,主要经飞沫感染,侵犯呼吸道可引起上呼吸道炎症,也可向下蔓延引起气管炎、支气管炎和支原体肺炎。

2. 病理变化 肉眼观,肺内病变呈节段性或局灶性分布,常累及一个肺叶,以下叶多见,暗红色,病变主要发生在肺间质,故实变病灶不明显。切面无或仅有少量红色泡沫状液体流出,气管、支气管内有少量黏液性渗出物,胸膜不受累及。

镜下观,病变主要发生在肺间质,肺泡间隔及小、细支气管壁和周围间质明显增宽,充血水肿,有大量淋巴细胞、巨噬细胞浸润;肺泡腔内常无渗出或仅见少量浆液性渗出(图 6-12)。重症患者支气管黏膜上皮和肺组织可发生变性、坏死。伴细菌感染时,可见中性粒细胞浸润。

3. 临床病理联系 临床上,患者起病较急,有发热、头痛、全身不适等一般症状。突出的症状是支气管、细支气管的急性炎引起的顽固、剧烈的咳嗽,初为干咳,以后咳黏液痰。X 线检查显示节段性分布的肺纹理增粗及网状、斑片状阴影。外周血白细胞计数轻度升高。

临床上支原体肺炎与病毒性肺炎不易鉴别,可由患者痰液、鼻分泌物及咽拭子培养出肺炎支原体而确诊。另外,约 50% 患者红细胞冷凝集试验阳性,也可帮助诊断。支原体

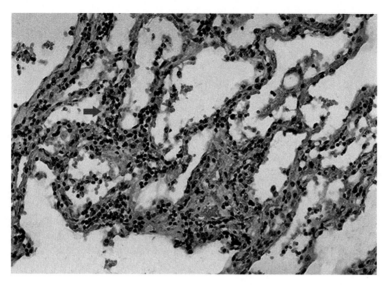

图 6 - 12　支原体肺炎（HE×200）

肺泡间隔增宽（箭头示），间质充血水肿，有大量

淋巴细胞、巨噬细胞浸润，肺泡腔内无渗出

肺炎预后良好，自然病程约 2 周，患者可痊愈。

（二）病毒性肺炎

1. 病因　病毒性肺炎（viral pneumonia）常因上呼吸道病毒感染向下蔓延所致。引起肺炎的病毒种类较多，最常见的是流感病毒，其次是腺病毒、呼吸道合胞病毒、副流感病毒、麻疹病毒、巨细胞病毒等。除流感、副流感病毒性肺炎多见于成人外，其余的病毒性肺炎多见于儿童。病毒性肺炎的病情、病变类型以及严重程度常有很大差别，病变的多样性可能是由几种病毒混合感染或继发细菌感染所致。

2. 病理变化　病毒性肺炎的基本病变为急性间质性肺炎。

肉眼观，病变肺组织因充血、水肿而体积轻度肿大，无明显实变。镜下观，早期轻型，表现为支气管、细支气管壁及小叶间隔等肺间质充血、水肿，淋巴细胞、巨噬细胞浸润，致使肺泡间隔明显增宽，肺泡腔内一般无渗出物。重型患者肺泡腔内可出现浆液、少量纤维素及巨噬细胞等渗出，也可见红细胞漏出，甚至引起肺组织坏死。有些病毒性肺炎（流感病毒性肺炎、麻疹病毒性肺炎）肺泡腔内浆液性渗出物浓缩及受空气的挤压，在肺泡上皮内表面形成一层红染的膜样物，称为透明膜。细支气管及肺泡上皮可发生坏死，在此基础上支气管黏膜上皮和肺泡上皮增生，在增生的上皮细胞内可见病毒包涵体，病毒包涵体可出现于细胞核内（如腺病毒）或胞质中（如呼吸道合胞病毒）或两者均有（如麻疹病毒），包涵体呈球形，约红细胞大小，嗜酸性染色，其周围有一清晰的透明晕（图 6 - 13）（电镜证实病毒包涵体为不同发育阶段的病毒颗粒）。见到病毒包涵体是病理诊断病毒性肺炎的重要依据。

某些病毒性肺炎因混合感染或继发细菌感染，病变更为严重，可出现坏死性支气管炎

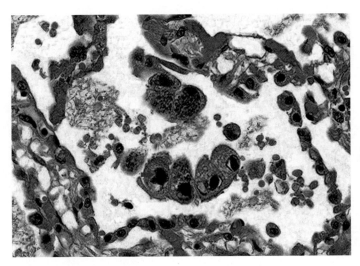

图 6-13　病毒性肺炎（HE×400）

肺泡腔内可见纤维素渗出、红细胞漏出及脱落的支气

管黏膜上皮细胞,其核内可见病毒包涵体(箭头示)

和坏死性支气管肺炎,肉眼可见病变肺组织有大小不等的灰白色实变坏死病灶。

3. 临床病理联系　临床症状轻重不等,由于病毒血症,患者出现发热、头痛、乏力、倦怠等全身中毒症状;因炎症刺激支气管壁,患者出现剧烈咳嗽、无痰;因肺间质加宽及透明膜形成,部分患者可出现发绀、呼吸困难等缺氧体征。X 线检查见肺纹理增粗,有斑点状或片状模糊阴影。重症患者,肺部可出现实变体征,甚至导致心力衰竭或中毒性脑病。

知识拓展

严重急性呼吸综合征

严重急性呼吸综合征(severe acute respiratory syndrome,SARS)是一种传染性很强的急性呼吸系统疾病。我国医学家开始将其命名为"传染性非典型性肺炎"。WHO 为了区别于传统的非典型肺炎,将其命名为严重急性呼吸综合征。

SARS 是由冠状病毒亚型变种引起的,主要通过近距离呼吸道传播,传染性极强,与 SARS 患者密切接触者为高发人群,有家庭和医院聚集感染现象。潜伏期为 2～21 天,通常 4～5 天。

临床上,SARS 起病急,以发热为首发症状,体温通常高于 38℃,伴有头痛、全身酸痛、乏力、干咳、少痰,部分患者有气促等呼吸困难症状,严重者出现呼吸窘迫综合征(ARDS)。外周血白细胞计数正常或降低,淋巴细胞计数常减少。X 线检查肺部常见片状、斑片状浸润性阴影,部分患者进展迅速,呈大片状阴影,常为多叶或双侧性改变。SARS 若能及时发现并隔离有效治疗大多可治愈,重症患者可因呼吸衰竭而死亡。

尸检见双肺呈斑块状实变,严重者双肺完全实变,表面暗红色,切面可见肺出血灶及出血性梗死灶。脾和淋巴结萎缩,淋巴细胞明显减少;心、肝、肾及肾上腺等器官均有不同程度变性、坏死、出血和小血管炎性改变。

第四节 肺硅沉着病

肺硅沉着病(silicosis)简称硅肺(曾称矽肺),是长期吸入大量含游离二氧化硅(SiO_2)的粉尘微粒引起的一种职业病。长期从事开矿、采石、坑道作业以及在石英粉厂、玻璃厂、耐火材料厂、陶瓷厂等生产作业的工人,如不采取适当的防护措施,易患本病,患者多在接触硅尘10~15年后发病。本病的特点是进展缓慢,即使脱离硅尘接触后,肺部病变仍继续缓慢发展。

一、病因和发病机制

1. 病因　游离的二氧化硅是硅肺的致病因子。二氧化硅的分布很广,约70%的岩石中含有二氧化硅,尤其石英中二氧化硅含量高达97%～99%,吸入游离二氧化硅发病与否取决于硅尘微粒的浓度、大小、接触时间、防护措施及呼吸道防御功能等因素。空气中含有的硅尘粒子越小,分散度越高,其沉降速度也越慢,被吸入的机会就越多,致病力越强。一般认为直径>5 μm的硅尘微粒被吸入时,易吸附于上呼吸道黏膜表面,被上呼吸道黏膜阻挡,之后被纤毛-黏液排送系统清除体外。直径<5 μm的硅尘能被吸入肺泡内,并沉积于肺间质而致病,其中以1～2 μm的硅尘微粒致病力最强。

2. 发病机制　尚未完全清楚。目前比较一致的看法是化学毒性(生物膜损伤)学说。该学说认为,被肺泡和间质巨噬细胞吞噬的硅尘微粒,在细胞内形成吞噬体,继而与溶酶体融合,形成次级溶酶体。二氧化硅与水聚合形成硅酸,其羟基与溶酶体膜内的脂蛋白中的氢形成氢键,改变溶酶体膜的脂质分子构型,从而破坏溶酶体的稳定性和完整性。溶酶体膜损害后,释出硅尘和细胞崩解产物又吸引更多的巨噬细胞聚集,巨噬细胞进行再吞噬等,并形成硅结节。这种过程不断重复,使病变不断发展、加重。被激活的巨噬细胞形成氧自由基也可直接损伤细胞膜,导致巨噬细胞的自溶崩解。激活和崩解的巨噬细胞可释放出巨噬细胞生长因子、白细胞介素、纤维连接蛋白和肿瘤坏死因子等,均可促进巨噬细胞增生聚集,引起肺组织的炎症反应、细胞坏死和肺纤维化。

二、病理变化

硅肺的基本病变是硅结节(silicohic nodule)形成和肺间质弥漫性纤维化,硅结节是硅肺的特征性病变。

1. 硅结节　肉眼观,硅结节呈圆形或椭圆形,境界清楚,直径为2~5 mm,灰白色,质硬,触之有沙砾感。随着病变的发展,硅结节可逐渐增大或互相融合成团块状,其中央因缺血发生坏死、液化,液化的坏死组织经支气管排出后形成硅肺性空洞。镜下观,硅结节依病变发展过程分为三个阶段。① 细胞性结节:为早期硅结节,由吞噬硅尘的巨噬细胞聚集而成;② 纤维性结节:由成纤维细胞、纤维细胞和胶原纤维构成;③ 玻璃样结节:由纤维性结节玻璃样变性而成,玻璃样变性从结节中央开始,逐渐向周围发展,呈同心圆或旋涡状排列(图 6-14)。

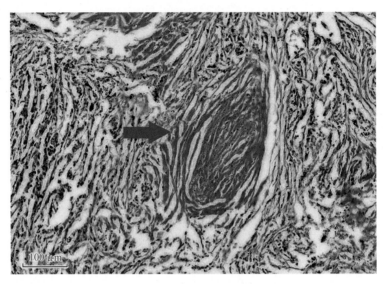

图 6-14 硅肺(HE×100)

纤维性结节,纤维组织呈旋涡状排列;周围肺组织广泛纤维化

2. 肺组织弥漫性纤维化 病变肺组织除硅结节形成外,肺内还有不同程度的弥漫性间质纤维化,严重者纤维化范围可累及 2/3 以上的肺组织。此外,胸膜也因纤维组织弥漫性增生而广泛增厚,严重时胸膜的厚度可达 1 cm 以上。肺门淋巴结肿大、变硬。

三、分期和病变特点

根据肺内硅结节的数量、大小、分布范围和肺纤维化的程度,将硅肺分为三期。

1. Ⅰ期硅肺 硅结节主要局限在肺门淋巴结,肺组织中硅结节数量较少,体积小,直径为 1~3 mm,主要分布在两肺近肺门处。肺的重量、体积和硬度无明显改变。胸膜可有硅结节形成,但增厚不明显。X 线检查肺门阴影增大,密度增加,肺野内可见少量的类圆形或不规则形小阴影。

2. Ⅱ期硅肺 硅结节数量增多,体积增大,散布于全肺,但仍密集在中、下肺叶靠近肺门区,病变范围不超过全肺的 1/3。肺组织有明显的纤维化,肺的重量、体积和硬度均有增加,胸膜也增厚。X 线检查肺门阴影增大、致密,肺野中有较多直径不超过 1 cm 的小阴影。

3. Ⅲ期硅肺 硅结节密集融合成肿瘤样团块,病变范围往往超过全肺的 2/3,肺纤维化明显,可有硅肺性空洞形成。结节之间的肺组织常有明显的肺气肿或肺不张。肺的重量、体积和硬度明显增加。浮沉试验,全肺入水可下沉。胸膜明显增厚。X 线检查,在肺野内可见团块状阴影,其长径可超过 2 cm,宽径不小于 1 cm。肺门淋巴结肿大、密度高,并见蛋壳样钙化。

四、并发症

1. 肺结核病　硅肺易并发结核病,称为硅肺结核病(silicotuberculosis)。硅肺越重,越至晚期,并发肺结核病的概率也越高。这可能是由于本病患者肺间质弥漫性纤维化,导致血管闭塞、肺组织缺血,以及游离二氧化硅对肺巨噬细胞的毒性损害,降低了肺组织对结核分枝杆菌的防御能力。硅肺结核病时,硅肺病灶与结核病灶可分别存在,也可混合存在。硅肺结核病的病变较单纯硅肺和单纯肺结核病变发展更快,范围更广,更易形成空洞并导致大出血。

2. 慢性肺源性心脏病　据统计,硅肺患者并发肺源性心脏病者占 60%～75%。这是由于肺间质弥漫性纤维化,使肺毛细血管床减少,加之硅结节内闭塞性血管内膜炎以及呼吸功能障碍造成的缺氧,引起肺小动脉痉挛收缩,导致肺循环阻力增加、肺动脉高压和右心室肥大、扩张。严重者可因心力衰竭而死亡。

3. 阻塞性肺气肿　晚期硅肺患者常发生不同程度的阻塞性肺气肿和肺大疱形成,肺大疱破裂可引起自发性气胸。

第五节　呼吸系统常见肿瘤

一、鼻咽癌

鼻咽癌(nasopharyngeal carcinoma,NPC)是起源于鼻咽黏膜上皮和腺体的恶性肿瘤。在我国属于常见的恶性肿瘤之一,在头颈部恶性肿瘤中其发病率居首位。鼻咽癌多见于我国广东、广西、福建、台湾及香港等地,有明显的地区多发性。发病年龄多在 40～50 岁,男性多于女性。临床上患者有涕中带血、鼻塞、鼻出血、耳鸣、听力减退、头痛、颈部肿块及脑神经受损等症状。

(一) 病因

鼻咽癌的病因迄今尚未明了,目前认为可能与下列因素有关。

1. 病毒感染　绝大多数鼻咽癌患者肿瘤细胞中有 EB 病毒的基因组,90% 以上的鼻咽癌患者血清中可检出高效价的抗 EB 病毒抗体。因此,鼻咽癌的发生与 EB 病毒感染有非常密切的关系。

2. 遗传因素　鼻咽癌的发病有明显的地区多发性,高发区居民移居外地或国外,其后裔鼻咽癌的发病率也远远高于当地居民。部分患者有家族发病史。

3. 环境因素　研究发现,有些化学物质如多环芳烃类、亚硝胺类、微量元素镍等与鼻咽癌发生有相关性。用亚硝胺诱发大鼠鼻咽癌的动物模型已建立。

（二）病理变化

鼻咽癌多见于鼻咽顶部，其次为外侧壁和咽隐窝，发生于前壁者最少，有时可同时在顶部及侧壁发生。

肉眼观，鼻咽癌的早期表现为局部黏膜粗糙或呈颗粒状，或隆起于黏膜形成小结节；癌肿继续发展可形成结节型、菜花型、黏膜下型、溃疡型四种类型，其中以结节型最常见，其次为菜花型。黏膜下型鼻咽癌，黏膜可完好或轻度隆起，癌组织在黏膜下浸润性生长，常在原发癌尚未被发现之前，已发生了颈部淋巴结转移。

镜下观，鼻咽癌一般分为以下四个基本组织学类型。

（1）鳞状细胞癌：按细胞分化程度分为高分化、中分化和低分化鳞状细胞癌，以低分化鳞状细胞癌最常见。高分化鳞状细胞癌，癌巢分层明显，可见细胞间桥和大量角化珠；中分化鳞状细胞癌，癌细胞常呈明显巢状结构，癌巢中心无角化珠；低分化鳞状细胞癌，癌细胞呈不规则巢状排列或无明显巢状结构，细胞异型性大，细胞间桥少见，无角化现象。

（2）腺癌：可分为高分化和低分化腺癌，以后者多见。高分化腺癌，癌细胞排列成腺泡状或腺管状；低分化腺癌，癌细胞呈不规则条索状或片状排列，有时可见腺腔结构或围成腺腔的倾向。

（3）泡状核细胞癌：又称大圆形细胞癌，较多见。癌巢不规则，癌细胞胞质丰富，境界不清晰，往往呈合体状。胞核大，呈空泡状，圆形或卵圆形，染色质少，有1～2个肥大而清晰或畸形的核仁，核分裂象不多见。在癌细胞之间常可见淋巴细胞浸润。

（4）未分化癌：少见，恶性度高。肿瘤细胞小而胞质少，呈小圆形或短梭形，胞核浓染，核仁不明显，癌细胞弥漫分布，无明显癌巢形成。

（三）扩散途径

1. **直接蔓延** 癌组织向上蔓延可浸润破坏颅底骨，并经破裂孔侵入颅内，损伤Ⅱ～Ⅵ对脑神经（各型鼻咽癌中，以低分化鳞状细胞癌破坏颅底骨最为多见）；向下侵犯口咽、腭扁桃体和舌根；向前侵犯鼻腔、眼眶；向后可侵犯颈椎，甚至颈段脊髓；向外侧壁蔓延，可侵犯咽鼓管而进入中耳。

2. **淋巴道转移** 因鼻咽黏膜固有层中淋巴管丰富，故鼻咽癌常在早期就发生淋巴道转移。先转移到咽后壁淋巴结，然后转移至颈上深淋巴结。颈淋巴结转移常发生在同侧，其次为双侧，只转移到对侧者极少。肿大的淋巴结可互相融合形成巨大肿块。

3. **血行转移** 常转移到肝、肺、骨、肾、肾上腺及胰腺等处。

（四）临床病理联系

鼻咽癌起病隐匿，早期症状不明显。随着肿瘤生长和浸润，出现鼻塞、鼻出血、耳鸣、听力减退等症状。颈部淋巴结转移时，常在胸锁乳突肌上缘内侧出现无痛性肿块。50%以上鼻咽癌患者以颈部淋巴结肿大就诊。癌细胞侵犯脑神经，可出现相应脑神经受损的症状和体征,如视物模糊、上睑下垂、面部麻痹、复视与头痛等。肿大的颈上深淋巴结压迫颈交感神经可出现颈交感神经麻痹综合征。

二、肺癌

肺癌(lung carcinoma)是起源于支气管黏膜上皮和肺泡上皮的恶性肿瘤,是最常见的恶性肿瘤之一,发病呈上升趋势。据不完全统计,肺癌在我国多数大城市的发病居所有恶性肿瘤的第一或第二位。肺癌多发生在 40 岁以后,以 40~70 岁为高峰,男女性别比例为1.5:1。

(一)病因

1. 吸烟 是国际上公认的肺癌发生的最危险因素。大量资料证明,长期吸烟者比不吸烟者的肺癌发病率高 20~25 倍,且与日吸烟量和吸烟时间长短呈正相关。日吸烟量越大,开始吸烟的年龄越小,患肺癌的危险性越大;戒烟后患肺癌的危险性随戒烟时间的延长而逐渐降低。烟雾中含有多种有害的化学物质,其中尼古丁、苯并芘、煤焦油、镍、砷等均与肺癌的发生有关。

2. 空气污染 工业废气、汽车尾气、厨房油烟等均可造成空气污染,被污染的空气中含有 3,4-苯并芘、二乙基亚硝胺和砷化物等致癌物质,故大城市肺癌的发病率远比农村高。许多国家的调查表明,工业城市中肺癌的发病率和死亡率与污染空气中的 3,4-苯并芘浓度成正相关。

3. 职业因素 长期接触放射性物质和吸入石棉、镍、砷等粉尘的工人,肺癌发病率明显增高。动物实验也获得相同的结果。

(二)病理变化

1. 肉眼类型 根据肺癌的发生部位及大体形态特点将其分为以下三种主要类型。

(1)中央型:最常见,占肺癌的 60%~70%,癌肿位于肺门部,主要由主支气管和叶支气管黏膜上皮发生。癌组织常破坏支气管向周围浸润生长,以致在肺门或其附近逐渐形成形态不规则的灰白色巨大肿块(图 6-15)。

(2)周围型:此种类型占肺癌总数的 30%~40%。癌肿发生于段以下支气管黏膜上皮,故位于肺叶的周边部,接近胸膜。肿块呈结节状或球形,境界不甚清楚,无包膜,直径多为 2~8 cm(图 6-16)。

(3)弥漫型:少见,占肺癌的 2%~5%。癌组织沿肺泡管、肺泡弥漫性浸润性生长,侵犯肺大叶的一部分或全肺叶,呈大小不等的多发性结节状,分布于多个肺叶内。

早期肺癌指癌肿直径小于 2 cm、局限在肺内、呈管内型或管壁浸润型,无淋巴结转移者。隐性肺癌是指肺内无明显包块,临床及 X 线检查均为阴性,但痰脱落细胞学检查癌细胞阳性,手术切除标本经病理检查证实为支气管黏膜原位癌或早期浸润癌,无淋巴结转移者。

2. 组织学类型 根据 WHO 关于肺癌的分类,将肺癌分为鳞状细胞癌、腺癌、小细胞癌、大细胞癌、腺鳞癌、多形性肉瘤样癌六种基本类型。

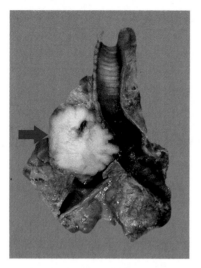 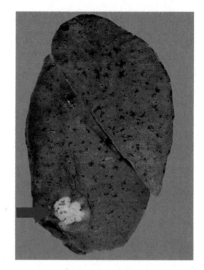

图 6-15　中央型肺癌（大体）　　　　　图 6-16　周围型肺癌（大体）
癌肿位于肺门部　　　　　　　　癌肿位于肺的周边部，接近胸膜

（1）鳞状细胞癌：最常见，占肺癌的 $40\%\sim50\%$，多为中央型，起源于较大支气管（Ⅰ～Ⅳ级）黏膜上皮，经鳞状上皮化生、不典型增生和原位癌等阶段进展为浸润癌；好发生于中老年男性，大多有吸烟史。肿块生长较慢，转移较晚。组织学上分为高分化、中分化、低分化三型。

（2）腺癌：较多见，占肺癌的 $15\%\sim20\%$，来自支气管黏膜下腺体。多为周围型，女性患者较多，可能与厨房油烟及被动吸烟有关。常累及胸膜，肿瘤的组织结构与其他器官的腺癌相似，亦分为高分化、中分化、低分化和未分化。肺腺癌的特殊类型还有细支气管肺泡癌、瘢痕癌和黏液癌等。

（3）小细胞癌：发生率占肺癌的 $15\%\sim20\%$，来源于支气管黏膜上皮的嗜银细胞，属于 APUD 瘤（由神经内分泌细胞发生的肿瘤）。好发生于中年男性，与吸烟及职业性接触有一定的关系。肿瘤生长迅速并易早期转移，是肺癌中分化最低、恶性度最高的一型。癌细胞小，呈短梭形或淋巴细胞样，胞质少，形似裸核，深染，核分裂象多见。典型时癌细胞一端稍尖，形似燕麦，称为燕麦细胞癌。癌细胞呈巢状排列，有时围绕小血管排列成假菊性团样结构。小细胞癌具有神经内分泌功能，能产生 5-HT、ACTH 等引起相应的临床症状。电镜下可见神经内分泌颗粒。

（4）大细胞癌：又称大细胞未分化癌，恶性度高，生长快，容易早期侵入血管形成广泛转移。癌细胞体积大，多边形，胞质丰富，具有高度异型性，核深染，核分裂象多见，有时可见多量瘤巨细胞或透明细胞。有的癌细胞有神经内分泌功能。

（5）腺鳞癌：较少见，癌组织内含有腺癌和鳞状细胞癌两种成分，属于混合性癌。

（6）多形性肉瘤样癌：少见，癌分化不成熟，恶性度高，有多形性、梭形细胞性、巨细胞癌及癌肉瘤等多种亚型。

（三）扩散途径

1. 直接蔓延　中央型肺癌常直接侵犯纵隔、心包及周围血管，并沿支气管向同侧甚至对侧肺组织蔓延;周围型肺癌可直接侵犯胸膜、胸壁。

2. 淋巴道转移 首先转移到支气管旁、肺门淋巴结,再扩散到纵隔、锁骨上、腋窝、颈部淋巴结。

3. 血行转移 常见于脑、肾上腺、骨以及肝、肾、胰、甲状腺和皮肤等处。

(四) 临床病理联系

肺癌患者的早期症状不明显,以后出现咳嗽、痰中带血、胸痛、咯血等症状。患者其他临床表现因其肿瘤发生部位、大小、浸润扩散范围等而异,如癌组织压迫、阻塞支气管时,可引起局限性肺不张或肺气肿;合并感染时可引起肺炎、肺脓肿;侵及胸膜可引起胸痛、血性胸腔积液;侵及食管可引起支气管-食管瘘;侵及纵隔可压迫上腔静脉,引起面部水肿、颈胸部静脉曲张;位于肺尖部的肺癌压迫、侵蚀颈交感神经时,引起病侧上睑下垂、瞳孔缩小、胸部皮肤无汗等交感神经麻痹综合征;有异位内分泌作用的肺癌,尤以小细胞癌,可因分泌 5-HT,引起副肿瘤综合征,表现为支气管哮喘、心动过速、水样腹泻、皮肤潮红等。

肺癌隐匿性强,多数患者就诊时已属中晚期,预后多不良。肺癌的早期发现、早期诊断和早期治疗至关重要。对于 40 岁以上的成人,特别有长期吸烟史并伴有咳嗽、痰中带血、气促、胸痛等表现者,或无痰干咳及与体位有关的刺激性呛咳的患者,要引起重视,及时进行 X 线检查或痰涂片细胞学和纤维支气管镜活检,以便作出早期诊断。

本章小结

慢性阻塞性肺疾病是一组以肺实质与小气道受损导致慢性不可逆性气道阻塞、呼气阻力增加、肺功能不全为特征的肺疾病,包括慢性支气管炎、支气管哮喘和支气管扩张症等疾病。慢性支气管炎多发生于中老年人,冬春季节多发,临床表现为咳嗽、咳痰、喘息,久治不愈可发展为慢性阻塞性肺气肿、肺心病。肺心病发病的中心环节是肺动脉高压,形态表现为右心室肥大、扩张,临床表现右心功能不全的症状和体征。

肺炎是发生在肺组织的急性渗出性炎,按照病变累及的范围和部位,分为大叶性肺炎、小叶性肺炎和间质性肺炎。

大叶性肺炎常由肺炎球菌感染引起,为急性纤维素性炎,好发于青壮年,病变累及肺大叶,尤以左肺下叶最常见。典型病变过程分四期:充血水肿期、红色肝样变期、灰色肝样变期和溶解消散期。寒战、高热、呼吸困难和咳铁锈色痰为其主要症状。

小叶性肺炎是以细支气管为中心,发生在肺组织的急性化脓性炎性疾病,常由多种细菌混合感染所致。患者以老年人和小儿多见。病变好发生于两肺下叶和背侧,呈多灶性分布。咳嗽、咳黏液脓性痰、呼吸困难和发绀为其主要症状。主要并发症有呼吸衰竭、心力衰竭、肺脓肿、脓胸和毒血症等。

间质性肺炎由肺炎支原体和病毒感染引起,包括支原体肺炎和病毒性肺炎。病变特征是肺间质充血、水肿、淋巴细胞和巨噬细胞浸润,肺泡腔内一般无渗出。较重的病毒性肺炎肺泡腔内可出现渗出,并可见透明膜和病毒包涵体。

硅肺是因长期吸入大量含游离二氧化硅的粉尘沉着于肺部而引起的一种常见职业

病,病变特征是硅结节形成和弥漫性肺间质纤维化,肺功能不同程度降低,晚期可并发肺心病或肺结核病。

鼻咽癌起源于鼻咽黏膜上皮,好发于鼻咽顶部,多为低分化鳞状细胞癌;肺癌起源于支气管黏膜上皮,大体分中央型、周围型和弥漫型,多为鳞状细胞癌。

病例讨论

病历摘要:患儿,男,3岁,因咳嗽、咳痰、气喘9天,加重3天入院。查体:体温39℃,脉搏165次/min,呼吸30次/min。患者呼吸急促,面色苍白,口唇发绀,精神萎靡,鼻翼扇动,两肺背侧下部可闻及湿性啰音。心率165次/min,心音钝,心律齐。实验室检查:白细胞计数$24×10^9$/L,中性粒细胞83%,淋巴细胞17%。X线见双肺下叶灶状阴影。入院后曾用抗生素及对症治疗,但病情逐渐加重,治疗无效死亡。

尸检摘要:左右肺下叶背侧实变,切面可见多发性粟粒大小灰黄色病灶,有一处病灶融合成蚕豆大,边界不整齐,略突出表面。镜下观,病变呈灶状分布,病灶中可见细支气管管壁充血并有中性粒细胞浸润,管腔中充满大量中性粒细胞及脱落的上皮细胞;病灶周围肺泡腔内可见浆液和炎细胞。

讨论:

1. 根据病历摘要及尸检结果作出临床诊断并说出诊断依据。
2. 分析患儿的死亡原因并与大叶性肺炎进行鉴别。
3. 根据病理变化解释临床出现的咳嗽、咳痰、呼吸困难及X线影像等表现。

第六章病例
讨论答案

第六章
单元测试

思考题

1. 慢性支气管炎主要的并发症有哪些?各有什么特点?
2. 大叶性肺炎分几期?各期的病变特点是什么?
3. 大叶性肺炎患者为什么会咳铁锈色痰并出现胸痛?
4. 小叶性肺炎的性质和病变特点是什么?

(王见遐)

第七章　消化系统疾病

学习目标

1. 掌握消化性溃疡、桥接坏死、肝硬化、假小叶的概念。

2. 掌握胃溃疡的病理变化、临床病理联系及并发症;病毒性肝炎的基本病理变化、临床病理类型及其病变特点;门脉性肝硬化的病理变化及临床病理联系、坏死后肝硬化的病变特点。

3. 熟悉十二指肠溃疡的病变特点和临床病理联系、病毒性肝炎的病因和传染途径。

4. 了解慢性胃炎的病理变化;消化性溃疡、肝硬化的病因和发病机制;食管癌、胃癌、大肠癌、原发性肝癌的病变特点及扩散途径。

5. 能识别消化性溃疡病、病毒性肝炎、肝硬化的大体标本和镜下病变特点;能解释乙型肝炎两对半检查结果、幽门螺杆菌检查对慢性胃炎和消化性溃疡病防治的临床意义。

消化系统由消化管和消化腺组成。消化管是由口腔、食管、胃、肠及肛门组成的连续性消化管道;消化腺包括涎腺、肝、胰及消化管的黏膜腺等,主要发挥消化、吸收、排泄、解毒以及内分泌等功能。消化系统疾病如胃炎、消化性溃疡病、病毒性肝炎、肝硬化等是常见病、多发病,而消化系统肿瘤如食管癌、胃癌、大肠癌、肝癌是危害我国居民健康的常见恶性肿瘤。

第七章
思维导图

第一节　慢 性 胃 炎

慢性胃炎(chronic gastritis)是发生在胃黏膜的慢性非特异性炎,临床发病率高,居胃病之首。

一、病因和发病机制

慢性胃炎的病因和发病机制目前尚未完全明了,主要与以下因素有关。

1. 幽门螺杆菌感染　Hp存在于患者的胃型上皮表面和腺体内的黏液层中,不侵入黏膜层的固有腺体内,是慢性胃炎的主要病因,在慢性胃炎患者的胃镜活检标本中,Hp检出率为63.6%。Hp可分泌尿素酶、细胞毒素相关蛋白及细胞空泡毒素等物质而致病。

2. 长期慢性刺激　如长期酗酒、过度吸烟、滥用水杨酸类药物、喜食热烫辛辣刺激性食物以及急性胃炎反复发作等。

3. 胆汁、十二指肠液反流　反流液可破坏胃黏膜屏障而致病。

4. 自身免疫损伤　部分患者血中有抗壁细胞抗体和抗内因子抗体,自身免疫可导致胃黏膜损伤。

知识链接

幽门螺杆菌

幽门螺杆菌于 1982 年由澳大利亚病理学家 Robin Warren 发现并成功分离,他和内科医生 Barry J. Marshall 合作,研究证实了幽门螺杆菌的致病性,Warren 和 Marshall 也因此获得了 2005 年诺贝尔医学与生理学奖。30 多年的研究已证实,幽门螺杆菌与慢性胃炎、消化性溃疡、胃癌的发生关系密切。

幽门螺杆菌是一种革兰氏阴性菌,其致病物质是鞭毛、黏附素、尿素酶、空泡毒素。鞭毛提供动力穿过黏膜层,黏附素使细菌牢牢附着在上皮细胞表面,尿素酶在细菌周围产生"氨云"保护层,抵抗胃酸的杀灭作用。

幽门螺杆菌感染的临床过程如下:幽门螺杆菌经口到达胃黏膜后数周或数月引发慢性浅表性胃炎,数年或数十年后发展成为慢性萎缩性胃炎、胃溃疡、十二指肠溃疡等,慢性萎缩性胃炎、胃溃疡是导致胃癌的危险因素。专家们认为,幽门螺杆菌感染使患胃癌的危险增加了 2.7~12 倍,如果没有幽门螺杆菌感染,35%~89% 的胃癌不会发生。

检测有无幽门螺杆菌感染可做呼气试验,此法特异、快速、无创。如感觉胃部不适,应及时去检测,以便及早用药清除,防止发展成严重的胃部疾病。

二、类型和病理变化

根据病理变化特点不同,慢性胃炎可分为以下四种类型。

(一) 慢性浅表性胃炎

慢性浅表性胃炎(chronic superficial gastritis)是最常见的胃黏膜病变,国内胃镜检出率高达 20%~40%。胃镜检查病变以胃窦部常见,病变胃黏膜充血、水肿,有灰黄色或灰白色黏液性渗出物覆盖,黏膜浑浊失去光泽,可伴点状出血和糜烂。镜下观,病变主要限于黏膜浅层(黏膜层上 1/3),表现为黏膜充血、水肿、表浅上皮坏死脱落,固有层淋巴细胞、浆细胞等慢性炎细胞浸润。

(二) 慢性萎缩性胃炎

慢性萎缩性胃炎(chronic atrohpic gastritis)的病变特点是胃黏膜腺体萎缩、壁细胞和主细胞明显减少,导致胃液分泌减少,患者可出现不同程度的食欲缺乏、消化不良等症状,部分患者可伴有上腹部不适或疼痛。

根据发病是否与自身免疫有关以及是否伴恶性贫血,分为 A、B 两型。A 型是自身免疫病,多发生于胃体部,患者血中抗壁细胞抗体和抗内因子抗体检测阳性,胃酸分泌减少,血清维生素 B_{12} 吸收障碍,常伴有恶性贫血;B 型发病主要与 Hp 感染有关,病变多发生在胃窦部,且与胃癌的发生有一定的关系。两型病变基本类似。

肉眼(胃镜)观,胃黏膜由正常的橘红色变为灰色或灰绿色;黏膜皱襞变浅甚至消失,表面呈细颗粒状(图 7-1);黏膜下血管清晰可见。镜下观,病变区胃黏膜变薄,腺体变小,数目减少,常出现肠上皮化生现象(图 7-2);胃小凹变浅,并可有囊性扩张;固有层内可见纤维组织增生和大量淋巴细胞、浆细胞浸润,病程长的病例可形成淋巴小结。

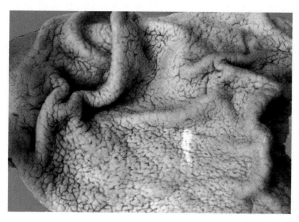

图 7-1 慢性萎缩性胃炎(大体)
胃黏膜皱襞变浅或消失,表面呈颗粒状

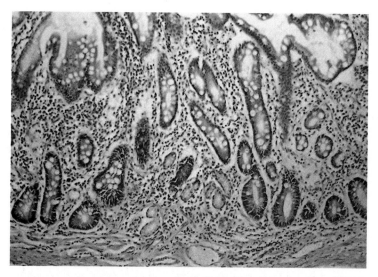

图 7-2 慢性萎缩性胃炎(HE×100)
胃黏膜腺体萎缩伴肠上皮化生,固有层大量淋巴细胞浸润

(三) 慢性肥厚性胃炎

慢性肥厚性胃炎(chronic hypertrophic gastritis)少见。肉眼(胃镜)观,胃黏膜肥厚,皱襞肥大加深变宽呈脑回状,隆起的黏膜面可见糜烂。镜下观,腺体增生肥大,腺管延长,黏液细胞数量增多,分泌亢进;炎细胞浸润不明显。

(四) 疣状胃炎

疣状胃炎(gastritis verrucosa)多发生在胃窦部。肉眼(胃镜)观,病变胃黏膜出现许多中心凹陷的疣状突起性病灶。镜下观,病灶中心凹陷处胃黏膜上皮坏死脱落,表面炎性渗出物覆盖。

慢性胃炎可治愈,胃镜检查与活检是诊断的主要手段,但需做 Hp 检测,如不根除Hp,慢性胃炎会久治不愈或复发,甚至发展成消化性溃疡病或胃癌。

第二节　消化性溃疡病

消化性溃疡病(peptic ulcer disease),简称溃疡病,是以胃或十二指肠黏膜形成慢性溃疡为特征的一种常见病,胃溃疡占 25%,十二指肠溃疡占 70%,胃溃疡和十二指肠溃疡同时发生者称为复合性溃疡,占 5%。本病呈慢性经过,常反复发作,多见于青壮年,男性多于女性,主要临床表现为慢性规律性上腹部疼痛、泛酸、嗳气和上腹部饱胀感等。

一、病因和发病机制

溃疡病的病因和发病机制尚未完全清楚,目前认为与以下因素有关。

(一) 幽门螺杆菌感染

在胃溃疡毗邻的胃黏膜中,约 85% 的患者可查到 Hp。研究表明,Hp 在溃疡病的发病中具有重要的作用,其机制是:① Hp 有促进胃黏膜 G 细胞增生和胃泌素分泌的作用,导致胃酸分泌增多;② Hp 能使胃黏膜分泌黏液减少,降低黏液屏障的防御功能;③ Hp分泌的尿素酶使尿素分解成游离氨增多,破坏黏膜表面的上皮屏障,有利于胃酸直接接触胃黏膜上皮并进入黏膜内;④ Hp 能促使固有膜毛细血管内血栓形成,导致胃和十二指肠黏膜缺血、坏死。

(二) 黏膜抗消化能力降低

正常胃和十二指肠黏膜表面,有胃黏膜上皮细胞分泌的黏液(黏液屏障)和黏膜上皮细胞的脂蛋白(黏膜屏障)保护而不被胃液消化。当胃黏液分泌不足或黏膜上皮受损时,胃黏膜屏障功能降低,抗消化能力下降,胃液中的氢离子可逆向弥散入胃黏膜,损伤黏膜中的毛细血管,促使黏膜中的肥大细胞释放组胺,引起局部血液循环障碍,黏膜组织受损,进而导致溃疡形成。如长期服用大量阿司匹林、饮烈性酒、吸烟、胆汁反流等可使胃黏膜屏障受损。

（三）胃液的消化作用

溃疡病只发生在有胃液的胃和十二指肠起始部,胃酸缺乏的人不会得溃疡病;空肠与回肠内是碱性环境,一般极少发生溃疡病,这说明胃液的消化作用是溃疡病的重要原因。研究表明,溃疡病的发病是胃和十二指肠局部黏膜组织屏障遭破坏后被胃酸和胃蛋白酶消化的结果。

（四）神经、内分泌功能失调

精神因素刺激可引起大脑皮质功能失调,导致自主神经功能紊乱,胃酸分泌过多而引发溃疡。迷走神经功能亢进可促使胃酸分泌增多,这与十二指肠溃疡发生有关;迷走神经兴奋性降低,胃蠕动减弱,通过胃泌素分泌增加,促使胃酸分泌增加,可促进胃溃疡形成。

此外,溃疡病的发生有一定的家庭遗传性,提示本病的发生可能与遗传因素有关。O型血的人发病率高于其他血型1.5～2倍,是因为Hp易于黏附到表达O型血抗原的细胞表面。

动画:溃疡病的发病机制

微课:溃疡病的病因及发病机制

二、病理变化

1. 胃溃疡　肉眼观,溃疡多位于胃小弯近幽门部,尤其是胃窦部;溃疡多为一个,圆形或椭圆形,直径多在2 cm以内,边缘整齐,状如刀切,底部平坦,深达肌层甚至浆膜;溃疡周围黏膜皱襞向溃疡集中(图7－3)。

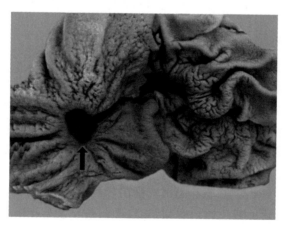

图7－3　胃溃疡（大体）
胃溃疡呈近圆形,边缘整齐,底部平坦,周围黏膜皱襞向溃疡集中

镜下观,溃疡底部从内向外分四层。① 炎性渗出层:溃疡表面有少量中性粒细胞、纤维蛋白渗出;② 坏死组织层:为均匀红染、没有完全脱落的坏死组织;③ 肉芽组织层:为大量新生的毛细血管和成纤维细胞,伴不同程度炎细胞浸润;④ 瘢痕组织层:由肉芽组织转变而来(图7－4)。瘢痕底部小动脉因炎症刺激常有增殖性动脉内膜炎,使小动脉管壁增厚,管腔狭窄或有血栓形成,因而可造成局部血液循环障碍,妨碍组织再生使溃疡不易

愈合。溃疡底部的神经节细胞和神经纤维常发生变性和断裂及小球状再生,可能是患者疼痛的原因之一。

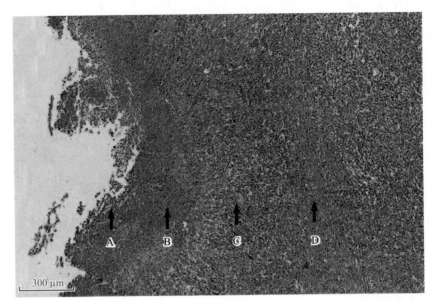

图 7-4 胃溃疡(HE×40)
A. 渗出层;B. 坏死组织层;C. 肉芽组织层;D. 瘢痕组织层

2. 十二指肠溃疡　多发生于十二指肠球部的前、后壁,溃疡一般较小,直径常在 1 cm 以内,较浅且易愈合;其他大体和镜下改变同胃溃疡。

三、临床病理联系

1. 慢性周期性、节律性上腹部疼痛　慢性上腹部疼痛、周期性发作是溃疡病患者的主要症状;疼痛有明显的节律性,胃溃疡疼痛常发生于餐后 0.5～1 h,下次进餐前缓解,这是由于进食后食物和胃酸刺激溃疡面的神经末梢,以及胃酸刺激引起胃壁平滑肌痉挛所致;十二指肠溃疡疼痛常发生于空腹或夜间(空腹痛与午夜痛),这是由于饥饿使迷走神经兴奋性增强,胃酸分泌增多刺激溃疡面神经末梢所致,进食后胃酸被中和,疼痛缓解。

2. 泛酸、呕吐、嗳气　泛酸、呕吐是由于幽门括约肌痉挛,尤其是近幽门部溃疡在愈合过程中,肉芽组织转化的瘢痕组织收缩,导致幽门狭窄甚至梗阻,引起胃逆蠕动所致。嗳气则是由于胃内容物排空受阻而发酵,产气增多所致。

3. 钡餐检查　溃疡病灶处可见龛影。

　知识链接

上消化道造影

　　上消化道造影检查是指十二指肠以上部分的消化道造影,是消化道疾病常用的检查方法,检查的部位包括口咽、食管、胃和十二指肠。造影时患者吞咽造影剂,目前最多采用的是钡剂,如硫酸钡,加入阿拉伯胶制成钡胶浆糊剂,有时加上发泡剂进行双重对比,X 线下能更清楚显示消化道内微小病变。上消化道造影检查对食管肿瘤、胃溃疡、胃下垂、胃癌、十二指肠溃疡、溃疡性结肠炎等疾病的诊断都很有价值。

四、结局和并发症

(一)愈合

如果溃疡不再复发,溃疡底部的渗出物和坏死组织逐渐被吸收,肉芽组织增生形成瘢痕组织填补缺损,表面黏膜上皮再生覆盖而愈合。

(二)并发症

1. 出血 最常见,占患者的 10%~35%。轻者因溃疡底部毛细血管破裂而有少量出血,大便隐血阳性;若患者溃疡底部大血管破裂可引起急性上消化道大出血,表现为呕血及柏油样便,严重者发生失血性休克而危及生命。

2. 穿孔 约占患者的 5%。十二指肠溃疡因肠壁薄更易发生穿孔。穿孔后,胃肠内容物漏入腹腔导致急性弥漫性腹膜炎,引起患者突然出现剧烈全腹疼痛、压痛及反跳痛、腹肌紧张。若穿孔发生在胃后壁,胃肠内容物则漏入小网膜囊,引起局限性腹膜炎。

动画:溃疡病并发穿孔

3. 幽门梗阻 约占患者的 3%。因溃疡累及的胃肠平滑肌再生能力低下,主要靠肉芽组织增生形成瘢痕而愈合,瘢痕收缩易致幽门狭窄,再加上炎性水肿及幽门括约肌痉挛,最终引起幽门梗阻,胃内容物难以通过,患者反复呕吐,严重者可致代谢性碱中毒。

4. 癌变 一般小于 1%。癌变多发生在慢性胃溃疡患者,溃疡边缘的黏膜上皮或腺体因不断受到破坏及反复再生的刺激,在某些致癌因素的作用下癌变。十二指肠溃疡一般不癌变。

第三节 病毒性肝炎

病毒性肝炎(viral hepatitis)是指由肝炎病毒引起的以肝细胞变性、坏死为主要病变的一种常见传染病。发病无年龄和性别差异,且发病率有不断升高趋势,严重危害人类健康。临床表现为食欲缺乏、厌油腻、疲乏、肝大、肝区疼痛、黄疸、肝功能异常等。

一、病因和发病机制

肝炎的病因是肝炎病毒,已知有甲型肝炎病毒(HAV)、乙型肝炎病毒(HBV)、丙型肝炎病毒(HCV)、丁型肝炎病毒(HDV)、戊型肝炎病毒(HEV)及庚型肝炎病毒(HGV)六种,传染途径可经消化道或血液(表 7-1)。

表 7-1　各型肝炎病毒及相应肝炎的发病特点

肝炎病毒	潜伏期	传染途径	转成慢性肝炎	急性重型肝炎
HAV	2~6 周	消化道	0	0.1%~0.4%
HBV	4~26 周	输血、注射,密切接触	5%~10%	<1%
HCV	2~26 周	输血、注射,密切接触	>70%	<0.1%
HDV	4~7 周	输血、注射,密切接触	共同感染<5% 重叠感染80%	共同感染 3%~4%
HEV	2~8 周	消化道	无	合并妊娠20%
HGV	不详	输血、注射	无	不详

　　病毒性肝炎的发病机制还不太清楚,研究较多的是甲型肝炎和乙型肝炎。一般认为甲型肝炎是由于 HAV 在肝细胞内繁殖、复制以及引起的细胞免疫导致肝细胞损伤。乙型肝炎的发病是由于免疫损伤所致,HBV 有一核壳体"核心蛋白",称为乙型肝炎核心抗原(HBcAg),存在于感染的肝细胞内。HBV 在肝细胞内繁殖形成多肽转录物(HBeAg)则分泌入血液中,因此 HBeAg 阳性具有非常强的传染性。HBV 还有一糖蛋白外壳,在肝细胞内繁殖后结合于肝细胞膜,称为乙型肝炎表面抗原(HBsAg)。致敏的 T 淋巴细胞与肝细胞表面的抗原结合而杀伤感染的肝细胞,引起肝细胞变性、坏死。此外,三种抗原刺激机体产生特异性的抗体,在中和病毒的同时也可损害受感染的肝细胞。

　　由于机体的免疫反应和感染的病毒数量、毒力不同,引起的肝细胞损害程度也不一样,因而,病毒性肝炎有不同的临床病理类型:① 免疫功能正常,感染病毒数量较少,毒力较弱,引起急性(普通型)肝炎;② 免疫功能过强,感染病毒数量多,毒力强,引起重型肝炎;③ 免疫功能不足,感染病毒数量少,毒力弱,引起慢性(普通型)肝炎;④ 免疫功能耐受或缺陷,病毒与宿主共存,受感染的肝细胞不被破坏,机体成为无症状的病毒携带者。

知识拓展

乙型肝炎两对半检查

　　乙型肝炎病毒(HBV)免疫学标志物一共三对,即表面抗原(HBsAg)和表面抗体(HBsAb)、e 抗原(HBeAg)和 e 抗体(HBeAb)、核心抗原(HBcAg)和核心抗体(HBcAb)。因 HBcAg 在肝细胞内,血清中无,故临床常做乙型肝炎两对半检测,以判断是否感染了 HBV 以及相关病情。检测结果及意义如下。

HBsAg	HBsAb	HBeAg	HBeAb	HBcAb	临床意义
+	-	+	-	+	"大三阳":急慢性乙型肝炎;传染性极强
+	-	-	+	+	"小三阳";乙型肝炎趋恢复;传染性较弱
+	-	+	-	-	急性 HBV 感染早期,传染性强

续表

HBsAg	HBsAb	HBeAg	HBeAb	HBcAb	临床意义
+	−	−	−	−	急性 HBV 感染早期；携带者
−	−	+	+	+	急性 HBV 感染中期，有传染性
+	−	−	−	+	急性 HBV 感染；慢性携带者
+	−	+	+	+	急性感染趋向恢复；慢性携带者
+	−	−	+	−	急性感染趋向恢复
−	+	−	−	+	既往感染；急性 HBV 感染已恢复
−	−	−	−	+	曾感染 HBV，急性感染恢复期
−	−	−	+	+	曾感染 HBV
−	+	−	−	−	注射疫苗后或 HBV 感染已恢复
−	+	−	+	+	既往感染；急性 HBV 感染恢复期
−	−	−	+	−	急性 HBV 感染趋向恢复
−	+	−	+	−	HBV 感染已恢复

二、基本病理变化

各型病毒性肝炎都属于变质性炎。病变特点以肝细胞变性、坏死为主，同时伴有不同程度的炎细胞浸润、肝细胞再生和纤维组织增生。

（一）肝细胞变性、坏死

1. 肝细胞变性

（1）细胞水肿：最常见。肝细胞受损后，细胞内钠水增多使肝细胞肿大，胞质疏松网状，称为胞质疏松化；病变进一步发展，肝细胞变为球形，胞质透明称为气球样变（图 7-5）。

（2）嗜酸性变：肝细胞胞质水分丢失浓缩、体积变小，胞质嗜酸性增强而红染，细胞核染色深。一般仅见于单个或数个肝细胞。

2. 肝细胞坏死

（1）嗜酸性坏死：由嗜酸性变发展而来，胞质进一步浓缩，核消失，最终形成红染的圆形小体，又称为嗜酸性小体（acidophilic body 或 Councilman body）或凋亡小体（图 7-6）。

（2）溶解性坏死：由高度气球样变发展而来。根据肝细胞坏死的范围和分布不同可分为以下几种。① 点状坏死（spotty necrosis）：单个或数个肝细胞坏死，伴有炎细胞浸润，常见于急性普通型肝炎。② 碎片状坏死（piecemeal necrosis）：是指肝细胞的灶状坏死和崩解，常见于肝小叶周边的界板处，常见于轻度慢性肝炎。③ 桥接坏死（bridging necrosis）：是指中央静脉与汇管区之间、中央静脉与中央静脉之间或两个汇管区之间的肝细胞坏死带，常见于中、重度慢性肝炎。④ 大片或亚大片坏死：大片坏死是指几乎累及整

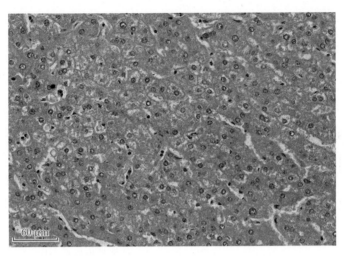

图 7 - 5　急性肝炎——肝细胞水肿(HE×200)

肝细胞体积普遍增大,胞质疏松化或气球样变;肝窦变狭窄

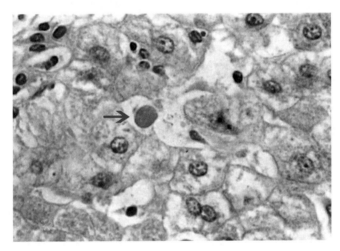

图 7 - 6　肝细胞嗜酸性坏死(HE×400)

箭头所指肝细胞核消失、胞质红染(嗜酸性坏死),周围肝细胞肿胀

个肝小叶的大范围肝细胞坏死,亚大片坏死是指坏死肝细胞占肝小叶大部分,常见于重型肝炎。

（二）炎细胞浸润

肝细胞坏死区和汇管区可见炎细胞浸润,主要是淋巴细胞和巨噬细胞。

（三）增生

1. 肝细胞再生　坏死的肝细胞由周围正常肝细胞分裂再生修复。再生的肝细胞体积较大,胞质略嗜碱性,核大深染,有时可见双核。坏死范围小,再生肝细胞沿残存的网状纤维支架排列,恢复原来的小叶结构;坏死范围大,网状支架塌陷,则再生肝细胞失去支架而呈团块排列,称为结节状再生。

2. 间质反应性增生 Kupffer 细胞增生,可吞噬组织崩解产物;慢性肝炎时,肝小叶之间和汇管区成纤维细胞、间叶细胞增生,将形成纤维结缔组织,使肝质地变硬。

3. 胆小管增生 慢性肝炎且坏死较严重者,汇管区或坏死灶内可有胆小管增生。

三、临床病理类型及其病变特点

不管甲型肝炎还是乙型、丙型肝炎等,都可根据其临床表现和病理特点进行分型。

(一)急性(普通型)肝炎

最常见,又分为黄疸型和无黄疸型,二者的病理变化基本相同。我国以后者居多,且多为乙型肝炎,一部分为丙型肝炎。黄疸型病变略重,病程短,多见于甲型、丁型、戊型肝炎。

1. 病理变化 肉眼观,肝大,质较软,表面光滑。镜下观,肝细胞广泛变性,表现为胞质疏松化和气球样变;坏死轻微,为点状坏死(图7-7);肝小叶与汇管区有轻度炎细胞浸润。黄疸型坏死稍重,毛细胆管内常有淤胆和胆栓形成。

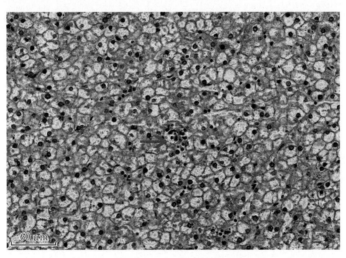

图 7 - 7 急性普通型肝炎(HE×200)
肝细胞广泛气球样变,肝窦变窄;中心可见点状坏死伴少量淋巴细胞浸润

2. 临床病理联系

(1)肝大、肝区疼痛:由于肝细胞弥漫变性肿胀使肝体积增大,被膜紧张,牵拉神经末梢引起肝区疼痛。

(2)血清谷丙转氨酶(SGPT)升高:肝细胞坏死后,细胞内的酶释放入血。

(3)黄疸:肝细胞变性坏死严重时,由于胆红素代谢障碍及毛细胆管阻塞引起患者皮肤、巩膜黄染,称为肝细胞性黄疸。

3. 结局 该型肝炎尤其 HAV 引起者,大多数在 6 个月内治愈,乙型肝炎的5%~10%、丙型肝炎约70%可迁延转为慢性肝炎。

(二) 慢性(普通型)肝炎

病毒性肝炎病程持续 6 个月以上者称为慢性肝炎,多数由急性肝炎转变而来,其中以乙型肝炎占绝大多数。根据肝细胞变性、坏死及纤维化程度,将慢性肝炎又分为轻度、中度和重度三种类型。

1. 轻度慢性肝炎　肝细胞广泛变性、点状坏死,偶见轻度碎片状坏死;汇管区及坏死处少量淋巴细胞浸润,周围轻度纤维组织增生。肝小叶界板无破坏,小叶结构完整。

2. 中度慢性肝炎　肝细胞广泛变性、碎片状坏死,可出现特征性的桥接坏死伴较多淋巴细胞浸润(图 7-8);小叶内有纤维间隔形成,但小叶结构大部分保存。

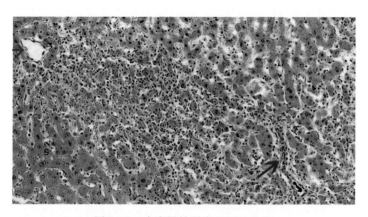

图 7-8　中度慢性肝炎(HE×200)
肝细胞坏死范围大,从中央静脉(红箭头示)至
汇管区(蓝箭头示)连接成片,称为"桥接坏死"

3. 重度慢性肝炎　可见大范围的桥接坏死,大量淋巴细胞浸润,纤维结缔组织增生明显并形成纤维间隔,分割、破坏肝小叶结构(图 7-9)。

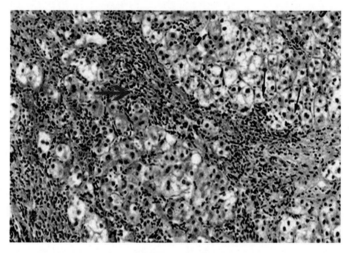

图 7-9　重度慢性肝炎(HE×200)
大量纤维组织增生形成了小叶间隔(蓝箭头示),大量淋巴细胞浸润

慢性肝炎临床上可出现乏力、畏食、肝大、肝区疼痛以及血清谷丙转氨酶升高、黄疸等肝功能障碍的表现。经适当治疗,大部分恢复健康或症状缓解;部分患者会发展为肝硬化,极少数转化为重型肝炎。

(三)急性重型肝炎

急性重型肝炎少见,起病急,病变严重,病程短,又称为暴发型肝炎。

1. 病理变化 肉眼观,肝体积明显缩小,重量减至 600～800 g,尤以左叶为甚,被膜皱缩,质软;切面呈黄色或红褐色,称为急性黄色肝萎缩或急性红色肝萎缩。镜下观,肝细胞坏死广泛而严重,呈大片状坏死,坏死多自小叶中央开始向四周扩展;肝窦明显扩张充血并出血;小叶内及汇管区大量淋巴细胞和巨噬细胞浸润。残存的肝细胞再生不明显(图 7-10)。

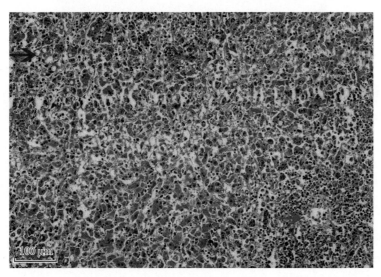

图 7-10 急性重型肝炎(HE×100)
从中央静脉(红箭头示)到肝小叶周边,肝细胞大片状坏死,
肝小叶周边残存的少量肝细胞脂肪变性(左上角蓝箭头示)

2. 临床病理联系 大量肝细胞坏死可以导致:① 胆红素大量入血可引起肝细胞性黄疸;② 凝血因子合成减少致出血倾向;③ 肝解毒功能障碍,来自消化道的有毒代谢产物不能解毒,引起肝性脑病;④ 部分患者由于胆红素代谢障碍及血液循环障碍,诱发肾衰竭,称为肝肾综合征。

本型肝炎预后极差,死亡率高,大多数患者死于肝性脑病,也可死于消化道大出血、急性肾衰竭等,少数转为亚急性重型肝炎。

(四)亚急性重型肝炎

病程较急性重型肝炎长(数周或数月),多数由急性重型肝炎转化而来,部分一开始就呈亚急性经过,少数患者可由急性普通型肝炎恶化而来。

肉眼观,肝体积缩小,被膜皱缩,切面坏死区呈灰黄色,岛屿状再生肝细胞小结节因淤胆呈黄绿色(图7-11)。镜下观,肝细胞大片坏死,肝细胞结节状再生。肝小叶外有明显的炎细胞浸润,小叶周边部胆小管增生并可有胆汁淤积形成胆栓(图7-12)。

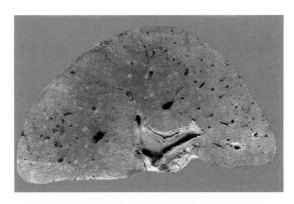

图7-11 亚急性重型肝炎(大体)
肝体积缩小,切面灰黄色,可见散在的岛屿状结节

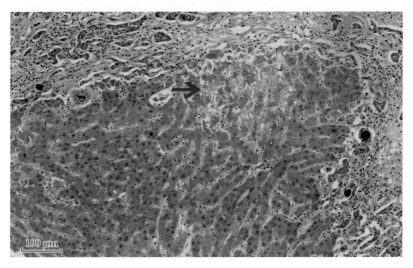

图7-12 亚急性重型肝炎(HE×100)
肝细胞坏死(蓝箭头示)与左下方的结节状再生并存;胆小管内可见胆栓

若及时治疗病变可停止发展并有可能治愈;大多数患者常死于肝功能不全或发展为坏死后肝硬化。

知识拓展

携带者状态

肝炎病毒携带者是指患者携带肝炎病毒,血液中查到病毒复制,但患者尚未出现肝炎的临床症状。一般是指乙型肝炎病毒携带者和丙型肝炎病毒携带者。乙型肝炎病毒携带者是指乙型肝炎表面抗原 HBsAg 阳性持续 6 个月以上,很少有肝病相关的症状和体征,肝功能基本正常的慢性乙型肝炎病毒感染者。丙型肝炎病毒携带者是指感染丙型肝炎病毒后没有任何临床症状、体征且肝功能正常的人。肝炎病毒携带者有传染性。

HBsAg 携带者可分为三类:肝炎患者本人不知道,因其临床症状和肝损害轻微且很快痊愈,仅表现为 HBsAg 携带状态,此类应进行医学观察,每 3 个月复查一次肝功能,及时了解肝损害;健康携带者,经多次反复化验肝功能正常,无任何症状体征,甚至做肝活检亦未见病理损害,肝组织结构完整,此类预后良好,随着机体自身免疫状态改善可以自然转阴;肝活检病理诊断为慢性迁延性肝炎、慢性活动性肝炎,此类患者应按现症患者对待,及时治疗。

第四节　肝　硬　化

肝硬化(cirrhosis of liver)是指多种原因引起肝细胞弥漫性变性坏死,继而出现纤维组织增生和肝细胞结节状再生,这三种病变反复交替进行,使肝小叶结构破坏及血液循环途径被改建,最终导致肝变形、变硬。发病年龄多在 20～40 岁,男女发病无差异。肝硬化患者早期症状不明显,晚期出现门静脉高压症及不同程度肝功能障碍的表现。

一、病因和发病机制

各种引起肝细胞损伤的原因均有可能发展为肝硬化。

1. 病毒性肝炎　流行病学资料显示,病毒性肝炎是我国肝硬化的主要原因,尤其是乙型和丙型肝炎。

2. 慢性酒精中毒　是欧美国家肝硬化的主要原因,近年来我国因慢性酒精中毒引起肝硬化也呈上升趋势。吸收的乙醇主要在肝代谢,产生的乙醛可直接使肝细胞变性坏死,最终演变为肝硬化。

3. 化学毒物　许多化学毒物如氯仿、砷、四氯化碳等,可引起肝细胞坏死而导致肝硬化。

4. 营养缺乏　食物中长期缺乏蛋氨酸或胆碱类物质时,肝合成磷脂、脂蛋白不足,使肝细胞脂肪变性而发展为肝硬化。

以上各种病因作用使肝细胞变性、坏死,以后出现纤维结缔组织增生和肝细胞结节状再生,使肝变硬。结缔组织有三种来源:① 肝细胞坏死后,网状纤维支架塌陷,网状纤维互相聚合形成胶原纤维;② 小叶间或汇管区增生的成纤维细胞产生胶原纤维,破坏界板向肝小叶内伸展;③ 炎症时,Disse 间隙的贮脂细胞增生,合成胶原纤维。随着这三部分结缔组织逐渐增多、互相连接,形成纤维间隔,分割包绕肝细胞,形成新的肝细胞集团,即假小叶。

微课:肝硬化的病因及发病机制

二、病理变化和临床病理联系

肝硬化按形态分为小结节型、大结节型、大小结节混合型及不全分隔型肝硬化。我国目前采用的分类,是结合病因及病变的综合分类,分为门脉性肝硬化、坏死后肝硬化、胆汁性肝硬化、淤血性肝硬化、寄生虫性肝硬化等类型,以门脉性肝硬化最常见。本节主要介绍门脉性肝硬化和坏死后肝硬化。

（一）门脉性肝硬化

门脉性肝硬化(portal cirrhosis)相当于形态分类中的小结节型肝硬化,常由中度、重度慢性肝炎(主要是乙型和丙型)发展而来。

1. 病理变化　肉眼观,早期肝体积正常或稍大,重量增加。晚期肝体积缩小,重量减轻,质地变硬,表面与切面呈结节状,结节较小且大小相仿,直径为 0.1～0.5 cm(图 7-13);切面也可见与表面一致的圆形或椭圆形岛屿状结节,结节周围有窄且厚薄一致的纤维间隔。镜下观,正常肝小叶结构消失,取而代之的是大小相仿、圆形或椭圆形的肝细胞团,称为假小叶(pseudolobule),由增生的纤维组织分割包绕肝细胞团形成。假小叶的特点:① 肝细胞排列紊乱;② 中央静脉偏位、缺如或两个以上;③ 肝细胞可变性、坏死,也有再生的肝细胞;④ 纤维间隔内有淋巴细胞和浆细胞浸润,胆小管增生,胆小管内可有淤胆(图 7-14)。

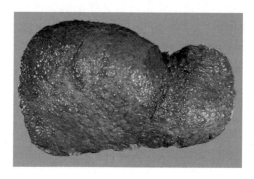

图 7-13　门脉性肝硬化(大体)

肝体积缩小,表面可见弥漫性、大小相仿的小结节

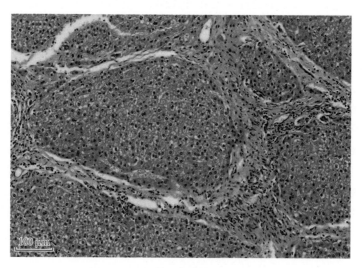

图 7-14　门脉性肝硬化(HE×100)

肝内大量纤维结缔组织增生,破坏了正常肝小叶结构,形成假小叶

2. 临床病理联系

(1) 门静脉高压症:正常门静脉内压为 8～12 cmH$_2$O(1 cmH$_2$O＝0.1 kPa),门脉性肝硬化时,门静脉的压力可升高至 25.5 cmH$_2$O 以上,称门静脉高压症。其发生机制如下。① 窦后阻塞:假小叶压迫小叶下静脉,肝窦血液回流受阻;② 窦性阻塞:肝内广泛的纤维组织增生,使肝窦闭塞,肝内血管网减少,门静脉循环阻力增大;③ 窦前阻塞:肝动脉分支与门静脉分支之间形成异常吻合支,压力高的肝动脉血直接流入压力低的门静脉,也可提高门静脉压力。

门静脉高压形成后,胃、肠、脾等器官淤血,早期由于代偿作用可无明显症状,晚期则出现以下一些临床表现。

动画:门静脉高压症的发生机制

1) 脾大:70%～85%的患者出现脾大,系因门静脉高压使脾静脉血液回流受阻,导致慢性脾淤血;长期慢性淤血还可引起脾窦内皮细胞和纤维组织增生,导致脾体积明显增大、脾功能亢进,使红细胞、白细胞、血小板破坏增多,患者有贫血或出血倾向。

2) 胃肠淤血:门静脉高压使胃肠静脉血液回流受阻,导致胃肠壁淤血、水肿,影响消化、吸收,患者食欲缺乏、腹胀。

3) 腹水:腹水是肝硬化晚期的突出症状,腹水为漏出液,其形成原因是:① 门静脉高压使肠壁和肠系膜毛细血管内流体静压升高,进而使有效滤过压增大,血浆漏入腹腔。② 肝功能降低,合成白蛋白减少,血浆胶体渗透压降低。③ 肝对醛固酮、抗利尿激素等的灭活能力减弱,使这些激素在血中的浓度升高,导致水钠潴留。④ 肝窦内压力升高,淋巴液生成增多,部分经肝被膜漏入腹腔。

动画:肝硬化脾大的发生机制

4) 侧支循环开放:门静脉压升高后,门-腔静脉吻合支开放(图 7-15),部分门静脉血经吻合支绕过肝直接回到右心,可起到降低门静脉压的作用,但同时也会引起一些并发症。主要的侧支循环及并发症有以下三种。① 食管下段静脉丛曲张:最常见,门静脉压升高后,门静脉血经胃冠状静脉、食管下段静脉丛、奇静脉注入上腔静脉而回右心,久之致食管下段静脉丛曲张、壁变薄,明显隆起于黏膜表面,在腹压升高或粗糙食物磨损时,极易发生破裂,引起致命性的上消化道大出血,这是肝硬化患者常见的死亡原因之一。② 直肠静脉丛曲张:门静脉血经肠系膜下静脉、直肠上静脉、直肠静脉丛、直肠下静脉、髂内静脉注入下腔静脉而回右心,久之患者有痔核形成,破裂时出现便血。③ 脐周静脉丛曲张:门静脉血经附脐静脉、脐周静脉网,向上经胸腹壁静脉和腹壁上静脉流向上腔静脉,向下经腹壁下静脉和腹壁浅静脉流向下腔静脉,久之出现脐周静脉丛曲张,形成"海蛇头"现象。

动画:肝硬化致上消化道出血的发生机制

(2) 肝功能障碍:主要是肝细胞变性、坏死而再生的肝细胞不能完全代偿所致,临床可出现以下表现。

1) 血浆白蛋白降低:肝细胞受损,白蛋白合成减少,同时免疫系统合成球蛋白增多,因而血清学检查可见白蛋白降低、白蛋白/球蛋白比值下降或倒置。

2) 出血倾向:肝合成凝血因子减少及脾功能亢进破坏血小板过多所致。

3) 肝对激素灭活功能减弱:肝功能减退、对雌激素的灭活功能减弱,体内雌激素增多,患者颈部、面部、胸部等处小动脉及其分支扩张,称为蜘蛛痣。手掌大小鱼际呈潮红色,称为肝掌。此外,雌激素过多还会造成男性乳腺发育、睾丸萎缩;女性月经不调、不

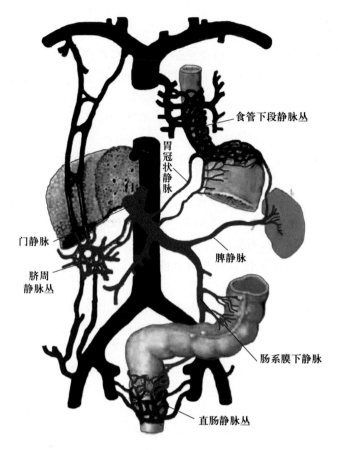

食管下段静脉丛

胃冠状静脉

门静脉

脾静脉

脐周静脉丛

肠系膜下静脉

直肠静脉丛

图 7 - 15　肝硬化时侧支循环开放示意

孕等。

4）黄疸：肝硬化晚期肝细胞坏死、肝细胞内胆汁淤积及毛细胆管内胆栓形成等，致血中胆红素含量增多，患者出现皮肤、巩膜黄染，称为黄疸，多为肝细胞性黄疸。

5）肝性脑病：是由严重的肝功能障碍引起的以意识障碍为主的神经精神综合征，重者发生昏迷，是肝硬化患者最严重的并发症，也是常见死亡原因。

3. 转归及并发症　门脉性肝硬化早期合理治疗，肝功能可得到改善，病变相对静止，甚至减轻。晚期则预后不好，患者可死于上消化道大出血或肝性脑病等，也可合并感染或转变为肝癌。

（二）坏死后肝硬化

坏死后肝硬化（postnecrotic cirrhosis）相当于国际形态分类中的大结节型或大小结节混合型肝硬化，是肝细胞在大片坏死的基础上形成的。

坏死后肝硬化与门脉性肝硬化的不同之处有以下几方面。① 病因：大多数由亚急性重型肝炎迁延而来，也可见于某些药物或化学物质中毒。② 肉眼观：肝表面及切面结节较大（直径多超过 1 cm，大结节直径可达 5 cm）且大小不等，肝变形严重（图 7 - 16）；切面结节周围的纤维间隔较厚且厚薄不均。③ 镜下观:假小叶大小不一、形态各异,假小叶内肝细胞变性、坏死、再生及色素沉着混杂;假小叶周围纤维间隔较宽,且宽窄不一,大量炎细胞浸润及胆小管增生。④ 临床表现:因坏死较重,肝功能障碍明显且出现的早,而门静脉高压症表现较轻出现较晚。⑤ 癌变率较门脉性肝硬化高。

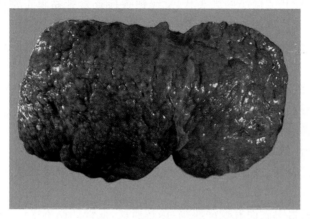

图 7 - 16 坏死后肝硬化(大体)

肝体积缩小,表面结节较大且大小不等

第五节 消化系统常见恶性肿瘤

一、食管癌

食管癌(carcinoma of esophagus)是由食管黏膜上皮或腺体发生的恶性肿瘤。全世界每年有 30 万人死于食管癌,其中 50% 是中国人。我国食管癌的高发区为太行山区、苏北地区、大别山区、川北地区、闽粤交界。男性发病率较高,发病年龄多在 40 岁以上。临床上主要表现为不同程度的吞咽困难,中医学称之为"噎膈"。

(一)病因

食管癌的病因目前尚未完全阐明,研究资料显示与多种因素有关。

1. 饮食习惯 长期食用过热、过硬及粗糙的食物,损伤食管黏膜,与食管癌的发生有关。高发地区的某些粮食或食品,含有较多亚硝酸盐,如自制的酸菜等,此类物质可诱发食管癌。

2. 环境因素 研究发现,我国食管癌高发地区土壤中钼、锌、硒等微量元素量比非高发区低,特别是钼的含量显著偏低。钼是硝酸盐还原酶的成分,缺乏钼可使农作物中硝酸盐的含量增高。

3. 遗传因素 食管癌的家族聚集现象比较明显,提示其发病可能与遗传易感性有一定的关系。

（二）病理变化

食管癌以食管中段最为多见（约占50%），下段次之（占30%），上段最少。

1. 早期食管癌　临床无明显症状，病变局限，无淋巴结转移。肉眼观，癌变处黏膜轻度糜烂或表面呈颗粒状或微小的乳头状，X线钡餐检查食管黏膜正常或仅见轻度局限性僵硬；镜下观，多为原位癌或黏膜内癌，绝大部分为鳞状细胞癌。

2. 中、晚期食管癌　患者多出现吞咽困难等典型症状，根据肉眼形态特点可分为以下四种类型（图7-17）。

（1）髓质型：最多见，癌组织在食管壁内浸润性生长并累及食管大部分，管壁均匀增厚，管腔变小；切面癌组织灰白色，质地较软似脑髓。

（2）蕈伞型：癌组织外生性生长，形成突向食管腔的扁圆形肿块。表面可有浅溃疡，底部常仅波及食管浅肌层。

（3）缩窄型：较少见。癌组织浸润食管全周致局部食管壁呈环状狭窄，狭窄上端食管管腔扩张。

（4）溃疡型：癌组织表面有较深溃疡，深达肌层，底部凹凸不平。

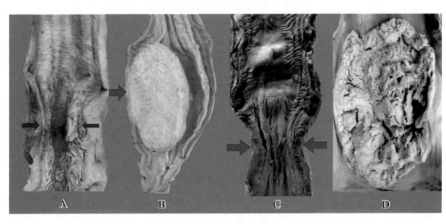

图7-17　食管癌（大体）
A. 髓质型；B. 蕈伞型；C. 缩窄型；D. 溃疡型

镜下观，中晚期食管癌组织学类型以鳞状细胞癌最为多见，约占90%，腺癌和腺鳞癌各占3%～5%，其他类型如神经内分泌癌、癌肉瘤等亦可见到。

（三）扩散

1. 直接蔓延　癌组织穿透食管壁直接侵入邻近组织或器官。依所发生的部位不同，其累及的范围及器官不同，影响也不同。

2. 转移

（1）淋巴道转移：转移部位与食管淋巴引流途径一致。上段癌可转移到颈部及上纵隔淋巴结；中段癌可转移到食管旁或肺门淋巴结；下段癌可转移到食管旁、贲门旁或腹腔上部淋巴结。

（2）血行转移：为晚期转移的主要方式，常转移到肝、肺。

（四）临床病理联系

早期食管癌无明显浸润，无肿块形成，症状不明显，部分患者出现轻微的胸骨后疼痛、灼热感、哽咽感。中、晚期者，由于癌组织不断浸润生长，使食管腔狭窄，患者出现进行性吞咽困难，甚至不能进食，最终导致恶病质。

二、胃癌

胃癌（gastric cancer）是由胃黏膜上皮和腺上皮起源的恶性肿瘤，胃癌的发病率和死亡率占我国恶性肿瘤的第一位或第二位，好发年龄在 40～60 岁，男多于女。好发于胃窦部胃小弯侧。

（一）病因

胃癌的病因尚未完全阐明，可能与下列因素有关。

1. 幽门螺杆菌　幽门螺杆菌（Hp）感染是胃癌发生的主要危险因素。Hp 感染可以导致胃黏膜上皮细胞肿瘤相关基因的甲基化。另外，慢性萎缩性胃炎、胃息肉、胃溃疡伴异型增生及胃黏膜大肠型肠上皮化生是胃癌发生的病理基础。

2. 饮食因素　长期摄食含亚硝酸盐高的食物如熏制食品、过期不新鲜食品，与胃癌发生有不同程度的相关性。动物实验表明，亚硝基类化合物等化学物品有致癌作用。

3. 环境因素　胃癌的发生有一定的地理分布特点，如日本、匈牙利、哥伦比亚、中国的某些地区明显较高。流行病学调查显示，从高发区移民到低发区，其下一代胃癌的发病率相应降低；而低发区移民到高发区，其下一代胃癌的发病率也相应升高。

4. 遗传因素　胃癌患者的直系亲属中，胃癌的发生率可高出一般居民 4 倍，提示了遗传因素的作用。

（二）病理变化

胃癌好发于胃窦部胃小弯侧（占 75%），胃体和胃底部少见。

1. 早期胃癌　指癌组织浸润仅限于黏膜层或黏膜下层，无淋巴结转移。早期胃癌中，直径小于 0.5 cm 称为微小癌，直径 0.6～1.0 cm 为小胃癌；内镜检查时在该病变处钳取活检确认为癌，但手术切除标本经节段性连续切片均未发现癌，称为一点癌。早期胃癌多由胃镜活检发现，及时手术治疗预后良好，5 年存活率可达 80%～90%。

2. 中晚期胃癌（进展期胃癌）　指癌组织浸润超过黏膜下层以下或浸润胃壁全层的癌，常有局部蔓延或转移。癌肿侵袭越深，患者预后越差。肉眼可分为以下三型（图 7-18）。

（1）息肉型或蕈伞型：癌组织向黏膜表面生长，呈息肉状或蕈伞状，突入胃腔内。

（2）溃疡型：癌组织坏死，形成边缘隆起似火山口状的溃疡，直径多超过 2 cm，溃疡底部污秽及凹凸不平。

（3）浸润型：癌组织向胃壁内局限性或弥漫性浸润，与周围正常组织分界不清。弥漫性浸润伴大量纤维组织增生时黏膜皱襞大部分消失，胃壁增厚变硬，胃腔缩小，形似皮革，故有"革囊胃"之称。

如癌组织产生大量黏液而呈半透明的胶冻状外观时,称为胶样癌。

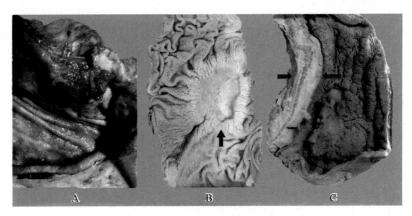

图 7-18 胃癌(大体)

A. 息肉型;B. 溃疡型;C. 浸润型

镜下观,组织学类型主要为腺癌,常见类型有管状腺癌和黏液腺癌。此外,还有乳头状腺癌、印戒细胞癌和未分化癌等。

溃疡型胃癌需注意与胃溃疡区别(表 7-2),必要时做活体组织检查。

表 7-2 胃溃疡病与溃疡型胃癌的肉眼区别

类别	胃溃疡	溃疡型胃癌
大小	直径小于 2 cm	直径大于 2 cm
形态	圆形或椭圆形	不规则形
边缘	整齐,无隆起	不整齐,隆起
底部	干净、平坦	凹凸不平,呈火山口状,多见出血坏死
深度	较深	较浅
黏膜皱襞	呈放射状,向溃疡集中	中断,呈结节状肥厚

(三)扩散

1. 直接蔓延 癌组织可穿透胃壁侵犯邻近器官和组织,如肝、胰腺、大网膜等处。

2. 转移

(1)淋巴道转移:是胃癌转移的主要方式。首先转移到幽门下胃小弯侧局部淋巴结,进而转移到腹主动脉旁、肝门、肠系膜根部等处的淋巴结。晚期可经胸导管转移到左锁骨上淋巴结。

(2)血行转移:多发生在胃癌晚期。常经门静脉系统转移到肝,也可转移到远处的肺、骨、脑等器官。

(3)种植性转移:癌组织侵袭突破胃浆膜面时,癌细胞可脱落种植于腹腔及盆腔器官表面的浆膜上,常在双侧卵巢形成转移性黏液腺癌,称为 Krukenberg 瘤。

(四)临床病理联系

早期胃癌患者临床表现多不明显。中晚期胃癌则常表现为消化功能减弱、食欲缺乏、持续性胃痛等。溃疡型胃癌常继发出血,导致贫血、呕血、黑便等。贲门和幽门部癌,常引起梗阻,晚期出现恶病质及转移癌的临床特征。

三、大肠癌

大肠癌(colorectal carcinoma)是大肠黏膜上皮和腺体发生的恶性肿瘤,包括结肠癌和直肠癌。发病年龄高峰为 40~50 岁。在我国大肠癌发病率城市高于农村,大城市高于小城市,男性多于女性。患者的主要临床表现是贫血、消瘦、大便次数增多、黏液血便、腹痛、腹块和肠梗阻等。

(一)病因

大肠癌的病因尚未完全明确,目前认为与饮食因素和遗传因素关系明显。

1. **饮食习惯** 长期高脂肪少纤维的饮食与大肠癌有关,可能是这种食物不利于有规律的排便,延长了肠黏膜与食物中致癌物质的接触时间。

2. **遗传因素** 大肠癌有家族性高发现象的报告,而遗传性家族性多发性大肠息肉病患者大肠癌的发生率极高。

3. **慢性肠疾病** 如慢性溃疡型结肠炎、息肉状腺瘤、绒毛状腺瘤、慢性血吸虫病等,被认为与大肠癌的发生有关。

(二)病理变化

大肠癌的好发部位是直肠(占 50%),其次为乙状结肠(占 20%)、盲肠(占 16%)、升结肠及横结肠(占 8%)、降结肠(占 6%)。

肉眼观,可分为以下四型。① 隆起型:呈息肉状或盘状突向肠腔。② 溃疡型:溃疡底部凹凸不平呈火山口状,此型多见。③ 浸润型:癌组织向肠壁深层弥漫浸润,常累及肠壁全周,若同时伴有间质纤维组织增生,则使局部肠管增厚,变硬,管腔缩小形成环状狭窄。④ 胶样型:肿瘤表面及切面均呈半透明胶冻状,患者多为青年人,预后差。

组织学类型以高分化或中分化腺癌多见,其次为低分化腺癌、黏液腺癌和印戒细胞癌,未分化癌和鳞状细胞癌少见。

(三)扩散

1. **直接蔓延** 癌组织浸润肌层达浆膜层后,可直接蔓延至邻近的器官,如前列腺、膀胱及腹膜等。

2. **转移**

(1)淋巴道转移:癌组织未穿透肠壁肌层时较少发生淋巴道转移,一旦穿透肌层,转移率明显升高,首先转移到附近淋巴结,再沿淋巴引流方向到达远隔淋巴结,偶尔经胸导管转移到左锁骨上淋巴结。

(2)血行转移:晚期癌组织经血管可转移到全身,其中最常见的是肝转移。

(3)种植性转移:癌组织突破肠壁浆膜后,到达肠壁表面,癌细胞脱落播散到腹腔形成种植性转移。

(四)临床病理联系

大肠癌早期无明显的临床表现。中、晚期癌可出现贫血、消瘦、大便次数增多、不成形,腹痛、腹部肿块或肠梗阻等。

四、原发性肝癌

原发性肝癌(primary hepatic carcinoma)是来源于肝细胞或肝内胆管上皮细胞的恶性肿瘤,简称肝癌。在我国肝癌的发病率较高,是常见的恶性肿瘤之一。高发地区集中在东南沿海一带。发病年龄多在中年以上,男性多于女性。因早期肝癌无临床症状,发现时多已是晚期,死亡率较高。

(一)病因

目前研究认为肝癌的发生与下列因素有关。

1.病毒性肝炎　流行病学调查资料显示,肝癌的发生与乙型肝炎密切相关,其次是丙型肝炎。有报道肝癌患者 $60\%\sim90\%$ 有 HBV 感染。

2.肝硬化　肝硬化与肝癌之间有密切关系。肝硬化可发展为肝癌。

3.饮食因素　长期摄入含黄曲霉菌毒素的霉变食品或含亚硝酸盐较多的食物,可以引起肝癌。

(二)病理变化

1.早期肝癌　又称小肝癌,指单个癌结节直径在 3 cm 以下,或癌结节数目不超过 2 个、直径总和不超过 3 cm 的原发性肝癌。癌结节多呈球形或分叶状,与周围组织分界较清楚,切面均匀一致,无出血坏死。

2.晚期肝癌　大体可分为以下三种类型。① 巨块型:肿瘤体积巨大,直径超过 10 cm,肝右叶多见。切面中心常有出血坏死,瘤体周围常有多少不等的卫星状癌结节(图 7-19)。② 结节型:最常见,通常合并肝硬化;肿瘤形成多个圆形或椭圆形的结节,大小不等,分散分布,可相互融合成较大的结节(图 7-20)。③ 弥漫型:少见。癌组织弥漫分散于肝内,无明显结节。

镜下观,肝癌分为三种类型。① 肝细胞癌:发生于肝细胞,最多见;分化程度高者癌细胞类似肝细胞,分泌胆汁;分化差者癌细胞异型性明显,癌细胞大小不一,形态各异。② 胆管细胞癌:发生于肝内胆管上皮,较为少见;癌细胞呈腺管样排列,可分泌黏液,间质较多。③ 混合细胞型肝癌:最少见,癌组织中有肝细胞癌及胆管细胞癌两种成分。

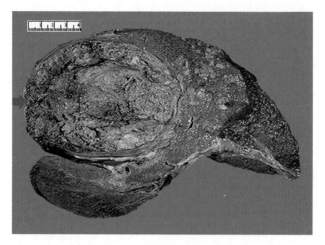

图 7-19 巨块型肝癌（大体）

肿瘤直径超过 10 cm,占据肝右叶,周围可见卫星结节

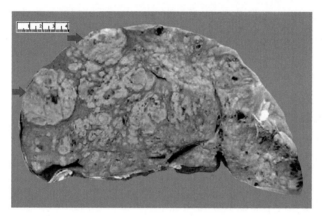

图 7-20 结节型肝癌（大体）

多个灰白色的癌结节散在分布(1 cm 以下的小结节是门脉性肝硬化结节)

（三）扩散

1. 肝内蔓延或转移 肝癌首先在肝内直接蔓延,易经门静脉分支播散转移,使肝内出现多处转移性癌结节。还可逆行到肝外门静脉主干,形成癌栓,导致门静脉高压。

2. 肝外转移

（1）血行转移:经肝静脉转移至肺、脑、骨等处,其中以肺转移最为多见。

（2）淋巴道转移:常转移至肝门、上腹部及腹膜后淋巴结。

（3）种植性转移:癌细胞从肝表面脱落可直接种植在腹膜及腹部器官表面形成转移癌。

（四）临床病理联系

早期肝癌可无明显的临床表现,故又称亚临床肝癌。随着癌肿的增大并不断破坏肝组织,影响肝功能,临床出现肝区疼痛、肝区肿块、食欲缺乏、消瘦、乏力、黄疸、腹水等表现。晚期肝癌的临床经过较为迅速,预后通常较差,死亡率极高。死亡原因有全身广泛转移、肝衰竭,位于肝表面的癌结节发生自发性破裂或癌肿侵蚀大血管导致大出血等。

本章小结

慢性胃炎分为慢性浅表性胃炎、慢性萎缩性胃炎、慢性肥厚性胃炎和疣状胃炎。慢性萎缩性胃炎 A 型与自身免疫有关,常伴有恶性贫血;B 型与 Hp 感染等因素有关,病变在胃窦,易发生癌变。

消化性溃疡是胃或十二指肠由于黏液屏障和上皮屏障遭破坏,胃酸和胃蛋白酶对胃和十二指肠自身消化,形成慢性溃疡为特征的一种常见病。溃疡多为圆形或椭圆形。胃溃疡好发于胃小弯近幽门部,直径 2 cm 以内,边缘整齐,底部平坦;十二指肠溃疡好发于十二指肠球部前、后壁,直径 1 cm 以内。溃疡底部从内向外分为炎性渗出层、坏死层、肉芽组织层和瘢痕组织层。胃溃疡常表现为餐后痛,十二指肠溃疡多为空腹痛、夜间痛。消化性溃疡可并发出血、穿孔、幽门梗阻、癌变。

病毒性肝炎是指由肝炎病毒引起的以肝细胞变性、坏死为主的传染病,属于变质性炎;临床病理类型有急性普通型肝炎、慢性普通型肝炎(分为轻度、中度和重度)、急性重型肝炎和亚急性重型肝炎,各型病变特点和临床表现不同。

肝硬化的主要病因是病毒性肝炎(尤其是乙型和丙型),以门脉性肝硬化(小结节性肝硬化)最常见;肉眼观,肝变小、变硬,表面和切面有弥漫性小结节。镜下见肝内大量纤维结缔组织增生,破坏正常肝小叶,形成假小叶;临床表现为门静脉高压症和不同程度的肝功能障碍。

食管癌好发于食管中段,肉眼分髓质型、蕈伞型、缩窄型和溃疡型,以鳞状细胞癌多见;胃癌好发于胃小弯近幽门部,肉眼分为息肉型、溃疡型和浸润型,以腺癌多见;大肠癌以直肠癌最多见;肝癌大体分为巨块型、结节型和弥漫型,以肝细胞癌多见。

病例讨论

患者,男,50 岁,慢性乙型肝炎病史 6 年。6 个月前自觉乏力、右上腹痛、食欲缺乏、下肢水肿。入院治疗,病情时好时发。近 2 个月来症状加重并出现牙龈出血,皮肤、巩膜黄染。体格检查:慢性病容,皮肤、巩膜黄染,腹部膨隆,见蜘蛛痣。全腹无压痛,移动性浊音(+),脾肋下 5 cm。实验室检查:凝血酶原时间 26 s,白蛋白/球蛋白为 22/25,HBsAg(+)。B 型超声检查提示:肝弥漫小结节。入院 2 天后突然上腹剧痛,面色苍白,呕血 600 ml,柏油样便,1 周后出现烦躁不安,继而昏迷,经抢救无效死亡。

尸检摘要:腹腔内有橙色液体 4 000 ml,肝重 800 g,表面和切面见大小相仿、直径小于 1.0 cm 的结节,食管下段静脉丛明显曲张。镜下见肝内结缔组织增生、假小叶形成。

讨论：

1. 死者生前患有哪些疾病(病变)?

2. 这些疾病(病变)是如何发生、发展的?

3. 患者的死亡原因是什么?

思考题

1. 分析幽门螺杆菌与慢性胃炎、胃溃疡、胃癌的关系。

2. 如何区分胃溃疡和溃疡型胃癌?

3. 分析病毒性肝炎、肝硬化、肝癌的关系。

4. 比较门脉性肝硬化与坏死后肝硬化的区别。

第七章病例
讨论答案

第七章
单元测试

(田晓露)

第八章 泌尿系统疾病

学习目标

1. 掌握肾小球肾炎、肾盂肾炎的概念。

2. 掌握弥漫性增生性肾小球肾炎、弥漫性新月体性肾小球肾炎和弥漫性硬化性肾小球肾炎的病理变化及临床病理联系。

3. 熟悉肾盂肾炎的病因、发病机制、病理变化和临床病理联系。

4. 了解肾小球肾炎的病因和发病机制、肾细胞癌和膀胱癌的病变特点和扩散途径。

5. 能识别各种肾小球肾炎、肾盂肾炎的大体标本和镜下病变特点;能解释尿常规检查、尿细菌培养结果对诊断泌尿系统疾病的作用。

泌尿系统主要由肾、输尿管、膀胱和尿道四部分组成。肾是泌尿系统最为重要的器官,其主要功能是排出体内的代谢产物和毒物,同时调节水、电解质代谢和酸碱平衡;肾还具有内分泌功能,可分泌肾素、促红细胞生成素、前列腺素等物质,以维持机体内环境的相对稳定。

第八章
思维导图

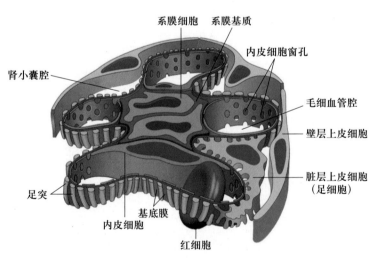

图 8-1　正常肾小体结构示意

肾的基本结构和功能单位是肾单位。肾单位由肾小体和肾小管两部分构成,肾小体包括肾小球(血管球)和肾小囊(肾球囊);肾小球毛细血管间为肾小球系膜,由系膜细胞和系膜基质构成;肾小囊内层为脏层上皮细胞(足细胞)、外层为壁层上皮细胞,两层之间为肾小囊腔;肾小球的滤过膜由肾小球毛细血管内皮细胞、基膜和肾小囊脏层上皮细胞构成(图 8-1)。

泌尿系统疾病种类很多,包括炎症、肿瘤、肾血管疾病、泌尿系结石、先天性疾病以及代谢性疾病等。本章重点介绍肾小球肾炎、肾盂肾炎和泌尿系统常见恶性肿瘤。

第一节　肾小球肾炎

肾小球肾炎(glomerulonephritis,GN)是以肾小球损害为主要病变的一组疾病。临床可出现蛋白尿、血尿、水肿、高血压及轻重不等的肾功能障碍。

肾小球肾炎可分为原发性和继发性肾小球肾炎。原发性肾小球肾炎是原发于肾的独立疾病,肾是唯一或主要受累器官;继发性肾小球肾炎是其他全身性疾病(如过敏性紫癜、系统性红斑狼疮、糖尿病等)引起的肾小球病变,肾小球肾炎是全身性疾病的部分病变。本节主要介绍原发性肾小球肾炎。

一、病因和发病机制

原发性肾小球肾炎属于超敏反应性炎性疾病。引起肾小球肾炎的抗原分为内源性和外源性两大类,内源性抗原包括肾小球性抗原(如肾小球毛细血管基膜抗原、内皮细胞膜抗原、足突抗原和系膜细胞膜抗原等)和非肾小球性抗原(如 DNA、免疫球蛋白、甲状腺球蛋白、肿瘤抗原等);外源性抗原包括细菌、病毒、寄生虫、真菌和螺旋体等生物性病原体以及药物、外源性凝集素、异种血清等非生物性抗原。

肾小球肾炎的发病机制是通过两种方式,即循环免疫复合物沉积和原位免疫复合物形成。

动画:循环免疫
复合物沉积

1. 循环免疫复合物沉积　外源性抗原和非肾小球性内源性抗原刺激机体产生相应的抗体,抗原和抗体在血液循环中形成免疫复合物,随血流运行到达肾小球时,可沉积到基膜内或基膜附近,引起肾小球肾炎。

循环免疫复合物是否在肾小球内沉积受其大小与所带电荷的影响。大分子复合物常被血液中的吞噬细胞清除,小分子复合物易通过肾小球滤过膜,均不易在肾小球内沉积,只有中分子复合物易沉积在肾小球内。含阳离子的复合物可穿过基膜,易沉积于上皮下;含阴离子的复合物不易通过基膜,常沉积于内皮下;电荷中性的复合物易沉积于系膜区。其他影响免疫复合物沉积的因素包括肾小球血流动力学、系膜细胞的功能和滤过膜的电荷状况等。沉积的免疫复合物在电镜下表现为高电子密度物质,免疫荧光检查显示沿基膜或系膜区出现不连续的颗粒状荧光。

动画:原位免疫
复合物形成

2. 原位免疫复合物形成　肾小球本身的固有成分在某些因素作用下成为抗原,或非肾小球性抗原进入肾小球形成植入性抗原,均可刺激机体产生相应抗体,抗体在肾小球内与抗原结合形成原位免疫复合物,引起肾小球肾炎,称为原位免疫复合物性肾炎。

肾小球本身的固有成分主要是肾小球基膜抗原,可诱发新月体性肾小球肾炎,免疫荧光显示连续的线型荧光;其他如肾小管刷状缘抗原(可诱发膜性肾小球肾炎)、系膜基质抗原(可诱发系膜增生性肾小球肾炎)等。植入性抗原是肾小球以外的成分(如细菌、病毒、寄生虫感染的产物或某些药物),随血液流经肾时,通过与肾小球某一成分结合,定位于肾小球成为抗原,产生的抗体与抗原反应形成免疫复合物,免疫荧光检查显示散在的颗粒状荧光。

无论是循环免疫复合物沉积还是原位免疫复合物形成,均可激活补体系统,产生 C3a 和 C5a 等趋化因子,引起中性粒细胞和单核细胞渗出,中性粒细胞释放蛋白溶解酶、氧自由基等,引起肾小球毛细血管内皮细胞、基膜、肾小囊上皮细胞或系膜细胞等损伤,之后出现损伤部位相应细胞的增生修复。

微课:肾小球
肾炎的病因
及发病机制

二、基本病理变化

(一)肾小体细胞增多

肾小球肾炎时,肾小球毛细血管内皮细胞、系膜细胞及肾小囊上皮细胞(主要是壁层上皮细胞)都可增生,加上炎细胞渗出,使肾小体内细胞数目增多。

(二)基膜增厚、系膜基质增多

光镜下 PAS 染色显示肾小球毛细血管基膜增厚,电镜下观察有基膜本身的增生,也可由内皮下、脏层上皮细胞下或基膜内免疫复合物的沉积引起;晚期系膜基质增多,造成肾小球硬化。

(三)炎性渗出和坏死

急性肾小球肾炎可引起中性粒细胞、单核细胞及纤维素渗出到系膜区或肾小囊腔内;重者可引起肾小球毛细血管壁发生纤维素样坏死,可伴血栓形成。

(四)肾小球玻璃样变性和硬化

病变早期肾小球内血浆蛋白沉积,基膜增厚,系膜基质增多,严重时可导致毛细血管腔狭窄和闭塞;晚期间质纤维结缔组织增生并发生玻璃样变性,最后形成节段性或整个肾小球硬化。肾小球玻璃样变性和硬化为各型肾小球病变发展的最终结果。

(五)肾小管和肾间质的改变

由于肾小球血流减少,致肾小管上皮细胞常发生变性,管腔中可出现管型;肾间质血管扩张充血、水肿、炎细胞浸润。

三、临床病理联系

(一)临床表现

1. 尿液改变
(1)少尿或无尿:肾小球滤过率降低时,患者可出现少尿或无尿。24 h 尿量少于

400 ml,称为少尿;24 h尿量少于100 ml,称为无尿。

(2) 多尿、夜尿:肾小管浓缩功能降低时,患者出现多尿、夜尿。24 h尿量超过2 500 ml,称为多尿;正常夜间尿量约占总尿量的1/3,当夜间尿量增多,夜间尿量接近或超过白天尿量时,称为夜尿。

(3) 低渗尿和等渗尿:慢性肾小球肾炎早期由于肾浓缩功能降低而稀释功能正常,尿比重降低,称为低渗尿;晚期肾的浓缩和稀释功能均丧失,终末尿渗透压接近血浆渗透压,故尿比重固定在1.008～1.012,称为等渗尿。

(4) 尿液性状改变:① 血尿:肾小球毛细血管壁损伤严重时出现血尿,分镜下血尿(即尿沉渣检查,每高倍视野超过1个红细胞)和肉眼血尿(即1 000 ml尿中混有血液超过1 ml,外观呈洗肉水样改变)。② 蛋白尿:尿中蛋白质含量超过150 mg/d则为蛋白尿,当肾小球损伤严重时,尿中蛋白质含量超过3.5 g/d则为大量蛋白尿。③ 管型尿:由蛋白质、细胞或细胞碎片在肾小管中凝集形成的管型,随尿液排出,称为管型尿,如透明管型(白蛋白)、颗粒管型(细胞碎片)、细胞管型(上皮细胞、红细胞、白细胞及细胞碎片)等。

2. 低蛋白血症 长期大量蛋白尿,使血浆蛋白含量减少,患者出现低蛋白血症。

3. 肾性水肿 其机制是:① 低蛋白血症使血浆胶体渗透压降低。② 肾小球滤过率降低导致水钠潴留。肾性水肿的特点是易发生在组织疏松的部位,早期表现为眼睑及面部水肿,严重时引起全身性水肿,如胸腔积液、腹水。

4. 肾性高血压 其机制是:① 水钠潴留使血容量增加;② 肾小球缺血,肾素分泌增多使外周血管收缩,外周阻力增大。

5. 肾性贫血 慢性肾炎患者,由于肾实质被大量破坏,促红细胞生成素分泌减少引起肾性贫血;发展至尿毒症时,体内毒性代谢产物堆积抑制骨髓造血可加重贫血。

6. 高脂血症 低蛋白血症刺激肝合成大量的脂蛋白所致。

7. 氮质血症 肾炎晚期由于肾单位大量被破坏,肾小球滤过率降低,代谢产物不能被排出,出现血尿素氮、血肌酐水平升高,称为氮质血症。

知识拓展

肾功能检查

肾不仅是一个排尿器官,而且是一个内分泌器官,在全身和肾局部发挥重要的生理作用。泌尿系统炎症性疾病、全身代谢性疾病,或环境污染物如铅、汞、镉、铬、砷、烃类溶剂、石油产品等,均可引起肾损害。

肾功能检查包括:① 肾小球功能检测如血清肌酐测定、血尿素氮测定、内生肌酐清除率测定、肾小球滤过率测定、血 β_2 -微球蛋白测定、血清胱抑素C测定。② 肾小管功能检测包括尿 β_2 -微球蛋白测定、尿 α_1 -微球蛋白、视黄醇微球蛋白测定、尿渗透压测定、昼夜尿比密试验。③ 血尿酸检测。④ 肾小管性酸中毒检测。

肾功能检测是判断肾疾病严重程度和预测预后、判断疗效、调整某些药物剂量的重要依据。

（二）临床综合征

肾小球肾炎在临床上常表现为以下几种临床综合征。

1. 急性肾炎综合征（acute nephritic syndrome） 起病急，表现为少尿或无尿、血尿、轻至中度蛋白尿、水肿、高血压，严重时，可引起氮质血症或急性肾衰竭。主要见于急性弥漫性增生性肾小球肾炎。

2. 急进性肾炎综合征（accelerated nephritis syndrome） 起病急，进展快，出现肉眼血尿和蛋白尿后，迅速出现少尿、无尿、氮质血症，出现急性肾衰竭及尿毒症，又称快速进行性肾炎综合征（rapidly progressive nephritic syndrome）。主要见于新月体性肾小球肾炎。

3. 肾病综合征（nephrotic syndrome） 表现为"三高一低"，即大量蛋白尿（≥3.5g/d）、低蛋白血症、高度水肿和高脂血症。引起肾病综合征的病理类型较多，主要见于膜性肾小球肾炎、膜增生性肾小球肾炎、系膜增生性肾小球肾炎、微小病变性肾小球肾炎、局灶性节段性肾小球硬化症。

4. 无症状性血尿或蛋白尿（asymptomatic hematuria or proteinuria） 表现为持续性或反复发作性血尿或轻度蛋白尿，而无明显其他肾炎症状。主要见于IgA肾病，也可见于轻度系膜增生性肾小球肾炎、轻微病变性肾小球肾炎等。

5. 慢性肾炎综合征（chronic nephritic syndrome） 起病缓慢，主要表现为多尿、夜尿、低比重尿、肾性高血压、贫血、氮质血症等，逐渐发展为慢性肾衰竭。见于弥漫性硬化性肾小球肾炎。

四、常见病理类型

肾小球肾炎的病理类型目前多采用WHO的分类法，通过肾穿刺活检和尸检，以光镜、电镜和免疫荧光表现为基础，根据肾组织病变的范围分为弥漫性肾小球肾炎（指病变累及50%以上的肾小球者）、局灶性肾小球肾炎（指病变仅累及少数肾小球者）和微小病变性肾小球肾炎。其中弥漫性肾小球肾炎的常见类型有：① 弥漫性毛细血管内增生性肾小球肾炎；② 弥漫性新月体性肾小球肾炎；③ 弥漫性膜性肾小球肾炎（膜性肾病）；④ 弥漫性膜增生性肾小球肾炎；⑤ 弥漫性系膜增生性肾小球肾炎；⑥ 弥漫性硬化性肾小球肾炎。

（一）弥漫性毛细血管内增生性肾小球肾炎

弥漫性毛细血管内增生性肾小球肾炎（diffuse endocapillary proliferative glomerulonephri），简称弥漫性增生性肾小球肾炎（diffuse proliferative glomerulonephritis），为临床最常见的肾小球肾炎类型，其病变特点是以肾小球毛细血管内皮细胞和系膜细胞增生为主，伴有多少不等的渗出和变质改变。多见于5～14岁儿童，成人较少见。临床起病急，主要表现为急性肾炎综合征，预后良好。

1. 病因和发病机制 本病常由循环免疫复合物沉积引起，病原微生物感染是发病的主要因素，最常见的病原体为A组乙型溶血性链球菌。患者发病前1～3周常有咽部或皮肤链球菌感染史,血中抗链球菌溶血素"O"滴定度升高,补体水平下降,血、尿和肾组织中均无病菌,这些均支持本病与链球菌感染有关,是链球菌感染后抗原抗体复合物沉积于肾小球引起的超敏反应所致,由链球菌感染后引起的肾炎也称链球菌感染后肾小球肾炎;其他细菌(如肺炎链球菌、葡萄球菌等)或病毒(如麻疹病毒、腮腺炎病毒、乙型肝炎病毒等)和寄生虫也可引起。链球菌或其他病原体的抗原成分导致相应抗体形成,并在血液循环中形成抗原抗体复合物。抗原和抗体量相接近或抗原稍多于抗体时,形成的大小适宜的可溶性免疫复合物易沉积在肾小球,引起炎症反应。

2. 病理变化

(1)肉眼观:双侧肾弥漫性轻或中度增大,被膜紧张,表面充血变红,称为"大红肾"(图8-2);有时肾表面及切面可见散在的粟粒大小出血点,又称为"蚤咬肾";切面可见肾皮质增厚。

(2)光镜:病变弥漫性累及两侧肾的绝大多数肾小球,以增生性病变为主。主要表现为肾小球毛细血管内皮细胞和系膜细胞明显增生,并有较多的中性粒细胞和单核细胞渗出,使肾小球细胞数量增多,体积增大,毛细血管管腔明显狭窄,肾小球缺血(图8-3);严重病例肾小球毛细血管出现节段性纤维素样坏死或微血栓形成。肾小囊内可见炎细胞、纤维素渗出和红细胞漏出。肾近曲小管上皮细胞常见细胞肿胀,管腔内可见由蛋白、细胞等聚集而形成的各种管型,如蛋白管型、细胞管型、颗粒管型。肾间质出现不同程度的充血、水肿及少量炎细胞浸润。

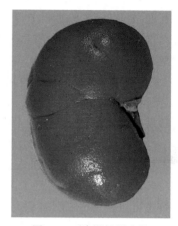

图8-2 弥漫性增生性
肾小球肾炎(大体)

肾体积增大,颜色变红,称"大红肾"

数字切片观
察:弥漫性
增生性肾
小球肾炎

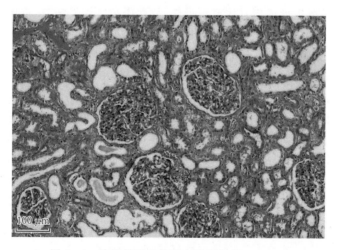

图8-3 弥漫性增生性肾小球肾炎(HE×100)

大多数肾小球毛细血管内皮细胞和系膜细胞明显增生,
使肾小体体积增大(左下角为正常肾小体,直径约100 μm)

（3）电镜：肾小球毛细血管内皮细胞和系膜细胞增生肿胀，在基膜与脏层上皮细胞之间有驼峰状或小丘状电子致密物沉积。

（4）免疫荧光：沿肾小球毛细血管基膜表面有免疫球蛋白 IgG、IgM 和补体 C3 沉积，呈散在的颗粒状荧光。

3. 临床病理联系　本型肾炎患者临床表现为急性肾炎综合征。

（1）尿的变化：① 少尿、无尿：由于肾小球毛细血管内皮细胞和系膜细胞增生肿胀，使毛细血管管腔狭窄，肾小球滤过率降低，而肾小管重吸收功能无明显变化，故引起少尿，严重者无尿。② 血尿：常为最早出现的症状，血尿程度主要取决于肾小球毛细血管受损的程度，轻者为镜下血尿，严重者出现肉眼血尿。③ 蛋白尿：多呈轻、中度蛋白尿，少数患者出现大量蛋白尿。④ 管型尿：肾小管中的管型随尿液排出，可在尿液镜检时出现各种管型。

（2）水肿：80% 的患者可出现一过性轻、中度水肿，早期好发颜面、眼睑等组织疏松部位，严重时引起全身性水肿。主要由于增生性病变使肾小球滤过率降低，水钠潴留所致；超敏反应使毛细血管壁通透性增高，可加重水肿的发生。

（3）高血压：水钠潴留引起的血容量增加是导致高血压的主要因素，血浆肾素水平一般不增高，属于继发性高血压。

4. 转归　本型肾炎绝大多数预后良好，尤其是儿童链球菌感染后肾炎可完全治愈；少数患者可转化为新月体性肾小球肾炎或弥漫性硬化性肾小球肾炎；极少数（<1%）患者病情严重，在短期内迅速出现急性肾衰竭，可因救治不当而死亡，且多为高龄患者。持续大量蛋白尿或肾小球滤过率下降提示预后不佳。

（二）新月体性肾小球肾炎

新月体性肾小球肾炎（crescentic glomerulonephritis，CrGN）主要病变特点是肾小囊壁层上皮细胞明显增生形成新月体或环形体，故而得名。因发病急，进展快，病情重，预后差，常死于急性肾衰竭，又称为快速进行性肾小球肾炎（rapidly progressive glomerulonephritis，RPGN）。多见于中青年人，临床上表现为急进性肾炎综合征。

1. 病因和发病机制　新月体性肾小球肾炎为一组由不同原因引起的疾病，可为原发性或继发性，多数由免疫机制引起。根据电镜和免疫学检查可将新月体性肾小球肾炎分为三个类型：Ⅰ型属抗肾小球基膜抗体（AGBM）性肾炎，免疫荧光检查显示特征性的线性荧光，是内源性抗原通过原位免疫复合物形成而发病，部分患者表现为肺出血-肾炎综合征（Goodpasture syndrome）；Ⅱ型为免疫复合物性肾炎，由链球菌感染后肾炎、系统性红斑狼疮、过敏性紫癜等发展而来，通过循环免疫复合物沉积而发病，免疫荧光检查显示颗粒状荧光；Ⅲ型又称免疫反应缺乏型，免疫荧光和电镜检查无免疫复合物或 AGBM 沉积。

2. 病理变化

（1）肉眼观：双侧肾增大，颜色灰白，切面见肾皮质增厚，可见散在点状出血；髓质淤血（图 8-4）。

（2）光镜：特征性病变是多数肾小体内有新月体形成。早期新月体主要由明显增生的肾小囊壁层上皮细胞和渗出的巨噬细胞构成,在毛细血管丛周围形成半月状结构,称为细胞性新月体,病变进一步发展,增生的壁层上皮细胞包绕毛细血管丛,形成环状体(图8-5);以后纤维组织增多,最终新月体可完全纤维化,称为纤维性新月体(图8-6)。在增生的壁层上皮细胞间可见渗出的中性粒细胞、纤维蛋白和红细胞。新月体形成可使肾小囊壁增厚,脏层、壁层粘连,从而使肾小囊腔狭窄,同时,新月体或环状体可压迫肾小球毛细血管丛,使毛细血管丛萎缩、纤维化、玻璃样变性。有时可见肾小球毛细血管发生纤维素样坏死和出血。此外,肾近曲小管上皮细胞可发生细胞肿胀,间质淋巴细胞、巨噬细胞浸润。

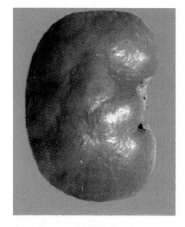

图8-4　新月体性肾小球肾炎(大体)
肾体积增大,表面较光滑,颜色灰白

数字切片观察:弥漫性新月体性肾小球肾炎

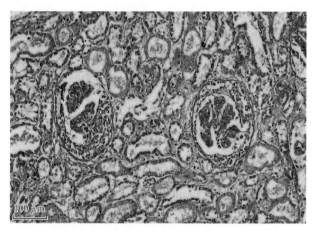

图8-5　新月体性肾小球肾炎——细胞性新月体(HE×100)
肾小囊壁层上皮细胞增生,形成新月体(左)或环状体(右)

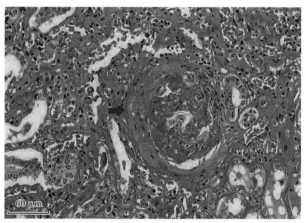

图8-6　新月体性肾小球肾炎——纤维性新月体(HE×200)
新月体已完全纤维化(纤维性新月体),肾小囊腔高度狭窄

（3）电镜：除见新月体形成外，几乎所有患者均可见肾小球基膜不规则增厚、局灶性缺损和断裂；Ⅱ型患者还可出现电子致密物沉积。

（4）免疫荧光：Ⅰ型呈线性荧光；Ⅱ型呈颗粒状荧光；Ⅲ型不见阳性荧光反应。

3. 临床病理联系　此型肾炎临床上表现为急进性肾炎综合征。

（1）肉眼血尿：由于肾小球毛细血管基膜缺损以及毛细血管壁纤维素样坏死，大量红细胞漏出至肾小囊内，可出现明显的肉眼血尿。蛋白尿相对较轻。

（2）少尿、无尿、氮质血症：由于大量新月体形成，使肾小囊腔狭窄，甚至阻塞，肾小球滤过率降低，故患者迅速出现少尿、无尿，体内代谢产物不能排出引起氮质血症，甚至尿毒症。

（3）高血压：主要是由于新月体或环状体压迫肾小球毛细血管丛导致肾缺血，通过肾素-血管紧张素的作用，全身小动脉收缩使外周阻力增大，从而使血压升高。此外，水钠潴留也可使血压升高。

肺出血肾炎综合征患者除以上表现，还会因两肺的广泛出血出现反复咯血。

4. 转归　此型肾炎患者病变严重程度及预后主要与新月体形成的数量有关。若有新月体形成的肾小球＞80%，病变发展迅速，预后差，如不及时治疗，多数患者常于数周或数月内因尿毒症而死亡。50%～80%肾小球有新月体形成者，病程可稍长。有些患者需要长期的血液透析或肾移植。

（三）膜性肾小球肾炎

膜性肾小球肾炎（membranous glomerulonephritis）以肾小球毛细血管基膜弥漫性增厚为主要病变特点，而肾小球内炎症改变不明显，故又称膜性肾病（membranous nephropathy）。本病多见于中年人，是引起成人肾病综合征最常见的原因，临床起病缓慢，病程较长。本病约85%为原发性，被认为是与易感基因有关的自身免疫病，自身抗体与肾小球上皮细胞膜抗原结合，在上皮细胞与基膜之间形成免疫复合物，并通过激活补体引起肾小球滤过膜损伤。其余患者为系统性疾病（如系统性红斑狼疮）的一部分，属于继发性膜性肾小球肾炎。

1. 病理变化

（1）肉眼观：双侧肾体积增大，颜色苍白，称为"大白肾"，切面皮质增厚。

（2）光镜：早期肾小球基本正常，随病情发展，肾小球毛细血管基膜弥漫性增厚，使毛细血管管腔狭窄甚至闭塞，肾小球内无明显渗出、增生等改变（图8-7）。肾近曲小管上皮可出现细胞肿胀、脂肪变性。晚期由于毛细血管壁增厚，引起管腔狭窄、闭塞，最终导致肾小球纤维化及玻璃样变性。

（3）电镜：早期，肾小囊脏层上皮细胞肿胀，足突消失，基膜与上皮之间有电子致密沉积物，沉积物之间基膜样物质逐渐增多，形成钉状突起。六胺银染色显示增厚的基膜与垂直的钉状突起形成梳齿状结构。钉状突起向沉积物表面延伸并将其覆盖，使基膜明显增厚。晚期，沉积物逐渐被溶解吸收，形成虫蚀状缺损。

（4）免疫荧光：肾小球毛细血管壁有免疫球蛋白IgG和补体C3沉积，呈颗粒状荧光。

2. 临床病理联系　膜性肾小球肾炎临床起病缓慢，主要表现为肾病综合征。

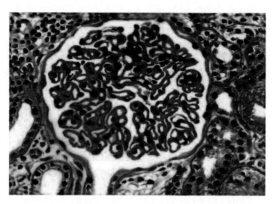

图 8 - 7 膜性肾小球肾炎(PAS×400)
肾小球毛细血管基膜弥漫性增厚,致毛细血管管腔狭窄

(1) 大量蛋白尿:肾小球基膜严重损伤,通透性显著增加,大量蛋白质由肾小球滤过,引起严重非选择性蛋白尿。

(2) 低蛋白血症:血浆中大量蛋白质经尿排出,使血中总蛋白含量减少,引起低蛋白血症。

(3) 高度水肿:血浆蛋白明显减少,使血浆胶体渗透压降低,有效滤过压增大,大量血浆渗入组织间隙,引起水肿;同时,由于组织间液增多,血容量减少,肾小球滤过率降低,醛固酮和抗利尿激素的分泌量增加,引起水钠潴留,使水肿进一步加重。因此,水肿往往表现为全身性水肿,以眼睑和身体低垂部位最明显,严重者也可出现胸腔积液和腹水。

(4) 高脂血症:血浆蛋白降低刺激肝合成脂蛋白增多所致。由于血脂过高以及基膜对脂蛋白的通透性增高,也可引起脂尿症。

3. 转归 用肾上腺皮质激素治疗效果不佳,病程较长,约 50% 的患者在 10 年内发展为弥漫性硬化性肾小球肾炎及慢性肾衰竭。

(四) 膜增生性肾小球肾炎

膜增生性肾小球肾炎(membranoproliferative glomerulonephritis,MPGN)的病变特点是肾小球基膜增厚、系膜细胞增生伴基质增多。由于系膜细胞明显增生,又称为系膜毛细血管性肾小球肾炎(mesangial capillary glomerulonephritis),多见于青少年。根据电镜和免疫荧光的特点分为Ⅰ型和Ⅱ型,Ⅰ型由循环免疫复合物沉积引起,Ⅱ型又称致密沉积物病,发病机制尚不清楚。

1. 病理变化
(1) 肉眼观:肾肿胀充血。
(2) 光镜:弥漫性系膜细胞和系膜基质大量增生,沿内皮细胞与基膜之间插入,使基膜增厚,六胺银和 PAS 染色基膜增厚呈双轨状或多层状。肾小球小叶分隔增宽,肾小球呈分叶状。
(3) 电镜:Ⅰ型在系膜区、内皮细胞和基膜之间有电子致密物沉积;Ⅱ型在基膜有电子致密物沉积。

（4）免疫荧光：Ⅰ型 IgG、IgM 和补体 C3 沿肾小球毛细血管壁呈颗粒状荧光；Ⅱ型补体 C3 沿肾小球毛细血管壁沉积。

2. 临床病理联系　本病主要表现为肾病综合征，有些患者仅出现血尿或蛋白尿。

3. 转归　病变呈慢性进展，预后较差，约 50％的患者在 10 年内发展为弥漫性硬化性肾小球肾炎及慢性肾衰竭。

（五）系膜增生性肾小球肾炎

系膜增生性肾小球肾炎（mesangial proliferative glomerulonephritis）好发于青少年，男性多于女性，病变特点是弥漫性系膜细胞及系膜基质增生。本病在我国和亚太地区常见，在欧美则较少发生。目前，本病的病因和发病机制尚不明确。

1. 病理变化　光镜下主要是弥漫性系膜细胞增生及系膜基质增多，使系膜区增宽；电镜下除上述改变外，部分患者在系膜区有电子致密沉积物；免疫荧光法检查 IgG、IgM、补体 C3 在系膜区沉积。

2. 临床病理联系　起病前常有上呼吸道感染等前驱症状，临床主要表现为无症状性血尿或蛋白尿，部分患者表现为肾病综合征。

3. 转归　病变较轻者，预后较好，可复发；病变较重者，预后较差，可发展为弥漫性硬化性肾小球肾炎及慢性肾衰竭。

（六）弥漫性硬化性肾小球肾炎

弥漫性硬化性肾小球肾炎（diffuse sclerosing glomerulonephritis）病变特点是大多数肾小球纤维化和玻璃样变性，导致肾小球硬化，是不同类型肾小球疾病发展的终末阶段，又称为慢性肾小球肾炎（chronic glomerulonephritis）。多数患者有急性肾炎病史，少数患者起病隐匿，无明显症状，发现时已进入慢性阶段。本病多见于成人，临床表现为慢性肾炎综合征，预后较差。

1. 病理变化

（1）肉眼观：双侧肾对称性缩小，重量减轻，质地变硬，颜色苍白，表面呈弥漫性细颗粒状外观，切面皮质变薄，皮髓质分界不清，称为颗粒性固缩肾（图 8-8）。小动脉壁增厚、变硬，切面管腔呈哆开状，肾盂周围脂肪增多。

（2）光镜：早期可见原发类型肾炎残存的病变；后期大部分肾小球纤维化及玻璃样变性，所属肾小管萎缩、消失；残存肾小球代偿性肥大和所属肾小管代偿性扩张，管腔内有各种管型。肾间质大量纤维结缔组织增生，伴淋巴细胞及浆细胞等慢性炎细胞浸润（图 8-9），肾内小动脉和细动脉硬化。

微课：弥漫性硬化性肾小球肾炎

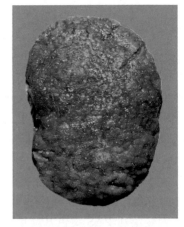
图 8-8　弥漫性硬化性肾小球肾炎（大体）
肾体积缩小，质地变硬，表面呈细颗粒
状外观，称为颗粒性固缩肾

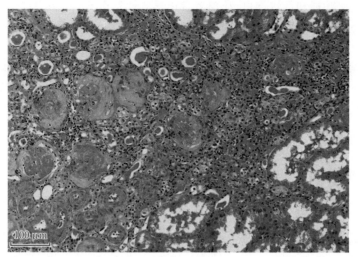

数字切片观
察:弥漫性硬
化性肾小球
肾炎

图 8-9 弥漫性硬化性肾小球肾炎(HE×100)

大多数肾小球纤维化及玻璃样变性,肾小管萎缩、消失,肾间质大量
纤维结缔组织增生,伴慢性炎细胞浸润;右下角可见扩张的肾小管

知识拓展

肾小球纤维化的变化机制

肾疾病的原发或继发病因,通过对肾的损伤,激活肾小球内毛细血管内皮细胞的活性并吸引血液中的炎细胞浸润,同时释放致肾毒性炎性介质,引起肾内炎性反应。另外,在一系列致肾毒因子的作用下,肾原有的功能细胞受损并发生表型改变,表型改变后的固有细胞又分泌一系列致肾毒细胞因子与生长因子。这些致肾毒细胞因子和生长因子又激活肾间质内的成纤维细胞转化成肌成纤维细胞。而肌成纤维细胞才是导致肾纤维化的关键细胞,它所分泌合成的胶原纤维是不易被降解的,这就导致大量的细胞外基质胶原的积聚与沉积,从而破坏肾组织结构,肾功能也呈现进行性下降,最终肾单位全部或绝大部分被破坏,功能全部或基本全部丧失。

2. 临床病理联系 早期可有食欲缺乏、贫血、乏力和呕吐等症状,晚期主要表现慢性肾炎综合征。

(1)多尿、夜尿、低比重尿:由于肾单位大量破坏及丧失,血流通过残存肾单位的滤过速度加快,原尿通过肾小管的速度也加快,而肾小管重吸收功能有限,造成肾浓缩功能降低,出现多尿、夜尿、低比重尿。由于残存肾单位的结构和功能基本正常,故蛋白尿、管型尿、血尿不明显。

(2)高血压:由于肾单位大量破坏及丧失,肾组织严重缺血,肾素分泌增加,引起肾性高血压;高血压加重左心室的后负荷,久之左心室向心性肥大,严重时可出现左心衰竭或脑出血。

(3)贫血:大量肾单位破坏,促红细胞生成素分泌减少。此外,体内大量代谢产物堆积,抑制骨髓造血功能和促进溶血,故患者常出现肾性贫血。

（4）氮质血症:随疾病发展,丧失功能的肾单位逐渐增多,残存的相对正常的肾单位越来越少,肾泌尿功能不断降低,体内代谢产物如尿素、肌酐等血浆非蛋白氮升高,称氮质血症;同时,还可导致水、电解质代谢紊乱和酸碱平衡失调,进一步发展可导致慢性肾衰竭。

3. 转归　早期合理治疗,控制病情发展,可使病情相对稳定。有效的治疗方法是长期的透析疗法或进行肾移植。晚期预后较差,多死于慢性肾衰竭引起的尿毒症、心力衰竭、脑出血或继发感染等。

各种类型肾小球肾炎的诊断和鉴别诊断必须结合病史、临床表现、实验室检查和病理学检查进行全面分析,因为各型肾小球肾炎的发病机制、病变特点和临床表现是不同的(表 8 - 1)。

表 8 - 1　常见各型肾小球肾炎的比较

类型	发病机制	光镜	电镜	免疫荧光	临床表现
弥漫性增生性肾小球肾炎	循环免疫复合物沉积	内皮细胞和系膜细胞增生	上皮下有驼峰状沉积物	肾小球基膜和系膜区呈颗粒状荧光	急性肾炎综合征
新月体性肾小球肾炎	抗肾小球基膜型免疫复合物型免疫反应缺乏型	肾小囊壁层上皮细胞增生形成新月体	肾小球基膜不规则增厚、断裂、缺损	Ⅰ 型线性荧光Ⅱ 型颗粒状荧光Ⅲ 型无荧光	急进性肾炎综合征
膜性肾小球肾炎	自身抗体与抗原原位反应	基膜弥漫性增厚形成钉突状	肾小球基膜增厚,上皮下有沉积物	肾小球基膜颗粒状荧光	肾病综合征
膜增生性肾小球肾炎	循环免疫复合物沉积或补体替代途径激活	系膜细胞增生插入,基膜增厚	内皮下沉积物或肾小球基膜致密沉积物	C3 颗粒状荧光	肾病综合征
系膜增生性肾小球肾炎	尚不明确	系膜细胞增生,系膜基质增多	系膜区沉积物	系膜区颗粒状荧光	无症状性血尿或蛋白尿
硬化性肾小球肾炎	各型肾炎终末阶段	多数肾小球纤维化、玻璃样变性	原疾病表现	原疾病表现	慢性肾炎综合征

知识拓展

肾疾病最新的治疗研究

微型可穿戴式人工肾:人工肾就相当于一个微型透析设备,体积小,重量轻,能安装在肾的部位随时随地进行血液毒素清除和物质交换,能在衣物的遮挡下随身携带,故名可穿戴人工肾。最新一代可穿戴人工肾的肌酐清除率达到了 30 ml/min,其原理是将患者的血液与含有一定化学成分的透析液同时引入透析器内,在透析膜的两侧流过,两侧可透过半透膜的分子做跨膜移动,达到动态平衡,清除体内毒素。

植入生物细胞组培芯片:近年来,一项基于生物芯片和细胞组织培养技术的植入式芯片"人工肾"技术,也在不断地研究进展中。该技术将培养分化出的具有肾功能的活体细胞置于芯片上,并通过芯片上的微型过滤器与血液进行物质交换,发挥类肾功能,清除血液毒素。由于芯片不与体细胞直接接触,因此不会像换肾一样会引发排斥反应,原理上不会给肾造成进一步损害。

多能细胞肾再生疗法:这项技术是由武警北京市总队第二医院与华盛顿大学医学院共同研发出的新型肾病治疗技术,原理是体外激活修饰多能细胞,使其进入人体后利用"归巢"作用自动转移至肾病灶处,分化为具有生物活性的肾细胞,并逐渐建立全新的肾单位。这项技术能从根源处阻断肾纤维化进程,缓解肾实质缺血状态,保留残存肾功能。

第二节　肾盂肾炎

肾盂肾炎(pyelonephritis)是由细菌感染引起的主要累及肾盂和肾间质的炎性疾病。任何年龄均可发病,女性发病率为男性的 9～10 倍。肾盂肾炎根据病程长短和病变特点不同,可分为急性肾盂肾炎和慢性肾盂肾炎两类。

一、病因和发病机制

(一)病因

肾盂肾炎主要由寄生在肠道的革兰阴性杆菌感染引起,以大肠埃希菌最常见,占60%～80%,属于内源性感染,其次为变形杆菌、产气荚膜梭菌、肠球菌、葡萄球菌和真菌等。急性肾盂肾炎多由一种细菌感染引起,慢性肾盂肾炎则由多种细菌感染引起。

(二)感染途径

正常情况下,泌尿道除近尿道外口有菌外,尿道深部、膀胱、输尿管内都是无菌状态,该无菌状态的维持依靠以下几个方面。① 尿液的冲洗作用;② 膀胱黏膜上皮分泌 IgA,具有抗菌作用;③ 膀胱壁内血管中白细胞有吞噬杀菌作用;④ 男性前列腺液排入尿道有杀菌作用;⑤ 输尿管斜穿膀胱壁,可防止膀胱充盈时尿液反流,因此即使有膀胱炎也不会发展为肾盂肾炎。当机体的防御功能受到某些诱因削弱或破坏时,细菌可乘虚而入引起肾盂肾炎,分为上行性感染和血源性感染。

1. 上行性感染　是肾盂肾炎主要的感染途径。由膀胱炎、尿道炎等下尿路感染时,细菌沿输尿管或输尿管周围淋巴管上行至肾盂、肾盏和肾间质引起化脓性炎,病原菌主要以大肠埃希菌为主。病变多累及单侧肾,也可为双侧肾。女性好发,远高于男性,主要与女性尿道短、尿道括约肌作用弱、女性激素水平的变化等因素有关。

动画:肾盂肾炎的上行性感染途径

上行性感染途径常有诱因,常见的诱因有以下几种。

(1)尿路阻塞:是最主要的诱因,由泌尿道结石、妊娠子宫、前列腺增生及肿瘤压迫等因素引起。由于尿道不完全性或完全性阻塞,一方面影响尿液的冲洗作用,削弱泌尿道的防御功能;另一方面尿液潴留,有利于细菌繁殖,诱发本病。

(2)医源性因素:尿道插管、膀胱镜检及尿道手术等器械操作易损伤尿道黏膜或将细菌带入膀胱诱发泌尿道的感染,特别是长期留置导尿管是诱发本病的重要因素。

(3)尿液反流:儿童主要见于先天性输尿管开口异常及输尿管斜穿膀胱壁的结构缺失,成人见于膀胱外伤、脊髓损伤出现膀胱弛缓等因素,均可致尿液从膀胱、输尿管反流肾盂,诱发肾盂肾炎。

(4)机体抵抗力降低:凡能导致局部或全身抵抗力降低的疾病,如长期应用免疫抑制剂、慢性消耗性疾病等,更容易诱使本病的发生、发展。

2. 血源性感染　发生败血症、感染性心内膜炎等疾病时,细菌随血液到达肾,病变先侵犯肾皮质,后经髓质蔓延至肾盏及肾盂,形成化脓性炎。病原菌多为金黄色葡萄球菌,病变多累及两侧肾。

动画:肾盂肾炎的血源性感染途径

二、类型及病理变化和临床病理联系

(一)急性肾盂肾炎

急性肾盂肾炎(acute pyelonephritis)是肾盂和肾间质的急性化脓性炎,主要由大肠埃希菌感染引起,偶可由真菌或病毒等引起。上行性感染引起的病变多为单侧性,血源性感染的病变则多为双侧性。

1. 病理变化
(1)肉眼观:病变肾体积增大、充血,表面散在大小不等的黄白色脓肿,周围有暗红色的充血带。多个病灶可相互融合,形成大脓肿。肾切面可见肾盂黏膜充血水肿,表面有脓性渗出物覆盖,甚至积脓,髓质可见黄白色条纹向皮质延伸,皮质融合形成大小不等的脓肿。

(2)光镜:病变特征是肾组织的化脓性炎,但由于感染途径不同,病变发展稍有不同。上行性感染者,病变首先累及肾盂,肾盂黏膜充血、水肿、大量中性粒细胞浸润,继而炎症蔓延至肾小管及其周围组织间隙,引起肾间质化脓性炎伴大小不等的脓肿形成,受累肾小管内有大量中性粒细胞和细菌(图8-10),肾小球很少受累;血源性感染者,化脓性炎首先累及肾皮质,尤其是肾小球或肾小管周围的间质,形成多发性散在的小脓肿,以后炎症蔓延至肾小管、肾盂。

2. 临床病理联系　急性肾盂肾炎起病急,患者出现寒战、发热、白细胞增多等全身中毒症状;肾肿大和化脓性炎引起腰部酸痛和肾区叩击痛;尿道炎、膀胱炎引起尿频、尿急和尿痛等尿道、膀胱刺激征。尿液检查显示脓尿、菌尿、管型尿、蛋白尿及血尿,是由于肾间质的化脓性炎破入肾小管,沿着肾小管蔓延时,大量的中性粒细胞、脓细胞和细菌随尿排出体外,其中白细胞管型对于急性肾盂肾炎的诊断有临床意义,尿细菌定量培养有助于本病的确诊。

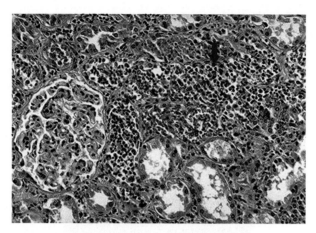

图 8-10　急性肾盂肾炎（HE×200）

肾间质血管扩张充血，大量中性粒细胞浸润

3. 转归　急性肾盂肾炎如能用抗生素积极合理治疗，大多数患者可痊愈；少数患者可出现并发症；若治疗不当或不彻底时，特别是尿道梗阻等诱因持续存在，可转变为慢性肾盂肾炎。

急性肾盂肾炎的常见并发症如下。

（1）肾乳头坏死：肾乳头因缺血和化脓发生凝固性坏死，常见于严重尿路阻塞或糖尿病患者。

（2）肾盂积脓：严重高位尿路阻塞时，脓性渗出物不能排出体外而积聚在肾盂、肾盏内，引起肾盂积脓。

（3）肾周围脓肿：肾内脓肿穿破肾被膜，可在肾周围形成脓肿。

（二）慢性肾盂肾炎

慢性肾盂肾炎（chronic pyelonephritis）是肾盂、肾间质的慢性炎，可由急性肾盂肾炎转变而来，也可从开始即为慢性。病变特点是慢性肾间质性炎、纤维化和瘢痕形成，常伴有肾盂和肾盏的纤维化和变形。

1. 病理变化

（1）肉眼观：病变特征是一侧或双侧肾不对称性的体积变小，重量减轻，质地变硬，表面出现不规则凹陷性瘢痕，切面肾皮质和髓质界限不清，肾盂、肾盏因瘢痕收缩而变形，肾盂黏膜粗糙，肾乳头萎缩（图 8-11）。

（2）光镜：病变呈不规则的灶状分布，以肾间质和肾小管病变最重。肾间质明显纤维组织增生和较多淋巴细胞、浆细胞等浸润，病变处肾小管萎缩、纤维化，部分肾小管发生代偿性扩张，管腔内含蛋白管型。早期肾小球很少受累，但肾间质纤维组织增生可引起球囊周围纤维化，使球囊壁增厚；晚期多数肾小球纤维化及玻璃样变性（图 8-12），相对正常肾单位发生代偿性肥大。肾盂黏膜纤维组织增生伴淋巴细胞、浆细胞浸润。若慢性肾盂肾炎急性发作时，在肾间质中可出现大量的中性粒细胞浸润和小脓肿形成。

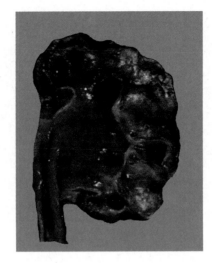

图 8-11 慢性肾盂肾炎(大体)
切面见皮质和髓质界限不清,肾盂黏膜增厚,肾盂肾盏变形

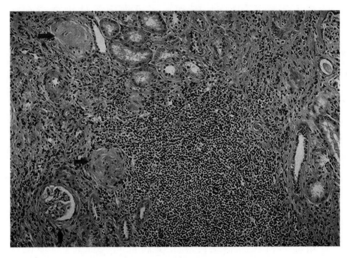

图 8-12 慢性肾盂肾炎(HE×100)
肾间质纤维组织增生和大量淋巴细胞、浆细胞等浸润,可见球囊
周纤维化(蓝箭头示)和肾小球纤维化、玻璃样变性(红箭头示)

2. 临床病理联系 本病由于肾小管功能严重损害,尿浓缩功能下降,出现多尿、夜尿的表现,当细菌从肾小管随尿排出时,患者出现菌尿。肾小管重吸收功能障碍,钠、钾和碳酸氢盐丧失过多而引起低钠血症、低钾血症及代谢性酸中毒。晚期肾小球纤维化、小动脉硬化使肾缺血,引起肾素分泌增加导致高血压。大量肾组织严重破坏,肾小球滤过面积减少,患者出现氮质血症、慢性肾衰竭。X线肾盂造影显示肾不对称性缩小,伴有不规则瘢痕形成和肾盂肾盏的变形,有助于临床的诊断。

3. 转归 慢性肾盂肾炎早期及时合理治疗,可控制病情发展,肾功能处于代偿阶段。晚期预后较差,多死于尿毒症、高血压引起的心力衰竭和脑出血等。

第三节　泌尿系统常见恶性肿瘤

一、肾细胞癌

肾细胞癌(renal cell carcinoma)简称肾癌或肾腺癌(adenocarcinoma of kidney),起源于肾小管上皮,是肾原发肿瘤中最常见的恶性肿瘤,占肾恶性肿瘤的 80%～90%。多发生于 40 岁以后,男性多于女性,男女之比约为 2：1。

(一)病因

原因目前尚不清楚。流行病学调查显示烟草是引起肾细胞癌的重要因素,据初步统计吸烟者肾细胞癌的发生率是非吸烟者的两倍;其他危险因素包括肥胖、高血压,接触石棉、石油产物和重金属等。少数(约 4%)肾细胞癌与遗传因素有关,其发病是因为位于染色体上的 3p25 - 26 抑癌基因丢失。

(二)病理变化

肉眼观,肾细胞癌多见于肾上、下两极,尤以上极更为多见。一般为单个球形,直径为 3～15 cm;切面癌组织呈灰白色或淡黄色,常有灶状出血、坏死、软化和钙化区,因此肿瘤切面表现为红、黄、灰、白相间的多彩状外观(图 8 - 13)。癌组织与邻近的肾组织分界明显,可有假包膜形成。肿瘤逐渐生长可侵入肾盂、肾盏,引起阻塞,导致肾盂肾盏扩张和肾盂积水。此外,肾细胞癌常侵入肾静脉,可在静脉腔内生长呈条索状向下腔静脉延伸,甚至可达右心。有时癌组织也可穿破肾被膜,侵犯肾上腺和肾周围软组织。

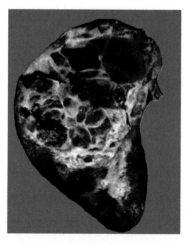

图 8 - 13　肾细胞癌(大体)

肿瘤位于肾上极,呈多彩状外观;下极可见少许正常肾组织

镜下,肾细胞癌的组织学类型主要有三种。

(1) 透明细胞癌:为最常见的类型,占肾细胞癌的 $70\%\sim80\%$。镜下瘤细胞体积较大,圆形或多角形,轮廓清楚,胞质丰富,因胞质透明而得名,其间有丰富的血管(图 8 - 14)。

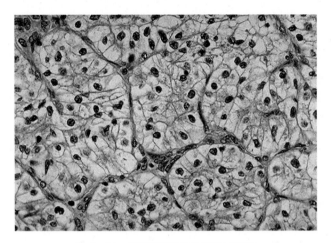

图 8 - 14　肾透明细胞癌(HE×200)
瘤细胞体积较大,圆形或多角形,轮廓清楚,胞质丰富、透明

(2) 乳头状癌:占 $10\%\sim15\%$。常为多中心起源,癌变常呈双侧多灶性,镜下癌细胞为立方或矮柱状,特征为乳头状结构排列。乳头中轴间质内常见砂粒体和泡沫细胞,并可发生水肿。

(3) 嫌色细胞癌:约占 5%。镜下肿瘤细胞大小不等,细胞膜较明显,胞质淡染或略嗜酸性,核周常有孔晕。

(三) 临床病理联系

肾细胞癌早期常无症状,或只有发热、乏力等全身症状,被发现时肿瘤体积已较大。临床主要表现为间歇无痛性血尿、腰痛和肾区肿块。癌组织浸润血管或侵及肾盂、肾盏而引发血尿;肿瘤体积大侵犯肾被膜时,可引起腰部疼痛,并可触及肿块。

肾细胞癌可产生多种激素和激素样物质而引起各种不同的症状,如红细胞增多症、高钙血症、高血压、Cushing 综合征等。

(四) 转移

肾细胞癌可直接蔓延侵入肾盏、肾盂,甚至输尿管引起尿路阻塞导致肾盂积水。由于癌组织血管丰富,早期即可发生血行转移,最常转移到肺,其次为骨、肝、肾上腺和脑等。也可发生局部淋巴道转移。

(五) 预后

无转移,病变小,早期手术切除彻底者,预后较好。若癌细胞侵入肾静脉或侵犯肾周围组织则预后差。

二、膀胱癌

膀胱癌(carcinoma of bladder)是泌尿系统最常见的恶性肿瘤,起源于膀胱黏膜移行上皮,好发年龄为 50~70 岁,男性发病率为女性的 2~3 倍。

(一) 病因

膀胱癌的发生与长期接触苯胺、联苯胺和萘胺等化学致癌物有关;此外,吸烟、膀胱黏膜慢性炎刺激、埃及血吸虫感染、辐射也可导致癌变。吸烟可明显增加膀胱癌发病的危险性,是最重要的影响因素。

(二) 病理变化

肉眼观,膀胱癌多发生在膀胱三角区或膀胱侧壁近输尿管开口处。肿瘤大小不等,单发或多发,切面灰白色。肿瘤形态与分化程度有关,分化好者多呈乳头状、息肉状,有蒂与膀胱黏膜相连;分化差者常呈斑块状、菜花状,基底宽,无蒂,可向周围组织浸润,可有坏死。

镜下观,膀胱癌的组织学类型以乳头状癌最常见,其次为腺癌、鳞状细胞癌。

乳头状癌根据癌细胞分化程度不同可分为三级。Ⅰ级:癌组织呈典型乳头状结构,乳头表面被覆的移行上皮较厚,细胞层次较多,极性无明显紊乱,细胞分化程度较好,核分裂象较少。Ⅱ级:癌组织仍保持乳头状结构,但多不规则,异型性较明显;癌细胞大小不一,排列紊乱,极性消失,核大小不等,染色深,核分裂象较多(图 8-15)。Ⅲ级:癌细胞高度未分化;细胞大小、形态不一,排列紊乱,很少或无乳头状结构,有的形成不规则的癌巢,有的分散;核形状不规则,染色深,核分裂象很多,并可见病理性核分裂象。

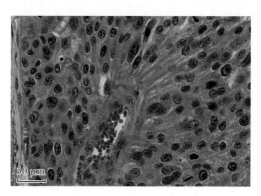

图 8-15 膀胱移行细胞癌Ⅱ级(HE×300)
癌细胞呈乳头状排列,但极性消失,异型性明显,可见病理性核分裂象

(三) 临床病理联系

膀胱癌患者最常见的症状是无痛性血尿,系肿瘤乳头断裂、表面坏死或溃疡所致;肿

瘤侵犯膀胱壁,膀胱黏膜受刺激或继发感染,可引起尿频、尿急、尿痛等膀胱刺激症状;如肿瘤侵及输尿管开口,可导致肾盂、输尿管积水或积脓。

(四) 转移

膀胱癌主要经淋巴道转移至局部淋巴结,晚期可发生血行转移。侵袭性强的癌组织常浸润到膀胱壁肌层深部,并可穿过膀胱壁浸润到邻近器官,如前列腺、精囊、子宫和腹膜后组织等。

(五) 预后

膀胱癌无论分化程度如何,手术后均易复发。其预后与组织学类型及肿瘤浸润深度有密切关系。

本病应早期诊断,早期治疗。膀胱镜检查与组织活检是诊断的主要方法,有血尿者,脱落细胞学检查有助于诊断。

本章小结

肾小球肾炎是一组以肾小球损伤为主的超敏反应性炎性疾病,其发病机制主要是体液免疫,包括循环免疫复合物沉积和原位免疫复合物形成。病理变化为肾小球固有细胞变性、坏死等,中性粒细胞和单核细胞可渗出,肾小球内细胞成分增生等。由于增生的成分不同,形成不同类型的肾小球肾炎。① 弥漫性增生性肾小球肾炎:以肾小球毛细血管内皮细胞和系膜细胞增生为主,临床表现为急性肾炎综合征;② 新月体性肾小球肾炎:以肾小囊壁层上皮细胞增生为主,在肾小囊腔形成新月体,临床表现为急进性肾炎综合征;③ 膜性肾小球肾炎:以基膜弥漫性增厚为主要病变,临床表现为肾病综合征;④ 膜增生性肾小球肾炎:以系膜细胞增生为主伴基膜增厚,临床多表现为肾病综合征;⑤ 系膜增生性肾小球肾炎:主要病变是系膜细胞增生、系膜基质增多,临床多表现为无症状性血尿或蛋白尿;⑥ 弥漫性硬化性肾小球肾炎:为各种肾炎发展到晚期的病理类型,主要是大多数肾小球纤维化、玻璃样变性,临床表现为慢性肾炎综合征。

肾盂肾炎分急性和慢性两种。急性肾盂肾炎是由细菌感染引起的累及肾盂和肾间质的急性化脓性炎,感染途径有上行性感染和血源性感染。上行性感染的细菌多为大肠埃希菌,女性多见,常有诱因、累及单侧肾;血源性感染的细菌多为金黄色葡萄球菌,常累及双侧肾。慢性肾盂肾炎多由急性迁延而来,诱因未去除是主因。

肾细胞癌起源于肾小管上皮细胞,肿瘤多位于肾上极,呈多彩状外观,镜下观多为透明细胞癌,临床表现血尿、腰痛和肾区肿块三联症。膀胱癌起源于膀胱黏膜上皮,好发于膀胱三角区近输尿管开口处,临床表现为无痛性血尿。

病例讨论

患者,男,65岁,因血压持续升高 7 年、多尿夜尿 5 年、畏食 1 周、尿量明显减少 4 天急诊入院。12 岁时曾患过"肾炎",住院治疗过。体格检查:呼吸深大,血压 189/125 mmHg,面色苍白,乏力,嗜睡,有心包摩擦音。实验室检查:血红蛋白 50 g/L,血尿素氮 25 mmol/L(正常:男 3.2~7.1 mmol/L),血肌酐 225 μmol/L(正常:男 53~106 μmol/L)。尿液检查:密度 1.007,蛋白(＋＋＋),颗粒管型(＋＋),脓细胞(－)。入院后予以降压、输血、血液透析等治疗,效果不佳,病情持续恶化,入院第 3 天死亡。

尸检摘要:左肾重 35 g,右肾重 34 g,两肾体积明显缩小,颜色较苍白,质地较硬,表面呈细颗粒状,无瘢痕;切面见肾实质变薄,皮髓质分界不清,肾盂黏膜稍增厚但不粗糙。镜下见大量肾小球萎缩、纤维化,肾小管萎缩;肾间质纤维组织明显增生及慢性炎细胞浸润;极少量肾小球体积增大,肾小管扩张;肾间质小动脉壁硬化,管腔狭小。心脏重 430 g,心包脏层粗糙,有少量纤维蛋白附着,左心室壁增厚,左右心室稍扩张。

讨论:

1. 试述死者生前患有哪些疾病(病变)及诊断依据。
2. 讲述疾病(病变)发生、发展的过程。

第八章病例
讨论答案

第八章单元
测试

思考题

1. 弥漫性增生性肾小球肾炎、新月体性肾小球肾炎、弥漫性硬化性肾小球肾炎各有哪些典型的病理变化和临床表现?
2. 何谓肾病综合征? 分析其发生机制。
3. 比较弥漫性硬化性肾小球肾炎与慢性肾盂肾炎的不同点。

(刘力华)

第九章 女性生殖系统和乳腺疾病

学习目标

1. 掌握葡萄胎、侵蚀性葡萄胎和绒毛膜癌的主要病变及相互区别。

2. 熟悉慢性子宫颈炎的病因、病理类型及病变特点；子宫内膜增生和子宫内膜异位症的病因、病变特点、临床病理联系；子宫颈癌、乳腺癌的病变特点及扩散途径。

3. 了解卵巢上皮性肿瘤的病变特点。

4. 能识别慢性子宫颈炎、子宫内膜增生、子宫内膜异位症、滋养层疾病的大体标本和镜下病变特点；能解释液基薄层细胞学检查（TCT）、人绒毛膜促性腺激素（HCG）检查结果的临床意义。

第一节 子宫颈疾病

一、慢性子宫颈炎

慢性子宫颈炎（chronic cervicitis）为子宫颈（简称宫颈）的慢性非特异性炎症，是育龄女性最常见的妇科疾病之一，大多数由急性炎症转化而来。慢性子宫颈炎常由链球菌、葡萄球菌和大肠埃希菌引起，也可由人乳头瘤病毒（HPV）、疱疹病毒感染引起；分娩、机械性损伤常为该病的诱发因素。临床表现主要为白带增多，偶有白带中带血或伴有腰酸、下腹坠痛等。根据病变特点，慢性子宫颈炎可分以下四种病理类型。

（一）子宫颈糜烂

子宫颈真性糜烂是指覆盖在子宫颈阴道部的鳞状上皮坏死脱落后形成的表浅缺损，较少见。临床上常见的子宫颈糜烂，多数是子宫颈外口的鳞状上皮坏死脱落后，被子宫颈管黏膜柱状上皮增生下移取代；由于柱状上皮较薄，其下血管易显露，致宫颈外口呈糜烂状，但与上皮缺损形成的真性糜烂不同，故又称"假性糜烂"。

肉眼观，早期子宫颈外口处黏膜呈鲜红色糜烂样，似无上皮覆盖，表面光滑，称为单纯

第九章
思维导图

动画：子宫颈
糜烂的发病
机制

性糜烂;久之因腺体增生使糜烂处呈颗粒状或小乳头状,称为乳头状糜烂。镜下,宫颈表面被覆宫颈管黏膜的单层柱状上皮,上皮下可见血管扩张充血、水肿及较多淋巴细胞和浆细胞等慢性炎细胞浸润(图9-1)。

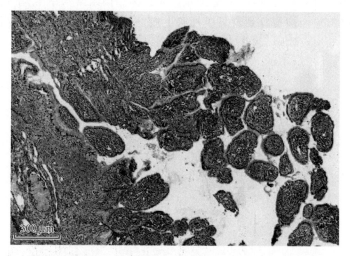

图9-1 子宫颈乳头状糜烂(HE×40)
子宫颈鳞状上皮被单层柱状上皮取代,并向子宫颈表面乳头状生长

(二)子宫颈腺囊肿

子宫颈腺体开口被增生的鳞状上皮或纤维结缔组织压迫、阻塞,致使腺体分泌物潴留,腺腔逐渐扩张呈囊状,称为子宫颈腺囊肿或纳博特囊肿(Naboth cyst)。子宫颈外口处有单个或多个灰白色半透明的囊泡,直径多在2~3 mm,内含黏液。镜下观,子宫颈腺体扩张成囊,内衬上皮由高柱状变立方形或扁平,其内充满黏液(图9-2)。

动画:子宫颈腺
体囊肿的形成
机制

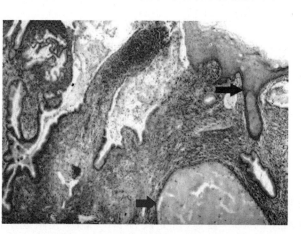

图9-2 子宫颈腺囊肿(HE×100)
子宫颈腺体开口被增生的鳞状上皮阻塞(蓝箭头示),
腺体分泌物潴留致腺体扩张成囊,上皮变扁平(红箭头)

(三) 子宫颈息肉

子宫颈息肉是指由于慢性炎症刺激，宫颈黏膜上皮、腺体和肉芽组织局限性增生，形成突出于子宫颈外口的带蒂肿物，又称宫颈内膜息肉。肉眼常为单个，呈灰红色，质软，易出血；镜下见，息肉表面被覆宫颈管黏膜柱状上皮，有时可见腺体鳞状上皮化生，实质部由增生的腺体和肉芽组织构成，常伴有淋巴细胞为主的慢性炎细胞浸润(图 9－3)。子宫颈息肉一般呈良性经过，极少癌变。

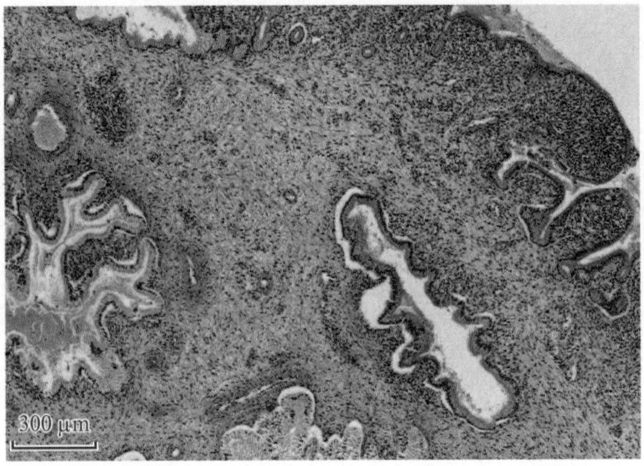

图 9－3　子宫颈内膜息肉(HE×40)

息肉表面(右上角)和增生腺体之上皮均为分泌黏液的子宫颈内膜上皮，腺体与腺体之间为肉芽组织

(四) 子宫颈肥大

长期慢性炎症刺激时，子宫颈反复充血、水肿以及结缔组织和腺体明显增生，导致子宫颈增大，可达正常子宫颈的 2～4 倍。

二、子宫颈癌

子宫颈癌(cervical carcinoma)来源于宫颈上皮，是女性生殖系统最常见的恶性肿瘤，发病年龄以 40～60 岁多见。近年来，由于我国对子宫颈癌筛查的普及，使子宫颈癌的发病率和死亡率明显降低，尤其是液基薄层细胞学检查(TCT)对子宫颈癌的检出率为 100%。

(一) 病因和发病机制

子宫颈癌的病因尚未阐明，可能与以下因素有关。

1. 人乳头瘤病毒(HPV)　目前，研究认为 HPV 感染是引起子宫颈癌的主要因素，尤其是 HPV－16、HPV－18、HPV－31、HPV－33、HPV－58 等为高风险亚型，与子宫颈癌的发生密切相关。HPV 的病毒癌基因与宫颈上皮的基因组整合后，可使肿瘤抑制基因 p53 失活，丧失对 DNA 的检测和修复能力，最终使基因突变的细胞发展为癌。目前，针对

HPV 感染的预防性疫苗已上市,可有效地预防 HPV 感染,从而预防子宫颈癌的发生。

2. 其他因素 长期包皮垢刺激可使宫颈上皮癌变。此外,子宫颈癌的发生与早婚、早育、多产造成的子宫颈裂伤也有一定的关系。

知识拓展

子宫颈癌疫苗

子宫颈癌疫苗又称 HPV 疫苗,该疫苗可降低 HPV 病毒引起的癌前病变和宫颈癌的发病。该疫苗根据病毒结构制备成抗原,刺激机体产生抗病毒抗体,保护机体不被 HPV 病毒感染,进而有效地预防子宫颈癌的发病。目前市面上有针对 4、11、16、18 基因亚型的 HPV 四价疫苗,推荐用于 20~45 岁的女性;针对 4、11、16、18、31、33、45、52、58 基因亚型的 HPV 九价疫苗,推荐用于 16~26 岁的女性。但接种本品不能取代常规宫颈癌的筛查,也不能取代预防 HPV 感染和性传播疾病的其他措施。

(二) 子宫颈上皮内瘤变

子宫颈癌由子宫颈上皮异型增生发展而来。目前临床病理诊断中,用子宫颈上皮内瘤变(cervical intraepithelial neoplasia,CIN)取代了传统的异型增生(不典型增生),是子宫颈上皮异型增生和原位癌的统称,属于癌前病变。根据异型增生累及上皮的范围和程度,将 CIN 分为三级:CIN Ⅰ级相当于轻度异型增生,异常增生的细胞局限子宫颈上皮全层下 1/3;CIN Ⅱ级相当于中度异型增生,异常增生的细胞局限于上皮全层下 1/3~2/3;CIN Ⅲ级包括重度异型增生和原位癌,重度异型增生指异常增生的细胞超过上皮全层的下 2/3(图 9-4),原位癌指异常增生的细胞波及鳞状上皮全层,但基膜完好,无间质浸润。癌细胞可沿基膜累及腺体,使部分腺体或整个腺体为癌细胞代替,称为原位癌累及腺体,仍属于原位癌。

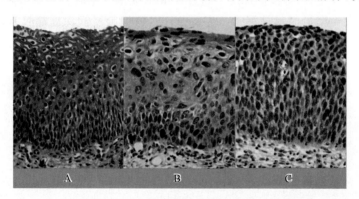

图 9-4 宫颈上皮内瘤变(HE×400)

A. CIN Ⅰ级;B. CIN Ⅱ级;C. CIN Ⅲ级

多数 CIN 经治疗可逆转或治愈,大约 50% 的 CIN 可自然消退,因此 CIN Ⅰ、CIN Ⅱ级不一定发展成癌,约 10% 的 CIN Ⅰ需经 10 年以上转变为 CIN Ⅱ、CIN Ⅲ级;CIN Ⅲ级进一步发展变为子宫颈浸润癌。因此,临床对宫颈可疑病变,需做液基薄层细胞学检查排查,确诊需进一步做活检。

知识拓展

液基薄层细胞学检查

液基薄层细胞学检查是采用液基薄层细胞检测系统检测子宫颈细胞并进行细胞学分类诊断,它是目前国际上较先进的一种子宫颈癌细胞学检查技术,与传统的子宫颈刮片巴氏涂片检查相比,明显提高了标本的满意度及宫颈异常细胞检出率。子宫颈防癌细胞学检查对宫颈癌细胞的检出率为 100%,同时能发现部分癌前病变,微生物感染如霉菌、滴虫、病毒、衣原体等。

(三) 子宫颈浸润癌

1. 病理变化 子宫颈癌好发子宫颈外口鳞-柱状上皮交界处,可来源于鳞状上皮、柱状上皮或储备细胞,肉眼可分为以下四种类型。

(1) 糜烂型:为较早期表现,癌组织常环绕子宫颈外口呈糜烂状或颗粒状突起,可有浅表溃疡,质地较硬,触之易出血,与一般子宫颈糜烂外观上不易区别。组织学多属原位癌或早期浸润癌。

(2) 外生菜花型:癌组织向宫颈表面外生性生长,形成乳头状或菜花状肿块,质脆易出血,表面可有坏死和浅表溃疡形成。

(3) 内生浸润型:癌组织向宫颈深部浸润生长,使子宫颈呈不均匀增大或呈结节状突起。

(4) 溃疡型:外生菜花型和内生浸润型如表面大块坏死脱落,形成火山口状溃疡,变为溃疡型。

镜下,按浸润深度分为早期浸润癌和浸润癌(图 9-5)。① 早期浸润癌:癌细胞突破基膜向间质浸润性生长,但浸润深度不超过 5 mm,无淋巴结转移。此型因肉眼往往见不到明显病变或仅见糜烂而易被漏诊。② 浸润癌:癌细胞浸润深度超过基膜下 5 mm 以上。组织学类型以鳞状细胞癌最常见,约占 90%;腺癌约占 10%。根据分化程度都可分为高分化、中分化和低分化三型。

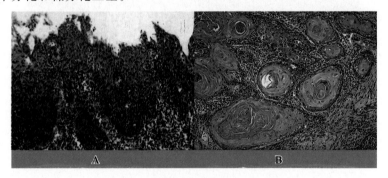

图 9-5 宫颈鳞状细胞癌(HE×200)

A. 宫颈早期浸润癌:部分癌细胞突破基膜向间质浸润性生长(蓝箭头示);

B. 宫颈浸润癌:癌细胞浸润性生长,互相排列呈巢状,实质与间质分界清楚

2. 扩散 子宫颈癌的扩散主要是直接蔓延和淋巴道转移,血行转移较少。

(1) 直接蔓延:癌组织可向上浸润至子宫体、向下浸润累及阴道穹隆及阴道壁、向两侧侵入子宫旁及盆腔壁组织,晚期向前可侵犯膀胱,向后可累及直肠。

(2) 淋巴道转移:癌细胞沿淋巴道首先转移至子宫颈旁淋巴结,晚期可转移至锁骨上淋巴结。

(3) 血行转移:晚期可转移至肺、骨、肝等处。

3. 临床病理联系 子宫颈癌早期症状不明显,需与慢性子宫颈炎相鉴别,检查时仅见局部黏膜粗糙,临床表现为接触性出血、阴道排液增多。晚期癌组织破溃、坏死、继发感染,有特殊臭味白带排出。癌组织浸润、压迫盆腔内神经,可出现下腹部及腰骶部疼痛。当癌组织侵犯膀胱及直肠时,可引起尿路梗阻、子宫膀胱瘘和子宫直肠瘘。

知识拓展

HPV 检测

HPV 检测对尖锐湿疣、宫颈癌诊断有重要价值,不仅能判断是否感染 HPV,还能结合临床症状检测出其他可并发感染的因素。检测方法主要包含以下几种。

(1) HPV 抗原的检测:HPV 感染人体表皮细胞后,在细胞内增殖合成衣壳蛋白而成为 HPV 抗原成分。免疫酶染色可检测感染细胞内的 HPV 抗原,以了解有无 HPV 感染。HPV 抗原阳性对诊断 HPV 感染或尖锐湿疣具有重要的意义。

(2) HPV 抗体的检测:在 HPV 感染早期,由于感染时间短,HPV 还未诱导出 HPV 抗体的产生,故在血清中可能检测不到 HPV 抗体。随着 HPV 感染时间的延长,HPV 诱导产生了 HPV 抗体,可检测到血清中 HPV 抗体。这表明抗体出现在尖锐湿疣病期的晚期,同时抗体阳性也反映曾感染过这种病毒。

(3) HPV-DNA 检测:取病变组织和局部组织黏液、分泌物,通过 PCR 技术进行 HPV-DNA 检测。PCR 技术具有特异性强、灵敏度高、操作简便、省时,对待检材料质量要求低等特点,可一次检测所有引致尖锐湿疣、子宫颈癌的 13 个高危型 HPV 病毒。该项技术已在医学领域以及在皮肤病检查中广泛应用,是目前检测 HPV-DNA 及分型的最好方法。

第二节　子宫体疾病

一、子宫内膜异位症

子宫内膜异位症(endometriosis)是指子宫内膜腺体和间质出现在子宫内膜以外部位,临床常表现为痛经或月经不调。

1. 病因和发病机制 尚未明确,有以下几种学说。① 种植学说:月经期脱落的子宫内膜经输卵管反流至腹腔器官表面种植,或因手术子宫内膜种植在手术切口处;② 播散

动画:子宫内膜异位症的发病机制

学说:子宫内膜经淋巴管或静脉播散至远方器官;③ 体腔上皮化生:异位的子宫内膜由体腔上皮化生而来。

2. 病理变化 子宫内膜腺体及间质异位于子宫肌层中(距离子宫内膜基底层 3 mm 以上)称子宫腺肌病(图 9-6);异位于子宫外器官称为子宫外子宫内膜异位症,80% 发生于卵巢(图 9-7),其他异位部位依次是子宫阔韧带、直肠阴道陷窝、盆腔腹膜、腹部手术瘢痕等。肉眼观,异位的子宫内膜因陈旧性出血呈点状紫红或棕黄色结节,病灶区机化可与周围器官发生纤维性粘连。如发生在卵巢,反复周期性出血可致卵巢体积增大,形成囊腔,内含咖啡色黏稠液体,称为巧克力囊肿。镜下可见异位处的子宫内膜与正常内膜基本相同,还可见出血及含铁血黄素。

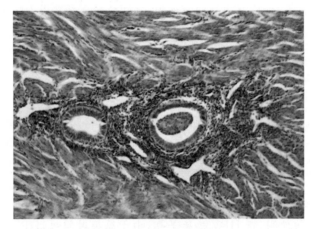

图 9-6 子宫腺肌病(HE×100)
子宫肌层内可见异位的子宫内膜腺体和间质

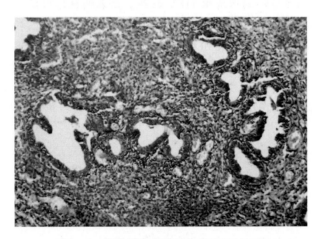

图 9-7 卵巢子宫内膜异位症(HE×100)
卵巢内可见异位的子宫内膜腺体和间质,伴有出血

3. 临床病理联系

(1)痛经:是子宫内膜异位症患者的主要症状,下腹痛自经期第 1 天最剧,以后逐渐减轻,至月经干净时消失;其发生是由于异位的子宫内膜受激素影响发生周期性出血,引

起局部炎症反应或子宫平滑肌痉挛所致。

（2）月经失调：表现为月经过多或周期紊乱，是由于子宫内膜异位引起卵巢功能紊乱。

（3）不孕症：40%～50%的患者可出现不孕，是由于子宫内膜异位到卵巢引起输卵管周围粘连影响伞端拾卵，或卵巢病变影响排卵。

（4）急腹症：囊肿破裂，囊内黏稠血液溢入盆腔，可引起弥漫性腹膜炎。

二、子宫内膜增生症

子宫内膜增生症（endometrial hyperplasia）是由于雌激素增高引起的子宫内膜腺体或间质增生。临床主要表现为不规则子宫出血、经期延长和月经量过多，称为功能失调性子宫出血，好发于育龄期和更年期女性。

动画：子宫内膜增生症的发病机制

1. 病因和发病机制　由于下丘脑-垂体-卵巢功能失调，促卵泡成熟激素分泌过多而黄体生成素缺乏，致卵巢中大量卵泡发育并产生大量雌激素，刺激子宫内膜使其过度增生、增厚。由于黄体生成素缺乏，不排卵也无黄体生成，故孕激素低下，子宫内膜不会出现分泌期变化。

2. 病理变化　子宫内膜弥漫性增厚，可达 1 cm 以上，也可伴有息肉形成。镜下，子宫内膜腺体和间质增生，根据增生腺体和间质的比例以及腺体分化程度的不同，分为以下三种类型（图 9-8）。

（1）单纯性增生：又称轻度增生或囊性增生，子宫内膜腺体及间质同比例增生，表现为腺体数量增多，部分腺体可囊性扩张，腺上皮柱状、假复层或复层，但无异型性；间质致密，细胞数量增多。约 1% 的单纯性增生可进展为子宫内膜腺癌。

（2）复杂性增生：又称腺瘤型增生。腺体数量明显增多，腺体与间质的比例大于3:1；腺体结构复杂且不规则，可出现"背靠背"现象，腺上皮细胞呈乳头状突向腺腔内；间质明显减少。约 3% 的复杂性增生可进展为子宫内膜腺癌。

（3）异型增生：又称不典型增生。腺体增生更明显，伴有极性紊乱；腺上皮细胞出现异型性，表现核体积增大、核质比增大、染色质粗、核仁明显，核分裂象常见，但无子宫内膜间质浸润。约 1/3 的不典型增生患者在 5 年内可发展为子宫内膜腺癌。

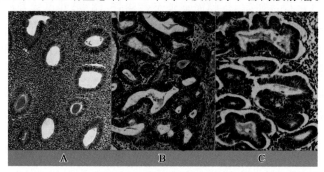

图 9-8　子宫内膜增生（HE×200）

A. 单纯性增生：腺体增生，腺上皮假复层；间质细胞增生致间质致密；

B. 复杂性增生：腺体增生明显，大小不等，形态各异，出现"背靠背"现象；

C. 异型增生：腺体增生更明显，极性消失，腺上皮细胞异型性明显

3. 临床病理联系

（1）功能失调性子宫出血：大量雌激素作用于子宫内膜，使子宫内膜过度增生、增厚，故经期出血量多，经期延长。

（2）不孕：由于黄体生成素缺乏，不排卵也无黄体生成，故孕激素低下，子宫内膜不会出现分泌期变化，部分患者以不孕就诊。

三、子宫内膜腺癌

子宫内膜腺癌（endometrial carcinoma），是来源于子宫内膜腺上皮的恶性肿瘤，多见于绝经期和绝经期后女性，以 55～65 岁为发病高峰。

1. 病因和发病机制　尚未明确。一般认为与子宫内膜增生症和雌激素长期持续作用有关；肥胖、糖尿病、不孕和吸烟均是其高危因素。另外，有些绝经期的中老年女性，不科学地使用雌、孕激素代替疗法或者食用某些含雌激素的保健品，也不同程度地提高了子宫内膜腺癌的发病率。

2. 病理变化　肉眼观，子宫内膜腺癌可分为弥漫型和局限型。弥漫型表现为子宫内膜弥漫性增厚，表面粗糙不平，常有出血、坏死，并不同程度地浸润子宫肌层；局限型多位于子宫底或子宫角，呈息肉状或乳头状突向宫腔。如果癌组织小而表浅，可在诊断性刮宫时全部刮出，在切除的子宫内找不到癌组织。

镜下观，根据其分化程度可分为高、中、低分化，以高分化腺癌居多。① 高分化腺癌：腺体成分所占比例≥95%，腺体排列拥挤，紊乱，细胞轻、中度异型，形态似增生期的子宫内膜腺体。② 中分化腺癌：腺体成分所占比例为 50%～94%，腺体不规则，排列紊乱，细胞向腺腔内生长可形成乳头状或筛状结构，并见实性癌灶，癌细胞异型性明显，核分裂象易见。③ 低分化腺癌：腺体成分所占比例<50%，癌细胞分化差，腺样结构显著减少，多呈实体片状排列，核异型性明显，核分裂象多见。

3. 扩散　子宫内膜腺癌以直接蔓延为主，预后主要与子宫壁浸润深度有关。晚期可经淋巴道转移，血行转移比较少见。

（1）直接蔓延：向上可达子宫角，相继至输卵管、卵巢和其他盆腔器官；向下可蔓延至宫颈管和阴道；向外可侵透肌层、浆膜而蔓延至输卵管、卵巢，并可累及腹膜和大网膜。

（2）淋巴道转移：子宫底部的癌多转移至腹主动脉旁淋巴结；子宫角部的癌可经圆韧带的淋巴管转移至腹股沟淋巴结；累及宫颈管的癌可转移至宫旁、髂内髂外和髂总淋巴结。

（3）血行转移：晚期可转移至肺、肝及骨骼等处。

4. 临床病理联系　患者早期可无任何症状，最常见的临床表现是阴道不规则出血，部分患者可有阴道分泌物增多，呈淡红色；如继发感染则呈脓性，有腥臭味。晚期癌组织侵犯盆腔神经，可引起下腹部及腰骶部疼痛等症状。

第三节　滋养层细胞疾病

滋养层细胞疾病（gestational trophoblastic disease，GTD）是一组以滋养层细胞异常增生为特点的疾病,包括葡萄胎、侵蚀性葡萄胎和绒毛膜癌。

一、葡萄胎

葡萄胎(hydatidiform mole)又称水泡状胎块,是来源于滋养层细胞的良性病变,多见于 20 岁以下和 40 岁以上的女性。

1. 病因和发病机制 引起葡萄胎的原因尚不明确。目前认为染色体异常在葡萄胎发病中起主要作用。

(1) 完全性葡萄胎:近年来对葡萄胎染色体的研究表明,90%的完全性葡萄胎核型为46XX,可能在受精时,父方的单倍体精子 23X 与丢失了所有的母方染色体的空卵结合,父方染色体自我复制而成纯合子 46XX,两组染色体均来自父方;其余 10%的完全性葡萄胎为空卵与两个精子结合(23X 和 23Y),染色体核型为 46XY,也全部来自父方,由于缺乏卵细胞的染色体,故胚胎不能发育。

(2) 部分性葡萄胎:核型多为 69XXX 或 69XXY 三倍体,可能是正常卵细胞(23X)与一个没有完成减数分裂的双倍体精子(46XX 或 46XY)或两个单倍体精子(23X+23X,或23X+23Y)结合所致。

2. 病理变化 肉眼观,葡萄胎发生在子宫内,不侵入肌层。完全性葡萄胎所有绒毛水肿,形成直径数毫米至 1 cm 的大小不等、壁薄含清亮液体的囊泡,互相以细蒂相连,似一串串的葡萄状(图 9-9),无胎儿和胎盘;部分性葡萄胎可见部分绒毛呈葡萄状结构,仍保留部分正常绒毛,伴或不伴有死胎及其附属器官。

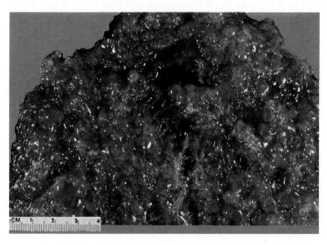

图 9-9 葡萄胎(大体)
绒毛水肿形成大小不等的半透明囊泡,互相以细蒂相连

镜下,葡萄胎有以下三个特点:① 绒毛间质高度疏松水肿而增大;② 绒毛间质内血管消失,或见少量没有红细胞的无功能毛细血管;③ 滋养层细胞(合体滋养层细胞和细胞滋养层细胞)不同程度增生,可有轻度异型性(图 9-10)。

3. 临床病理联系

(1) 不规则阴道出血:停经 2~3 个月后,由于滋养层细胞侵袭血管能力较强,致使患

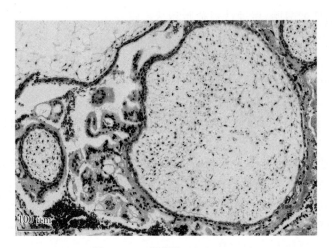

图 9-10　葡萄胎(HE×100)

绒毛间质高度水肿,血管消失,滋养层细胞增生

者停经后发生不规则阴道流血,偶可自然排出葡萄状组织。

（2）子宫增大：由于绒毛水肿及宫腔内积血,患者子宫明显增大,超出相应妊娠月份子宫体积。

（3）无胎心、胎动：由于胚胎未发育,故临床检查听不到胎心,患者也不觉胎动。超声检查可进一步明确诊断。

（4）尿妊娠试验强阳性：由于增生的滋养层细胞产生大量人绒毛膜促性腺激素(human chorionic gonadotropin,HCG),患者尿妊娠试验强阳性,血清 β-HCG 含量明显高于正常妊娠。

4. 预后　葡萄胎一经确诊应立即刮宫彻底清除。经彻底刮宫后,80%～90%葡萄胎患者可痊愈；约 10%患者可发展为侵蚀性葡萄胎,2%～3%可恶变为绒毛膜癌。因葡萄胎有恶变潜能,除彻底清宫,还必须连续监测血及尿中 HCG 水平,密切随访观察。

二、侵蚀性葡萄胎

侵蚀性葡萄胎(invasive hydatidiform mole)又称恶性葡萄胎,是介于葡萄胎和绒毛膜癌之间的交界瘤,局部侵袭性较强。

1. 发病机制　侵蚀性葡萄胎多发生在葡萄胎清宫术后 6 个月内,故认为是水肿绒毛直接浸润至肌层所致；但也有少数一开始即为侵蚀性葡萄胎者。

2. 病理变化　除宫腔外,子宫肌层见水泡状绒毛(图 9-11)及紫蓝色的出血性结节；镜下子宫肌层内可见水肿的绒毛,但增生的滋养层细胞出现明显异型性,常见出血、坏死。

3. 临床病理联系　患者主要表现葡萄胎清宫术后,尿妊娠试验持续阳性,血 HCG 检测持续升高；部分患者因水肿绒毛侵蚀破坏血管,引起持续或间断性不规则阴道出血；水肿绒毛可侵入血管,顺血流栓塞至肺继续生长,破坏肺组织引起咯血；水肿绒毛还可逆血流栓塞到阴道壁或外阴,形成紫蓝色的出血性结节。

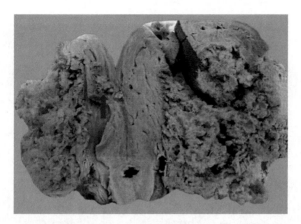

图 9-11　侵蚀性葡萄胎（大体）

除宫腔内有水泡状绒毛,子宫肌层见水泡状绒毛（蓝箭头示）

4. 预后　侵蚀性葡萄胎呈恶性经过,刮宫也不易清除,需进行化疗。由于其对化疗药物敏感,故预后较好。

三、绒毛膜癌

绒毛膜癌（choriocarcinoma）简称绒癌,是主要来源于胎盘绒毛滋养层上皮的恶性肿瘤,20 岁以下和 40 岁以上女性为高危年龄。

1. 发病机制　绝大多数绒癌的发生与妊娠有关,约 50% 继发于葡萄胎,25% 继发于自然流产,20% 发生于正常分娩后,5% 发生于早产和异位妊娠等。少数绒癌与妊娠无关,发生于卵巢或睾丸的原始生殖细胞。

2. 病理变化　肉眼观,癌组织常位于子宫底部原胎盘附着处,呈结节状突入宫腔,因出血坏死呈暗紫红色（图 9-12）。镜下绒癌有以下特点:① 癌组织由高度增生、异型性明显的细胞滋养层细胞和合体滋养层细胞构成（图 9-13）;② 无绒毛结构;③ 无间质血管;④ 癌组织常有明显的出血坏死。

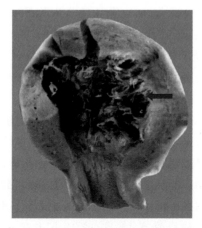

图 9-12　绒毛膜癌（大体）

癌结节位于子宫底部,因坏死、出血呈暗红色,表面呈溃疡状

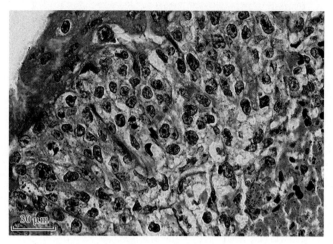

图 9-13　绒毛膜癌(HE×400)

癌为异型性明显的细胞滋养层和合体滋养层细胞,右下角见坏死

3. 扩散　绒癌侵袭血管的能力极强,早期即可发生血行转移,以肺和阴道壁最为多见,其他转移部位为脑、肝、肾和肠等。

4. 临床病理联系　绒癌患者主要表现为阴道持续不规则出血、子宫增大、血和尿中HCG 水平明显升高。发生肺、脑、肝、肾等器官转移时,可出现相应的临床症状,如咯血、头痛、呕吐、瘫痪等。

5. 预后　绒癌是高度恶性肿瘤,但化疗效果好,大多数患者可治愈,甚至治愈后可正常妊娠。

　知识拓展

血 β-HCG 检查

HCG 结构中包括 α、β 两个亚基,α 亚基与促黄体激素(LH)、促卵泡激素(FSH)、促甲状腺激素(TSH)近似,尤其是与 LH 有较大的免疫交叉反应,β 链为其独有,β 亚基被用来制备特异性抗体测定血中的 HCG,专名为 β-HCG。血 β-HCG 检查是指通过检测血清中的 β-HCG 水平,为高危妊娠人群的早期筛查及病理妊娠、滋养细胞肿瘤和染色体三体综合征的诊断、鉴别诊断及判断预后提供临床依据。

临床意义:① 生理情况下 β-HCG 浓度显著升高,用于诊断早期妊娠。② 用于妊娠中期的产前诊断,包括唐氏综合征、18-三体综合征、β-三体综合征以及开放性神经管缺损。正常妊娠 10 周后血清 β-HCG 趋于降低,而唐氏综合征胎儿的母亲血清 β-HCG 浓度于妊娠 15~20 周后仍持续性升高。③ 用于对滋养层细胞疾病的诊断和病情监测,在滋养层细胞疾病时,血中 β-HCG 含量会明显升高,可用于鉴别滋养层细胞疾病与正常妊娠。④ 检测 β-HCG 仅限于妊娠的前 14 周,若 48 h 增加不及 66%,可能为异位妊娠、流产。

第四节 卵巢上皮性肿瘤

卵巢上皮性肿瘤来源于卵巢的表面上皮,是卵巢最常见的肿瘤,以 20～50 岁者多见,包括浆液性和黏液性两种,根据生物学行为又可分为良性、交界性和恶性三种。

一、浆液性肿瘤

1. 卵巢浆液性囊腺瘤　肉眼观,肿瘤大小不一,呈囊性,单房或多房,囊内壁多光滑,囊内充满清亮液体。镜下观,囊壁被覆单层立方或矮柱状上皮,细胞排列整齐,也可呈乳头状突向囊腔,但无异型性。肿瘤小者患者无症状,可在做 B 型超声检查发现;较大者可摸到下腹囊性肿块;如发生蒂扭转,引起肿瘤出血坏死,出现急腹症表现。

2. 卵巢浆液性交界性囊腺瘤　生物性行为介于浆液性囊腺瘤与浆液性囊腺癌之间,属低度恶性。肉眼与浆液性囊腺瘤相似;镜下上皮细胞层次增加,可达 2～3 层,乳头状突起增多,细胞有异型性,但无间质浸润。术后易复发。

3. 卵巢浆液性囊腺癌　是卵巢最常见的恶性肿瘤。肉眼肿瘤常囊性与实性兼有;镜下癌细胞层次超过 3 层,有明显异型性和病理性核分裂象,包膜和间质常有浸润,可见砂粒体。癌组织可发生种植性转移,种植到腹腔、盆腔器官表面,出现癌性腹水;晚期可血行转移到肝、肺等处,预后较差。

二、黏液性肿瘤

1. 卵巢黏液性囊腺瘤　肉眼观,肿瘤大小不等,常呈多房性,囊内壁光滑,囊内充满灰白色黏液。镜下观,囊内壁为分泌黏液的高柱状上皮,核靠近基底部。临床表现与浆液性囊腺瘤相似。

2. 卵巢黏液性交界性囊腺瘤　形态和生物性行为介于黏液性囊腺瘤与黏液性囊腺癌之间,但无间质和被膜浸润,属低度恶性。

3. 卵巢黏液性囊腺癌　肉眼观,肿瘤常呈多囊性并伴有实性区域。镜下观,癌细胞层次超过 3 层,异型性明显,形成复杂的腺体和乳头结构,可有出芽、搭桥及实性巢状区,可见出血、坏死和间质浸润。临床表现与浆液性囊腺癌相似,预后比浆液性囊腺癌略好。

第五节 乳腺疾病

一、乳腺增生症

乳腺增生症(cyclomastopathy)又称乳腺腺病(adenosis of breast),是由于卵巢功能失调,雌激素分泌过多而孕激素过少,过多的雌激素长期刺激乳腺组织,导致乳腺导管、腺体和间质纤维组织增生,形成乳腺肿块,好发于育龄期女性。

1. **乳腺导管增生**　又称乳腺囊性增生症,以乳腺导管上皮不同程度增生为主要病变特征,伴有中小导管不同程度扩张。临床表现为乳腺胀痛并可触摸到两侧乳腺多发性、囊性感小结节,边界不清。镜下分普通型导管上皮增生症(usual ductal hyperplasia,UDH)和导管上皮不典型增生(atypical ductal hyperplasia,ADH)。2012 年 WHO 乳腺肿瘤分类将 UDH 归类于乳腺癌的前驱病变,其发生浸润癌的风险为普通人群的 1.5～2 倍;ADH 是介于良、恶性之间的一种病变,属于导管内肿瘤性病变,有进展为浸润乳腺癌的中度危险性,演变为浸润癌的风险约为普通人群的 5 倍。

2. **乳腺小叶增生**　以乳腺小叶内管泡上皮细胞增生为主要病变。临床表现为乳腺局部组织片状增厚或弥漫性颗粒状增厚,边界不清,可有轻压痛;镜下表现乳腺小叶数目增多,体积增大,小叶内管泡上皮细胞增生,层次增多,但排列极性正常,细胞无异型,肌上皮细胞明显。若增生的上皮细胞出现异型性,即为小叶不典型增生。

3. **乳腺硬化性腺病**　硬化性腺病(sclerosing adenosis)的病变特点是乳腺间质纤维组织增生为主,小叶腺体增生程度较轻,小叶结构存在,小叶腺泡受增生的间质纤维挤压而扭曲变形。本病与乳腺癌关系不大。

二、乳腺纤维腺瘤

乳腺纤维腺瘤(breast fibroadenoma)来源于乳腺腺上皮和纤维组织,是乳腺最常见的良性肿瘤。多见于生育期女性,以 20～35 岁多见,其发生与雌激素升高有关。

肉眼观,肿瘤常单个,呈圆形或椭圆形结节,有完整包膜,界限清楚,活动度好,无痛觉。镜下观,肿瘤实质由增生的纤维组织和腺体两种成分构成,分为三种。① 管内型:腺体被周围增生的纤维组织挤压而呈不规则的裂隙状,间质通常较疏松伴黏液样变性(图 9-14),病期长者纤维组织变致密,发生玻璃样变性或钙化。② 管周型:增生的纤维组织围绕并挤压腺管,使之呈小管状,纤维组织较致密。③ 混合型:同时存在管内型和管周型两种病变者。

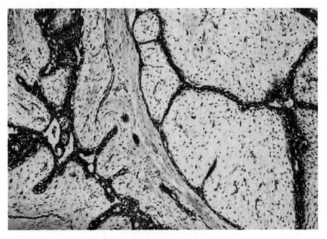

图 9-14　乳腺纤维腺瘤-管内型(HE×100)
肿瘤实质由腺体和纤维组织组成,腺体被挤压呈裂隙状

三、乳腺癌

乳腺癌（breast carcinoma）是来自乳腺导管和腺泡上皮的恶性肿瘤，是女性最常见的恶性肿瘤。乳腺癌常发生于 40～60 岁的女性。男性乳腺癌罕见，约占 1%。

（一）病因和发病机制

乳腺癌病因和发病机制尚未完全阐明，其发病与以下因素有关。

1. **雌激素增高** 长期雌激素水平增高，可刺激乳腺导管上皮和腺上皮增生，形成乳腺增生症，部分患者乳腺导管上皮或腺上皮经异型增生可癌变，转化成乳腺癌。

2. **遗传** 临床统计资料表明，5%～10% 的乳腺癌患者有家族遗传倾向，有乳腺癌家族史者发生乳腺癌的概率比对照组高 3 倍；约 20% 遗传性乳腺癌患者可查见抑癌基因 BRCA1 点突变或缺失。

3. **环境因素** 长期接触放射线、饮酒、肥胖者，乳腺癌的发病高。

4. **生育与哺乳** 晚育、未育、生育后未哺乳者发病高。

（二）病理变化

肉眼观，乳腺癌多发生于乳腺外上象限，其次为内上象限和乳腺中央区。早期为无痛性肿块，质地较硬，边界不清；晚期出现乳头内陷或倾斜，乳腺皮肤呈橘皮样改变。

镜下，组织学类型分非浸润性癌和浸润性癌两大类。

1. **非浸润性癌** 包括以下两种。① 导管原位癌（ductal carcinoma *in situ*，DCIS）：又称导管内癌，较小叶原位癌常见。病变主要发生于乳腺中、小导管内，癌细胞在导管内生长，导管基膜完整（图 9-15）。② 小叶原位癌（lobular carcinoma *in situ*，LCIS）：癌组织局限于乳腺小叶终末导管和腺泡内，呈实体排列，充满管泡，小叶结构保存；瘤细胞大小形状较为一致，核圆形或卵圆形。

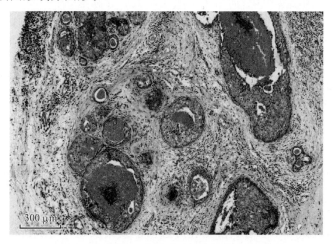

图 9-15 乳腺导管原位癌（HE×40）
癌细胞在导管内生长，基膜完整

2. 浸润性癌 多由非浸润性癌发展而来,绝大多数为腺癌,其特点是浸润性生长,有转移的倾向。分为以下几种。① 浸润性导管癌(invaslve ductal carcinoma):是乳腺癌最常见类型,占乳腺癌的 40%~70%,由导管原位癌突破基膜向间质浸润发展而来。镜下见癌细胞排列呈条索状、梁状、团块状或腺管状,癌细胞体积大,细胞异型性明显,核分裂象多见(图 9-16)。② 浸润性小叶癌(invasive lobular carcinoma):少见,小叶原位癌突破基膜向间质浸润所致。镜下见癌细胞小而一致,呈条索状或围绕导管环形浸润。③ 特殊类型癌:包括乳腺髓样癌、硬癌、小管癌、黏液腺癌、乳头 Paget 病等。

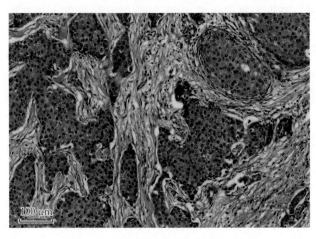

图 9-16 乳腺浸润性导管癌(HE×100)

癌细胞突破导管基膜向间质浸润,呈巢状、团索状排列

(三)扩散

1. 直接蔓延 癌细胞沿乳腺导管直接蔓延,可累及相应的乳腺腺泡;或沿导管周围组织间隙蔓延至周围脂肪组织;向后可蔓延至胸大肌和胸壁。

2. 淋巴道转移 是乳腺癌最常见的转移途径。首先转移到同侧腋窝淋巴结,晚期可转移到锁骨下淋巴结,逆行转移至锁骨上淋巴结。位于乳腺内上象限的乳腺癌常转移至乳内动脉旁淋巴结,进一步至纵隔淋巴结。

3. 血行转移 晚期患者癌细胞可侵入体静脉,转移至肺、骨、肝、脑等处。

(四)临床病理联系

1. 乳腺无痛性肿块 80%乳腺癌患者有无痛性肿块,质硬,边界不清。

2. 皮肤呈橘皮样外观 癌组织压迫或阻塞乳腺真皮层淋巴管,致使淋巴回流受阻,可引起局限性皮肤水肿,而毛囊处由于立毛肌的牵拉相对下陷,导致乳腺皮肤呈橘皮样外观。

3. 乳头内陷或倾斜 癌组织侵犯乳房悬韧带致其收缩,牵拉乳头向患侧倾斜,若肿块位于乳头下方出现乳头内陷。

本章小结

慢性子宫颈炎是育龄女性最常见的妇科疾病，多因分娩或流产造成子宫颈损伤后继发细菌或病毒感染引起；病理类型分子宫颈糜烂、子宫颈腺囊肿、子宫颈息肉和子宫颈肥大。

子宫颈癌好发子宫颈鳞状上皮-柱状上皮交界处，常由子宫颈上皮内瘤变发展而来，HPV感染为主要致病因素；临床表现为阴道不规则出血或接触性出血；大体分糜烂型、外生菜花型、内生浸润型和溃疡型；组织学类型多为鳞状细胞癌，少数为腺癌，扩散可直接蔓延至周围组织，也可淋巴道转移，晚期血行转移至肺、肝。

子宫内膜异位症以卵巢最多见，多由于月经期子宫内膜经输卵管逆流至盆腔所致；也可以异位到子宫肌层（子宫肌腺病）；临床主要表现为痛经，镜下病变处见到子宫内膜腺体和间质即可确诊。

子宫内膜增生症是由于卵巢功能失调、雌激素分泌过多，刺激子宫内膜使其过度增生；表现为子宫内膜增厚，甚至呈息肉样突向宫腔，患者出现功能失调性子宫出血；镜下子宫内膜腺体和间质增生，根据增生程度分单纯性增生、复杂性增生和异型增生。进一步发展可转化为子宫内膜腺癌。

滋养层细胞疾病包括葡萄胎、侵蚀性葡萄胎和绒毛膜癌。葡萄胎是胚胎死亡后胎盘绒毛的水肿；若水肿的绒毛侵入子宫肌层则为侵蚀性葡萄胎，是界于葡萄胎和绒毛膜癌之间的交界瘤，多发生在葡萄胎清宫术后6个月内，可发生转移；绒毛膜癌多继发于葡萄胎后，是高度恶性肿瘤，表现为子宫底部突向宫腔的暗红色结节，镜下瘤细胞为高度异型性的滋养层细胞、明显出血坏死、无绒毛结构及间质，早期就可血行转移，以肺和阴道壁转移最常见。

卵巢上皮性肿瘤多来源于卵巢的表面上皮，包括浆液性和黏液性肿瘤两种，每一种又分为囊腺瘤、交界性囊腺瘤和囊腺癌。

乳腺纤维腺瘤是乳腺良性肿瘤。乳腺增生症是由于雌激素过高，刺激乳腺导管或腺泡上皮增生所致，部分患者可进一步发展为乳腺癌。乳腺癌是女性最常见的恶性肿瘤，好发于外上象限，表现为边界不清的无痛性肿块，组织学类型分非浸润性癌和浸润性癌两大类，主要经淋巴道转移到同侧腋窝淋巴结。

病例讨论

患者，女，24岁，农民，孕3产1。

主诉：流产1年多，阴道不规则出血、痰中带血3个月，头痛1个月，呕吐3天。

现病史：1年前，因停经5个月后自然流产，流出物似"烂肉一堆"，未见胎儿成分，当时未清宫，以后月经正常。3个月前开始阴道不规则出血，时多时少，1个月前阴道掉出鹅蛋大之腥臭"肉块"，同时有咳嗽，痰中带血，头昏头痛。入院前20天，胸部X线片见双肺有多个结节状影。近3天来，头昏头痛加重，并出现剧烈呕吐。去某院妇科门诊求治，在检查中患者突然头痛、呕吐、昏迷、四肢小抽搐,急诊入院。

体格检查:意识不清,脉搏 90 次/min,呼吸 16 次/min,血压 129/90 mmHg,心肺(一),肝脾未扪清。外阴水肿,子宫如孕 2 个月大,前位,活动,阴道前后壁有 4 个紫红色结节,最大者直径 5 cm,小者直径为 0.5 cm。双附件(一)。

实验室检查:血常规:血红蛋白 38g/L,白细胞 15.3×10^9/L,中性粒细胞 86%,淋巴细胞 13%,单核细胞 1%;尿妊娠试验(+)。

住院经过:入院后 3 h,呼吸骤停,抢救无效死亡。

尸检摘要:

子宫、阴道及附件:子宫略增大,表面有数个黄豆大小结节,子宫底右侧有一 5 cm×5 cm×6 cm 大包块,表面有坏死、溃烂,切面呈紫红色,边界不清,已侵及肌层和浆膜。阴道前壁有 4 个大小不等的紫红色结节,子宫旁有数个蚕豆大小的结节。镜检:子宫、阴道结节中有两种明显异型性的肿瘤细胞。一种瘤细胞呈多角形,胞质丰富、淡染,细胞界限清楚,核圆形,核膜清楚,核染色质较深染,病理性核分裂象易见;另一种瘤细胞,体积较大,胞质较红染,呈合体性,形状不规则,核深染,多核。此两种瘤细胞互相混合在一起,呈条索状或片块状排列。肿瘤组织没有间质和血管,亦未见绒毛结构,但有明显出血和坏死灶。双附件(一)。

肺:双肺内可扪及多个黄豆大小的硬结节,切面为深紫红色,中心有坏死;镜检:同子宫、阴道结节。双侧胸膜脏壁层有局灶性纤维性粘连。

脑:重 1 230 g,左顶颞部硬膜下有血块,大小约 10 cm×6 cm×0.6 cm,左侧脑室后角有核桃大小紫红色结节,右额极也有 3 cm×2.5 cm 之紫红色结节。镜检:同子宫、阴道结节。有明显的小脑扁桃体疝形成。

讨论:

1. 死者生前主要患什么疾病? 诊断依据是什么?

2. 死者死亡原因是什么?

3. 请用尸检所见解释临床症状和体征。

第九章病例
讨论答案

第九章单元
测试

思考题

1. 内宫颈上皮内瘤变与异型增生有何区别与联系?

2. 子宫颈糜烂与糜烂型子宫颈癌如何区别?

3. 试述葡萄胎、侵蚀性葡萄胎和绒毛膜癌三者的联系和区别。

4. 如何做到对子宫颈癌、乳腺癌的早期发现?

(匡冠丫)

第十章　内分泌系统疾病

学习目标

1. 掌握毒性甲状腺肿的病因及发病机制、病理变化及临床病理联系。
2. 熟悉非毒性甲状腺肿的病因和发病机制、病变发展过程及病变特点。
3. 了解甲状腺腺瘤和甲状腺癌的病变特点、原发性糖尿病的分型和病变特点。
4. 能识别地方性甲状腺肿、毒性甲状腺肿、甲状腺腺瘤和甲状腺癌的大体标本和镜下病变特点；能解释甲状腺功能五项检查结果的临床意义。

第一节　甲状腺疾病

一、甲状腺肿

甲状腺肿（goiter）是指由于甲状腺滤泡上皮增生和胶质贮积伴甲状腺激素分泌异常而引起的甲状腺肿大。根据有无甲状腺功能亢进症状，将其分为非毒性甲状腺肿和毒性甲状腺肿两类。

（一）非毒性甲状腺肿

非毒性甲状腺肿（nontoxic goiter）亦称单纯性甲状腺肿（simple goiter），本病常发生在内陆山区及半山区，又称地方性甲状腺肿（endemic goiter），也可为散发性。本病主要表现为甲状腺肿大，一般无症状，部分患者后期可出现吞咽和呼吸困难，少数患者可伴甲状腺功能减退等症状。

1. 病因和发病机制

（1）缺碘：地方性水、土、食物中缺碘是地方性甲状腺肿的主要原因，而散发性甲状腺肿多见于青春期、妊娠期和哺乳期，是机体对碘需求量增加而相对缺碘所致。由于缺碘，甲状腺素合成减少，通过反馈刺激垂体促甲状腺素（TSH）分泌增多，使甲状腺滤泡上皮增生，合成大量甲状腺球蛋白充满滤泡腔内，使甲状腺肿大。

（2）致甲状腺肿因子的作用：主要包括以下几方面。① 饮用水中含大量钙和氟：可影响肠道对碘的吸收，而引起甲状腺肿大；此外，滤泡上皮胞浆内钙离子增多，会抑制甲状

第十章
思维导图

动画：非毒性
甲状腺肿的
发病机制

213

腺素的分泌,进而通过 TSH 的过度分泌引起甲状腺肿大。② 硫氰酸盐及过氯酸盐:妨碍碘向甲状腺聚集。③ 某些药物(如硫脲类药、磺胺药)或食物(如卷心菜、木薯等)可影响甲状腺聚碘或抑制碘化物在甲状腺内运送。

(3)高碘:长期饮用含高碘的水,因碘摄入过高,过氧化物酶的功能基团过多地被占用,影响酪氨酸氧化,因而碘的有机化过程受阻,甲状腺呈代偿性肿大。

(4)遗传:家族性甲状腺肿的原因是甲状腺激素合成中有关酶的遗传性缺乏,如过氧化物酶、去卤化酶的缺陷及碘酪氨酸偶联缺陷等。

2. 病理变化 根据非毒性甲状腺肿的发生、发展过程和病变特点,可将其分为三个时期。

(1)增生期:又称为弥漫性增生性甲状腺肿(diffuse hyperplastic goiter)。肉眼观,甲状腺弥漫性对称性中度增大,一般不超过 150 g(正常 20~40 g),表面光滑。光镜下,滤泡上皮增生呈立方或低柱状,伴小滤泡形成,胶质少,间质充血。

(2)胶质贮积期:又称为弥漫性胶样甲状腺肿(diffuse colloid goiter)。因长期持续缺碘,胶质大量贮积。肉眼观,甲状腺弥漫性对称性显著增大,重 200~300 g,表面光滑,切面呈淡褐色、半透明胶冻状;光镜下见滤泡大小不等,滤泡腔高度扩张,腔内大量胶质贮积,滤泡上皮变扁平(图 10-1)。

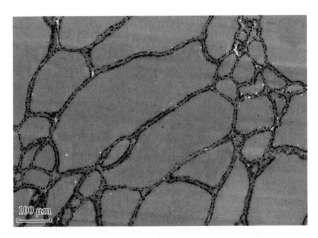

图 10-1 非毒性甲状腺肿-胶质贮积期(HE×100)
滤泡腔高度扩张,上皮细胞变扁平,腔内大量胶质贮积

(3)结节期:又称为结节性甲状腺肿(nodular goiter),本病后期滤泡上皮局灶性增生,复旧或萎缩不一致,形成结节。肉眼观,甲状腺呈不对称结节状增大,结节大小不等,有的结节境界清楚,常无完整包膜,切面内常见出血、坏死、囊性变、钙化和瘢痕形成。光镜下,部分滤泡上皮呈柱状或乳头样增生,小滤泡形成;部分上皮复旧或萎缩,胶质贮积;间质纤维组织增生、包绕形成大小不一的结节状病灶。

3. 临床病理联系 甲状腺滤泡增生及胶质贮积致甲状腺肿大;肿大的甲状腺压迫食管引起吞咽困难,压迫气管引起呼吸困难;部分患者由于甲状腺素合成减少,出现甲状腺功能低下的表现;极少数(1%~2%)癌变。

（二）毒性甲状腺肿

毒性甲状腺肿（toxic goiter）是指除甲状腺肿大外，由于血中甲状腺素过多，作用于全身各组织所引起的临床综合征，临床上称为甲状腺功能亢进症（hyperthyroidism），简称甲亢，由于约有 1/3 患者有眼球突出，故又称突眼性甲状腺肿（exophthalmic goiter）。临床上表现为甲状腺肿大，基础代谢率和神经兴奋性升高，如心悸、多汗、烦热、脉搏快、手震颤、多食、消瘦、乏力、突眼等；血三碘甲腺原氨酸（T₃）、甲状腺素（T₄）高，吸碘率高。本病多见于女性，以 20～40 岁最多见。

1. 病因和发病机制　目前认为本病的发生是在遗传基础上，由于精神创伤等因素诱发机体免疫功能紊乱，产生自身抗体作用于甲状腺所致。

（1）自身免疫：患者血液中甲状腺球蛋白增高，并有多种抗甲状腺的自身抗体，且常与一些自身免疫病并存。此外，血液中存在与 TSH 受体结合的抗体，具有类似 TSH 的作用，可刺激滤泡上皮细胞增生，合成并分泌大量甲状腺素，引起甲亢症状。

（2）遗传因素：某些患者亲属中也患有此病或其他自身免疫病。

（3）精神创伤：可干扰免疫系统而促进自身免疫病的发生。

2. 病理变化　肉眼观，病变甲状腺弥漫性对称性增大，为正常的 2～4 倍，表面光滑，质较软，切面灰红呈分叶状，质如肌肉。光镜下可见：① 滤泡上皮增生呈高柱状，有的呈乳头状突向滤泡腔，并有小滤泡形成。② 滤泡腔内胶质稀薄，靠近滤泡上皮细胞处出现许多大小不一的吸收空泡。③ 间质血管丰富、充血，淋巴组织增生（图 10 - 2）。

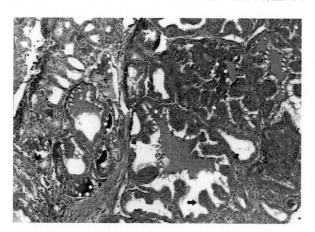

图 10 - 2　毒性甲状腺肿（HE×200）
滤泡上皮增生呈柱状并呈乳头状突向滤泡腔内；胶质稀
少并出现许多吸收空泡；间质血管充血，淋巴组织增生

除甲状腺病变外，全身可有淋巴组织增生、胸腺和脾增大，心脏肥大，心肌、肝细胞可有变性、坏死及纤维化。

3. 临床病理联系

（1）甲状腺肿大：甲状腺滤泡上皮增生并有新滤泡形成，间质血管扩张充血及淋巴组织增生，使甲状腺体积弥漫性增大。

（2）基础代谢率增高：增生滤泡合成大量甲状腺素，使血液中 T_3、T_4 增高，引起全身基础代谢率增高，患者出现心慌、多汗、多食易饥、心率加快、易激动、多言多动、焦虑、多疑、不安失眠、记忆力减退、手震颤等，严重者出现心房颤动或心力衰竭。

（3）眼球突出：由于球后纤维脂肪组织增生、淋巴细胞浸润和黏液水肿，导致眼球外突。

二、甲状腺炎

甲状腺炎（thyroiditis）按病程及临床病理特点不同可分为急性、亚急性和慢性三种。急性甲状腺炎是由细菌感染引起的急性化脓性炎，少见；亚急性甲状腺炎和慢性甲状腺炎较多见。

（一）亚急性甲状腺炎

亚急性甲状腺炎（subacute thyroiditis）又称亚急性肉芽肿性甲状腺炎（subacute granulomatous thyroiditis），它是一种与病毒感染有关的肉芽肿性炎，起病急，常在病毒感染后1～3周发病，多见于中青年女性。

肉眼观，甲状腺呈不均匀结节状轻至中度增大，质韧如橡皮样；切面呈灰白或淡黄色，可见坏死或瘢痕，常与周围组织有粘连。镜下观，病变呈灶性分布，部分滤泡被破坏，胶质溢出，形成类似结核结节的肉芽肿，其中可有残留的胶质，周围是多少不等的异物巨细胞、大量中性粒细胞及不等量的嗜酸性粒细胞、淋巴细胞和浆细胞等浸润（图 10-3）。愈复期巨噬细胞消失，滤泡上皮细胞再生、间质纤维化、瘢痕形成。本病主要与其他肉芽肿性炎鉴别，如结核和结节病，亚急性甲状腺炎的肉芽肿内可有胶样物质，无干酪样坏死和结核分枝杆菌。

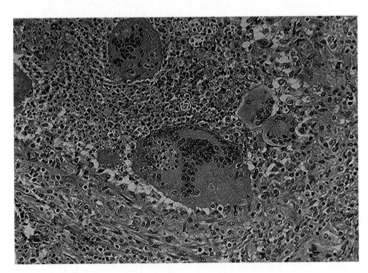

图 10-3　亚急性甲状腺炎（HE×100）
部分滤泡破坏伴大量炎细胞浸润及异物巨细胞增生，形成肉芽肿

本病病程短，常在数月内恢复正常；部分病情严重患者因甲状腺滤泡破坏过多，可出现甲状腺功能减退。

（二）慢性甲状腺炎

1. 慢性淋巴细胞性甲状腺炎（chronic lymphocytic thyroiditis）又称桥本甲状腺炎（Hashimoto thyroiditis）、自身免疫性甲状腺炎（autoimmune thyroiditis），是一种自身免疫病，患者血液中有多种抗甲状腺的自身抗体，如抗甲状腺球蛋白抗体（TGAb）、抗甲状腺过氧化物酶抗体（TPOAb）明显增高。多见于中年女性，表现为无痛性甲状腺弥漫性肿大。

肉眼观，甲状腺弥漫性对称性肿大，质地韧，切面呈分叶状，色灰白或灰黄，被膜轻度增厚，但与周围组织无粘连。光镜下，甲状腺滤泡广泛破坏、萎缩，大量淋巴细胞及不等量的嗜酸性粒细胞浸润，淋巴小结形成（图 10 - 4），可有纤维组织增生。

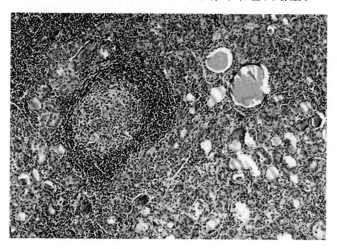

图 10 - 4　慢性淋巴细胞性甲状腺炎（HE×100）
甲状腺滤泡萎缩，大量淋巴细胞浸润并有淋巴小结形成

患者常有甲状腺功能减退的表现，本病除甲状腺功能五项检查，还要查甲状腺自身抗体 TGAb 和 TPOAb，以协助诊断和治疗。

2. 慢性纤维性甲状腺炎（chronic fibrous thyroiditis）　又称木样甲状腺炎（Riedel thyroiditis），原因不明，罕见。男女之比为 1∶3，年龄为 30～60 岁，早期症状不明显，晚期甲状腺功能减退，增生的纤维结缔组织压迫可产生声音嘶哑、呼吸及吞咽困难等症状。

肉眼观，甲状腺中度肿大，病变范围和程度不一，病变呈结节状，质硬似木样，与周围组织明显粘连，切面灰白。镜下观，甲状腺滤泡萎缩，间质大量纤维组织增生、玻璃样变性，有淋巴细胞浸润。

 知识拓展

甲状腺功能五项检查

甲状腺功能五项检查包括三碘甲腺原氨酸（T_3）、甲状腺素（T_4）、促甲状腺激素（TSH）、游离 T_3（FT_3）、游离 T_4（FT_4）的测定。此五项指标是临床用于判断是否存在甲亢或甲状腺功能减退(简称甲减),对甲状腺功能进行综合评价的常用指标。TSH是检测甲状腺功能非常敏感的特异性指标,适合于早期检测或排除下丘脑-垂体-甲状腺调节系统的功能紊乱。T_3浓度反映甲状腺对周边组织的功能,甚于反映甲状腺的分泌状态,是查明早期甲亢、监控复发型甲亢的重要指标。T_4是甲状腺分泌的主要产物,T_4的测定可用于甲亢的诊断、原发性和继发性甲减的判定和TSH抑制治疗的监测。FT_3对甲亢诊断很敏感,是诊断T_3型甲亢的特异性指标,且不受结合蛋白浓度和结合力改变的影响。当怀疑甲状腺功能紊乱时,FT_4常和TSH联合测定。此外,FT_4测定也用于甲状腺抑制治疗的监测。

三、甲状腺肿瘤

(一) 甲状腺腺瘤

甲状腺腺瘤(thyroid adenoma)是甲状腺滤泡上皮发生的良性肿瘤。往往在无意中发现,中青年女性多见。肿瘤生长缓慢,临床检查时随吞咽活动而上下移动。肉眼观,多为单发,圆形或类圆形,直径一般为3～5 cm,有完整包膜,常压迫周围组织;切面多为实性,暗红或棕黄色,可并发出血、囊性变、钙化和纤维化。

镜下,根据瘤组织形态特点分为以下六类。① 单纯型腺瘤(simple adenoma):肿瘤组织由大小较一致、排列拥挤、内含胶质、与成人正常甲状腺相似的滤泡构成(图10-5)。② 胶样型腺瘤(colloid adenoma):肿瘤组织由较大滤泡或大小不一的滤泡组成,滤泡内充满胶质。③ 胎儿型腺瘤(fetal adenoma):主要由小而一致的仅含少量胶质或没有胶质的小滤泡构成,上皮细胞为立方形,似胎儿甲状腺组织。④ 胚胎型腺瘤(embryonal adenoma):瘤细胞小,大小较一致,呈片状或条索状排列,偶见不完整的小滤泡,无胶质,间质疏松水肿。⑤ 嗜酸细胞型腺瘤(acidophilic cell type adenoma):较少见,瘤细胞大而呈多角形,核小,胞质丰富,内含嗜酸性颗粒。⑥ 不典型腺瘤(atypical adenoma):瘤细胞有轻度异型,排列成索条状或巢状,不形成滤泡,间质少,但无包膜和血管侵犯。

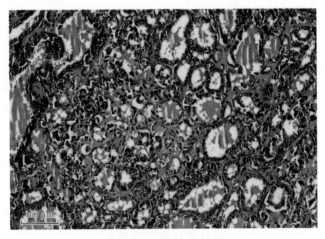

图10-5 甲状腺单纯型腺瘤(HE×100)
肿瘤腺体与正常成人甲状腺滤泡相似,排列拥挤

结节性甲状腺肿和甲状腺腺瘤的诊断及鉴别要点:① 前者常为多发结节,无完整包膜;后者一般单发,有完整包膜。② 前者滤泡大小不一致,一般比正常的大;后者则滤泡及滤泡上皮细胞大小较一致。③ 前者周围甲状腺组织无压迫现象,邻近的甲状腺内与结节内有相似病变;后者周围甲状腺有压迫现象,周围和邻近处甲状腺组织均正常。

(二)甲状腺癌

甲状腺癌(thyroid carcinoma)是来源于甲状腺滤泡上皮或滤泡旁细胞的恶性肿瘤,分为以下四种类型。

1. 乳头状癌(papillary carcinoma)　最常见,占甲状腺癌的 60%,青少年女性较多见,肿瘤生长缓慢,局部淋巴结转移较早,但恶性程度较低,预后较好,10 年生存率达 80% 以上。

肉眼观,肿瘤一般呈球形,直径约 3cm,无包膜,切面呈灰白色,质地较硬;肿瘤常有出血、坏死、钙化和囊性变,囊内有乳头;镜下,瘤细胞呈乳头状排列,核多呈磨玻璃样;乳头中心有纤维血管间质,间质内常见呈同心圆状的钙化小体,称砂粒体(psammoma bodies)(图 10 - 6)。

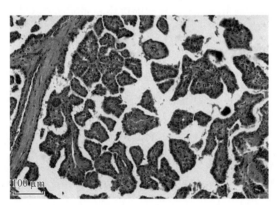

图 10 - 6　甲状腺乳头状癌(HE×100)
瘤细胞呈乳头状排列,乳头中心有纤维血管间质,可见砂粒体(箭头示)

2. 滤泡癌(follicular carcinoma)　占甲状腺癌的 20%～25%,多发于 40 岁以上女性,易血行转移,预后比乳头状癌差。

肉眼观,肿瘤呈结节状,但包膜不完整,切面灰白,质软。镜下可见不同分化程度的滤泡,分化好者与腺瘤相似,但有包膜和血管浸润;分化差的滤泡癌呈实性巢状,瘤细胞具有显著异型性,滤泡少且含胶质量少。

3. 髓样癌(medullary carcinoma)　占甲状腺癌的 5%～10%,来源于滤泡旁细胞,属于神经内分泌肿瘤(APUD 瘤)。40～60 岁为高发年龄,部分为家族性常染色体显性遗传,肿瘤分泌降钙素,产生严重腹泻和低钙血症,有的还同时分泌其他多种激素和物质。

肉眼观,肿瘤单发或多发,可有假包膜,切面灰白或黄褐色,质实而软;镜下,瘤细胞圆形、多角形或梭形,呈实体巢状或乳头状、滤泡状排列,间质内常有淀粉样物质沉积。

4. 未分化癌(undifferentiated carcinoma)　占甲状腺癌的 5%～10%,多见于 50 岁

以上女性。生长快,早期即可发生浸润和转移,恶性程度高,预后差。

肉眼观,肿瘤形状不规则,无包膜,切面灰白,常有出血、坏死;镜下,癌细胞大小、形态不一,核异型性明显,核分裂象多见。

第二节 糖 尿 病

糖尿病(diabetes mellitus)是一种因胰岛素绝对或相对不足或靶细胞对胰岛素敏感性降低等而引起的糖类、脂肪和蛋白质代谢紊乱的一种慢性疾病。其主要特点是高血糖、糖尿。表现为多饮、多食、多尿和体重减轻(即"三多一少"),可使一些组织或器官发生形态结构改变和功能障碍,并发酮症酸中毒、肢体坏疽、多发性神经炎、失明和肾衰竭等。本病发病率日益增高,已成为世界性的常见病。

一、病因和发病机制

糖尿病分为原发性糖尿病(primary diabetes mellitus)和继发性糖尿病(secondary diabetes mellitus)。原发性糖尿病又分为胰岛素依赖型糖尿病和非胰岛素依赖型糖尿病两种。

(一)原发性糖尿病

1. 胰岛素依赖型糖尿病 又称 1 型或幼年型糖尿病,约占糖尿病的 10%,主要特点是青少年发病,起病急,病情重,发展快,胰岛 B 细胞严重受损,胰岛素分泌绝对不足,治疗依赖胰岛素,易出现酮症酸中毒。

目前,研究认为本型是在遗传易感性的基础上,由病毒感染诱发的针对胰岛 B 细胞的一种自身免疫病,其根据是:① 患者体内可测到胰岛细胞抗体和细胞表面抗体,而且本病常与其他自身免疫病并存。② 与人类白细胞抗原(HLA)的关系受到重视,患者血中 HLA - DR3 和 HLA - DR4 的检出率超过平均值,说明与遗传有关。③ 血清中抗病毒抗体滴度显著增高,提示与病毒感染有关。

2. 非胰岛素依赖型糖尿病 又称 2 型或成年型糖尿病,约占糖尿病的 90%,主要特点是成年发病,起病缓慢,病情较轻,发展较慢,胰岛数目正常或轻度减少,血中胰岛素可正常、增多或降低,肥胖者多见,不易出现酮症酸中毒,可以不依赖胰岛素治疗。本型的病因、发病机制不清楚,认为是与肥胖有关的胰岛素相对不足及组织对胰岛素不敏感所致。

(二)继发性糖尿病

继发性糖尿病指由某些已知原因,如胰岛炎症、肿瘤、手术或其他损伤、某些内分泌疾病等造成胰岛内分泌功能不足所致的糖尿病。

二、病理变化

1. 胰岛病变 1 型糖尿病早期为非特异性胰岛炎,继而胰岛 B 细胞变性、坏死、消失,胰岛变小、数目减少,纤维组织增生及玻璃样变性;2 型糖尿病早期病变不明显,后期

B细胞减少,胰岛淀粉样变性(图10-7)。

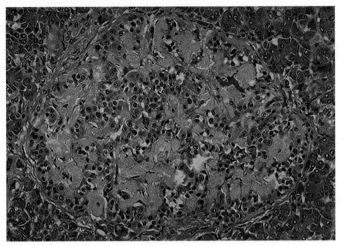

图10-7 糖尿病-胰岛淀粉样变性(HE×400)

胰岛内B细胞减少,可见散在粉染的淀粉样物质沉积

2. 血管病变 糖尿病患者从毛细血管到大中动脉均有不同程度病变。如毛细血管和细、小动脉的内皮细胞增生,基膜明显增厚,致血管壁增厚、管腔狭窄,形成细、小动脉硬化,有的血管壁发生纤维蛋白样坏死;大、中动脉粥样硬化,比非糖尿病患者出现得早而严重,可能与糖尿病伴发高胆固醇血症有关,可引发冠心病、肢体坏疽等。

3. 肾病变(糖尿病肾病) 早期肾血流量增加,肾小球滤过率增高,导致肾体积增大;继而出现结节性肾小球硬化,表现为肾小球系膜区出现玻璃样物质沉积(图10-8),结节增大可使毛细血管腔狭窄或阻塞,最终导致肾小球纤维化、玻璃样变性,肾小管萎缩;肾间质纤维组织增生、水肿和淋巴细胞、浆细胞浸润。

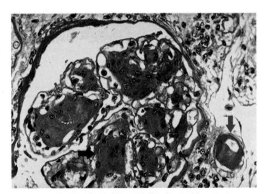

图10-8 结节性肾小球硬化(PAS×400)

肾小球系膜区和血管壁出现玻璃样物质沉积(蓝箭头示);

右下角可见入球微动脉血管壁玻璃样变性(红箭头示)

4. 视网膜病变 早期可出现微小动脉瘤和视网膜小静脉扩张,继而出现水肿、出血、

微血栓形成等病变;还可因血管病变引起缺氧,刺激纤维组织增生、新生血管形成等增生性视网膜病变。

5. 神经系统病变　周围神经可因血管病变引起缺血性损伤,出现肢体疼痛、麻木、感觉丧失、肌肉麻痹等,脑细胞可发生广泛变性。

6. 其他组织或器官病变　可出现皮肤黄色瘤、肝脂变和糖原沉积、骨质疏松、真菌感染等。

三、临床病理联系

1. 多尿、多饮、多食和体重减轻　多尿是由于体内葡萄糖利用减少、糖原合成减少,引起血糖升高,进而尿糖增多引起渗透性利尿所致;尿多失水,血浆渗透压增高引起高渗性脱水,刺激下丘脑口渴中枢而出现口渴、多饮;葡萄糖利用减少,引起蛋白质和脂肪分解代谢增强,加上血糖过高,刺激胰岛素分泌,导致患者食欲亢进而多食,但体重减轻。

2. 感染　由于代谢障碍和血管病变使组织缺血,患者极易发生感染,如疖、痈等化脓性感染,并可引起败血症。

3. 酮症酸中毒　多见于1型糖尿病。由于胰岛素严重缺乏,代谢紊乱引起蛋白质和脂肪分解代谢增强,产生大量酸性代谢产物如 β-羟丁酸、乙酰乙酸和丙酮等(统称酮体),引起酮症酸中毒。由于酮症酸中毒及高渗性脱水,患者易发生糖尿病性昏迷。

4. 肾衰竭　糖尿病肾病可引起肾单位进行性破坏,而导致慢性肾衰竭。

5. 动脉粥样硬化　糖尿病引发大中动脉形成动脉粥样硬化,累及冠状动脉引起冠心病,累及脑动脉引起脑出血、脑梗死,累及下肢动脉引起下肢坏疽等。

6. 视力改变　由于视网膜血管病变及纤维组织增生,易并发白内障、青光眼等,导致视力下降、视物模糊,甚至失明。

本章小结

本章主要介绍了内分泌系统比较常见的甲状腺疾病和糖尿病,其中,甲状腺肿、甲状腺炎、甲状腺良恶性肿瘤均可导致甲状腺增大。

非毒性甲状腺肿多与缺碘有关,病变发展过程依次分为增生期、胶质贮积期、结节期。毒性甲状腺肿与自身免疫有关,滤泡上皮增生明显,使甲状腺弥漫性肿大,T_3、T_4 高患者伴"甲亢"症状,部分患者眼球突出。亚急性甲状腺炎是与病毒感染有关的肉芽肿性炎,慢性甲状腺炎分桥本甲状腺炎(自身免疫病,常常伴"甲减")和慢性纤维性甲状腺炎。

甲状腺肿瘤多发生在中青年女性,其中甲状腺瘤呈膨胀性生长,有完整包膜,组织学类型有单纯型腺瘤、胶样型腺瘤、胎儿型腺瘤、胚胎型腺瘤、嗜酸细胞腺瘤、不典型腺瘤。甲状腺癌来源于滤泡上皮或滤泡旁细胞,以乳头状癌最常见,恶性程度低,淋巴道转移早;滤泡癌较常见,血行转移早,预后差;未分化癌较少见,转移早,恶性程度最高;髓样癌属APUD瘤,分泌降钙素。

糖尿病是以胰岛素缺乏致持续性高血糖为主要表现的全身代谢性疾病,1型糖尿病有遗传易感性,多发于青少年,胰岛 B 细胞明显减少,有典型"三多一少"症状,常并发酮症酸中毒,治疗依赖胰岛素;2 型糖尿病为成人型,多与肥胖有关,胰岛 B 细胞一般不减少,症状不典型。若血糖不控制,可引起广泛血管病变、感染或慢性肾衰竭等并发症。

病例讨论

患者,女性,36 岁,颈前区无痛性肿块 1 年余。查体:体温 36.6℃,脉搏 90 次/分,呼吸 20 次/分,血压 130/85 mmHg。颈软无抵抗,颈静脉无怒张,气管居中,颈前区皮肤隆起,双侧甲状腺可触及多个肿物,呈椭圆形,边界不清,质地中等,随吞咽活动上下移动,未闻及血管杂音,周围淋巴结无肿大。心、肺及腹部检查未见异常。甲状腺彩超:甲状腺左右叶多发性实性占位性病变,最大者 1.8 cm×1.1 cm。甲功五项检查,TT3:0.95 nmol/L,TT4:9.60 nmol/L,FT3:2.45 pmol/L,FT4:1.26 pmol/L,TSH:5.13 mIU/L。

第十章病例讨论答案

讨论:

1. 根据病历摘要,给患者做出初步诊断?诊断依据是什么?

2. 如何治疗?

3. 用病理学知识解释患者的临床表现和甲功五项检查结果。

第十章单元测试

思考题

1. 如何区分非毒性甲状腺肿和毒性甲状腺肿?

2. 如何区分结节性甲状腺肿和甲状腺腺瘤?

3. 胰岛素依赖型糖尿病和非胰岛素依赖型糖尿病的区别是什么?

(黄　娟)

第十一章 传 染 病

学习目标

1.掌握结核结节、原发综合征、伤寒肉芽肿的概念。

2.掌握结核病的病因及传染途径、结核病的基本病理变化、原发性肺结核的病理变化及结局、继发性肺结核的类型和病变特点；伤寒病、细菌性痢疾、流行性脑脊髓膜炎、流行性乙型脑炎的病理变化和临床病理联系。

3.熟悉细菌性痢疾、伤寒病、流行性脑脊髓膜炎、流行性乙型脑炎的病因及传染途径；流行性出血热的病因及传染途径、病理变化和临床病理联系。

4.了解钩端螺旋体病和性传播疾病的病因及传染途径、病理变化和临床病理联系。

5.能识别肺结核、伤寒病、细菌性痢疾、流行性脑脊髓膜炎的大体标本和镜下病变特点。

第十一章
思维导图

  传染病是指由病原微生物引起的、具有传染性、在一定条件下还可造成广泛流行的一类疾病。传染病在世界各地广泛流行，危害人类健康。我国随着经济的发展、医疗条件的改善和诊治技术的提升，传染病的发病率和死亡率均明显降低。根据国家2017年的传染病疫情记录报告，霍乱、鼠疫等甲类传染病已无病例出现。传染病中90%～95%的患者为乙类传染病中的病毒性肝炎、肺结核、梅毒、淋病、细菌性和阿米巴性痢疾。

  传染病必须具备三个条件才能流行。① 传染源：指具有传染性的人或动物；② 传播途径：不同的传染病，病原体侵入人体的途径是不同的，常见传播途径有呼吸道（飞沫传播）、消化道（粪—口途径）、母婴垂直传播、血液传播、虫媒传播等；③ 易感人群：多为儿童。因此，传染病的防治应从消灭或控制传染源、切断传播途径、接种疫苗提高易感人群的免疫力着手。

  传染病的本质是炎症，具有疾病的典型经过，即潜伏期、前驱期、症状明显期和转归期，但因病原体不同，定位器官不同（每种病原体常选择定位于机体的某种组织或器官），病变特点不同，临床表现也不同。

  本章仅重点介绍结核病、伤寒、细菌性痢疾、流行性脑脊髓膜炎、流行性乙型脑炎、流行性出血热、钩端螺旋体病和性传播疾病。

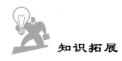

知识拓展

卡 介 苗

卡介苗是预防结核病的疫苗。接种卡介苗后能使机体产生对结核分枝杆菌的特异性免疫力,可阻止该病菌在体内繁殖、播散。卡介苗属于我国国家免疫规划疫苗,由政府免费提供接种。接种对象为出生3个月以内的婴儿或结核菌素试验阴性的儿童,其保护力高达90%。接种卡介苗后可引起轻微的局部反应及局部淋巴结反应,这是正常现象,也是卡介苗接种成功的标志。

卡介苗的疫苗株是由法国巴斯德研究所的Calmette和Guerin将有毒的牛分枝杆菌分离株,历经13年、231代培养后,其致病力消失,于1921年用这株结核菌制成活疫苗。卡介苗应用至今,在全球性结核病的预防上已取得了令人瞩目的成就。

第一节 结 核 病

结核病(tuberculosis)是由结核分枝杆菌(Mycobacterium tuberculosis)引起的一种慢性肉芽肿病,全身各个器官都可患结核病,但以肺结核最为常见。结核病的特征性病变为结核结节形成伴有不同程度的干酪样坏死。早期无明显症状,病情发展后可有全身中毒症状如疲乏、食欲缺乏、消瘦、低热、盗汗等。

结核病曾严重危害人类健康,由于有效抗结核药物的发明和应用,结核病引起的死亡率一直呈下降趋势。近年来,由于不少国家对结核病的忽视,减少了财政投入,再加上人口的增长、流动人口的增加、艾滋病病毒的传播、耐药菌株的出现,有的国家和地区结核病的发病率又有所上升。近五年WHO的流行病学数据显示,全球每年结核病新发病例为900万~1 000万,150万~200万人死于结核。大多数结核病例在发展中国家,其中非洲的人均发病率(28%)最高,但50%以上的病例在印度、印度尼西亚、中国、孟加拉国、巴基斯坦、菲律宾6个亚洲国家。WHO于1995年宣布"全球结核病紧急状态",确定每年3月24日为"世界防治结核病日",以此提醒公众加深对结核病的认识。

一、病因和发病机制

1. 病因 结核病的病原菌为结核分枝杆菌,为细长弯曲、革兰染色阳性需氧菌,细菌壁内含分枝菌酸,抗酸染色呈红色。对人致病的结核分枝杆菌主要是人型和牛型。

2. 传染途径 结核分枝杆菌主要通过呼吸道传播,开放性肺结核(痰中含结核分枝杆菌)尤其是空洞型肺结核患者是主要传染源。患者在咳嗽、打喷嚏时,从呼吸道排出大量含菌微滴,被易感者吸入肺内引起结核病,其中直径小于5 μm 的微滴能到达肺泡,致病性最强;细菌也可通过摄入带菌的食物经消化道传播,偶可通过皮肤伤口进入人体引发结核病。

3. 发病机制　结核分枝杆菌不产生内毒素和外毒素,主要由菌体成分如类脂质、蛋白质和多糖类等引起超敏反应和细胞免疫。脂质与糖类及蛋白质结合成为糖脂(索状因子)和糖肽脂(蜡质 D),索状因子对组织和细胞有强烈的损伤作用;蜡质 D 能引起宿主对结核分枝杆菌产生剧烈的 IV 型超敏反应,形成干酪样坏死,还能抑制吞噬细胞的吞噬体与溶酶体融合,使结核分枝杆菌能在吞噬细胞中长期生存;糖脂及糖肽脂类物质还能刺激 T 淋巴细胞和巨噬细胞增生,形成典型的结核性肉芽肿病变。

结核分枝杆菌进入机体后能否引起结核病,取决于结核菌数量、毒力的大小以及机体的反应性,尤其是后者在本病的发生中起重要的作用。人对结核分枝杆菌的自然免疫力较弱,在初次感染结核分枝杆菌后的两周,肺泡腔的结核分枝杆菌能趋化和吸引巨噬细胞并被其吞噬。但结核分枝杆菌细胞膜上的脂质有很强的抗消化作用,巨噬细胞难以将其杀灭,结核分枝杆菌还会在细胞内繁殖并引起局部炎症,也可发生全身性血源播散,成为以后肺外器官结核病发病的根源。

人对结核分枝杆菌的特异性免疫,是在感染后 30～50 天获得的,这种免疫是以细胞免疫为主,即结核分枝杆菌作用于致敏的 T 淋巴细胞,使其释放多种淋巴因子,趋化、激活巨噬细胞,巨噬细胞吞噬杀灭结核分枝杆菌后演化为上皮样细胞(又称类上皮细胞),大量上皮样细胞聚集形成结核结节。机体在形成抗结核分枝杆菌的细胞免疫同时,也形成对结核菌的 IV 型超敏反应,后者引起局部组织干酪样坏死(caseous necrosis)和全身中毒症状。

因此,结核病的发病过程中,细胞免疫反应和超敏反应常同时发生,相伴出现,贯穿于结核病的始终。结核分枝杆菌数量的多少、毒力强弱以及机体抵抗力等因素决定着两者的彼此消长。当菌量少、毒力低、机体抵抗力强时,以免疫反应占优势,结核分枝杆菌被吞噬杀灭,病变局限、痊愈;反之,则以超敏反应为主,造成局部广泛干酪样坏死,坏死液化后细菌迅速增长并可侵入淋巴管、血管或支气管,造成结核病的播散。

 知识拓展

皮肤结核菌素试验

皮肤结核菌素试验是指采用结核菌素纯蛋白衍生物进行皮内注射,通过观察人体免疫反应,来判断人体是否有结核分枝杆菌的感染。一般采用 5 U 结核菌素衍生物进行皮内注射,通过 48～72 h 的临床观察,对皮试的硬结直径进行测量来做出判定,小于 5 mm 为阴性,5～9 mm 为弱阳性,10～14 mm 为中等阳性,超过 15 mm 或者皮试出现水疱、皮肤破溃为强阳性。阳性提示有结核分枝杆菌感染的可能,若为强阳性则提示有结核分枝杆菌感染;阴性考虑没有结核分枝杆菌感染。对于老年体弱患者、长期使用免疫抑制剂的患者或患有艾滋病等免疫受限的患者也可出现结核菌素试验的假阴性。

但结核菌素试验阳性不能提示感染结核分枝杆菌有多长时间,也不能确定感染是在潜伏期还是活动期会传染给他人,因此阳性者需进一步做胸部 X 线检查、痰培养等检查,以除外活动性肺结核。

二、基本病理变化与转归

(一)基本病理变化

1. 渗出性病变 当感染的细菌数量多、毒力强,机体的免疫力低下和超敏反应较强时,常出现渗出性病变,多见于疾病早期或病变恶化时肺、浆膜、滑膜、脑膜等处的结核分枝杆菌感染。渗出的成分主要是浆液和纤维素,早期病变处有中性粒细胞聚集,随之被巨噬细胞取代,严重时还有大量红细胞漏出。渗出液和巨噬细胞内可查到结核分枝杆菌。渗出病变不稳定,可完全吸收消散,也可转变为增生性病变;当超敏反应剧烈时,大量渗出性病变迅速坏死,转为变质性病变。

2. 增生性病变 当感染的细菌量少、毒力弱、机体免疫力较强时,以增生性病变为主,形成具有诊断意义的结核结节(tubercle),又称结核性肉芽肿。镜下,典型的结核结节中央可有少量干酪样坏死,周围有许多上皮样细胞和朗汉斯巨细胞,外围是一些淋巴细胞和成纤维细胞。上皮样细胞由巨噬细胞吞噬结核分枝杆菌后转变而来,呈梭形或多边形,胞质丰富、染色浅、边界不清;核圆形或卵圆形,染色浅呈空泡状,有1~2个核仁。多个上皮样细胞互相融合或一个细胞核多次分裂形成朗汉斯巨细胞。朗汉斯巨细胞为多核巨细胞,直径可达300 μm,胞质丰富,细胞核十几个到几十个,排列成马蹄形、花环状或密集于胞体的一端(图11-1)。

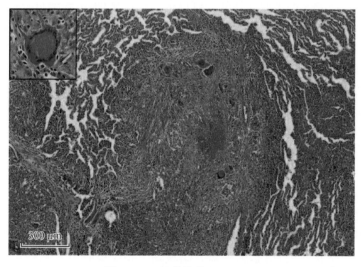

图 11-1 结核结节(HE×40)

结节中心有少量干酪样坏死,周围是上皮样细胞和多个朗汉斯巨细胞;
外周是一些淋巴细胞和成纤维细胞(左上角为高倍镜下的朗汉斯巨细胞)

肉眼观,单个结核结节非常小,不易看见;多个结核结节融合成较大结节时才能被看到,这种结节境界清楚,约粟粒大小,呈灰白,可微隆起于器官表面。

3. 变质性病变 当感染的细菌量多、毒力强,机体的免疫力低下尤其是超敏反应较强时,发生以变质为主的病变,形成干酪样坏死。肉眼观,干酪样坏死因含脂质较多呈淡黄色,均匀细腻,质地松软,状似干奶酪。镜下观,干酪样坏死为一片红染无结构的颗粒状物质。新鲜的干酪样坏死中有一定量的结核分枝杆菌,一旦液化则菌量大增,可成为结核病恶化进展的原因。

某一器官的结核病变,渗出性、变质性和增生性病变往往可以同时存在,或者以某一种病变为主,而且可以互相转化。机体免疫力增强或适当治疗时渗出性病变可转化为增生性病变;反之,机体免疫力下降或超敏反应强烈时,增生性病变可转化为渗出性病变或渗出性病变转化为变质性病变。

(二) 结核病的转归

结核病的转归取决于机体抵抗力的强弱、结核杆分枝菌数量的多少和结核分枝杆菌致病力的强弱。在机体抵抗力较强时,结核分枝杆菌多被抑制、杀灭,病变转向愈合;在机体抵抗力较弱时,病情转向恶化。

1. 转向愈合

(1) 吸收消散:为渗出性病变的主要愈合方式。渗出物可经淋巴道吸收,使病灶缩小或消散。X线检查可见边缘模糊、密度不匀、呈云絮状的渗出性病变的阴影逐渐缩小或被分割成小片,以至完全消失,临床上称为吸收好转期。较小的干酪样坏死灶及增生性病灶,经积极治疗也有吸收消散或缩小的可能。

(2) 纤维化、纤维包裹及钙化:增生性病变和较小的干酪样坏死灶,可逐渐纤维化,最后形成瘢痕而愈合;较大的干酪样坏死灶难以全部纤维化,周边纤维组织增生将坏死物包裹,继而坏死物逐渐浓缩,伴随钙盐沉着。钙化的结核灶内常有少量结核分枝杆菌残留,因此该病变在临床上虽然属于痊愈,但当患者抵抗力再次降低时,残存的结核分枝杆菌亦会再次诱发结核病。X线检查可见纤维化病灶呈边缘清楚、密度增高的条索状阴影;钙化灶为密度甚高、边缘清晰的阴影。临床称为硬结钙化期。

2. 转向恶化

(1) 浸润进展:结核病恶化时,在原病灶周围出现新的渗出性病变,病变范围不断扩大,并继发干酪样坏死。X线检查可见原病灶周围出现絮状阴影,边缘模糊,临床上称为浸润进展期。

(2) 溶解播散:干酪样坏死溶解液化,其内含有大量结核分枝杆菌,可通过体内的自然管道(如支气管、输尿管等)排出,局部形成空洞。液化的坏死物携带的大量结核分枝杆菌可播散到其他部位,形成新的结核病灶。结核分枝杆菌也可侵入淋巴管、血管,通过淋巴道、血道播散至全身各处,引起肺外器官结核病。X线检查可见病灶阴影密度深浅不一,出现透亮区及大小不等的新播散病灶阴影,临床上称为溶解消散期。

三、肺结核病

肺结核病是最常见的一种结核病,第四次全国结核病流行病学抽样调查表明,传染性肺结核患病率为157.8/10万,估算全国现有传染性肺结核病患者200万。由于机体初次感染和再次感染结核菌时反应性不同,因而肺部病变的发生和发展各有不同特点,一般将肺结核病分为原发性肺结核病和继发性肺结核病。

（一）原发性肺结核病

原发性肺结核病（primary pulmonary tuberculosis）是机体第一次感染结核分枝杆菌所引起的肺结核病，多发生于儿童，故又称儿童型肺结核病，也可见于未感染过结核分枝杆菌的成人。

1. 病变特点 结核分枝杆菌被吸入肺泡后，最先引起的病变称原发灶，原发灶常位于右肺上叶下部、下叶上部靠近胸膜处，呈圆形，色灰黄，约 1.5 cm，一般只有一个。由于是初次感染，机体缺乏对结核分枝杆菌的特异性免疫力，所以病灶一开始为渗出性，接着中央部位发生干酪样坏死，细菌得到繁殖，并迅速侵入淋巴管，到达肺门淋巴结，引起结核性淋巴管炎和肺门淋巴结结核，后者表现为淋巴结肿大和干酪样坏死。受累淋巴结常为数个。肺原发灶、结核性淋巴管炎和肺门淋巴结结核合称原发综合征（primary complex）（图 11 - 2），为原发性肺结核的病理形态特征，X 线检查呈现哑铃状阴影。

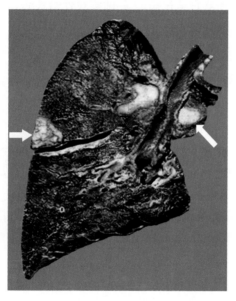

图 11 - 2 肺原发综合征（大体）
右肺上叶下部靠近胸膜处为原发灶，切面呈灰黄色（蓝箭头示）；
肺门淋巴结干酪样结核，切面灰黄色、质地松软（红箭头示）

2. 病变转归 绝大多数的原发性肺结核患者（95%），随机体对结核分枝杆菌的特异性免疫逐渐增强，病灶吸收或纤维化、纤维包裹或钙化；有时肺内病灶已愈合，肺门淋巴结病变仍存在，但经适当治疗后，病变大多仍可痊愈。少数患儿病灶虽愈合，若干年后，残留病灶内的结核分枝杆菌可繁殖、播散。

极少数患儿由于营养不良或同时患有其他疾病（如麻疹、百日咳、肺炎等），使机体抵抗力下降，导致病情恶化，肺内和肺门的病灶继续扩大，并通过淋巴道、血道和支气管播散。临床上出现较明显的中毒症状如发热、咳嗽、盗汗、食欲缺乏、消瘦等。

（1）淋巴道播散：肺门淋巴结的结核分枝杆菌，可沿淋巴管蔓延到气管分叉处淋巴

动画:原发性肺结核的淋巴道播散

动画:原发性肺结核的血行播散

动画:肺粟粒性结核病的发病机制

结、气管旁淋巴结、纵隔淋巴结、锁骨上下及颈淋巴结。初期淋巴结肿大,结核性肉芽肿形成,随后发生干酪样坏死。淋巴道播散的患儿颈淋巴结常可肿大,互相粘连成块、成串,病变经适当治疗可愈合,重者干酪样坏死、液化,并穿破局部皮肤,形成经久不愈的窦道。

(2)血行播散:肺部或淋巴结的干酪样坏死可腐蚀附近血管壁,细菌侵入血流,或由淋巴道经胸导管入血。血行播散可引起以下几种结核病。① 急性全身粟粒性结核病:当机体免疫力很差,大量细菌短期内侵入肺静脉及其分支,可出现急性全身粟粒性结核病,其病变特点是全身多器官如肺、肝、肾、脑和脑膜、腹膜等处密布大小一致、灰白色、粟粒大小的结核病灶,镜下每个粟粒病灶由几个结核结节组成;由于结核性败血症,患者有明显的中毒症状,如高热、寒战、烦躁、衰竭、神志不清。② 慢性全身粟粒性结核病:细菌少量多次进入体循环,引起全身多器官的结核病灶大小不等,性质不同,且病程长,称为慢性全身粟粒性结核病。③ 肺外器官结核病:如有少量细菌经原发灶处的毛细血管侵入血流播散至肺外某器官,如骨、关节、泌尿生殖器官、神经系统等,形成潜伏病灶,当机体抵抗力下降时,细菌再繁殖,形成肺外器官结核病。④ 肺粟粒性结核病:有时结核病变播散仅局限于肺内,称为肺粟粒性结核病(图11-3)。这是由淋巴结中的干酪样坏死、液化后破入附近的静脉系统(如无名静脉、颈内静脉等),细菌由右心经肺动脉播散至两肺所致。

(二)继发性肺结核病

继发性肺结核病(secondary pulmonary tuberculosis)是指机体再次感染结核分枝杆菌所致的肺结核病,多见于成人,故又称成人型肺结核病。其感染来源有两种:① 外源性感染,结核分枝杆菌从外界再次侵入肺部所致;② 内源性感染,即细菌来自原有肺结核病灶,经血行播散到肺尖形成潜伏性病灶,当机体免疫力降低时,潜伏性病灶再活动发展为继发性肺结核病,临床上以后者多见。

由于机体对结核分枝杆菌已经产生一定的免疫力,继发性肺结核病与原发性肺结核病不同(表11-1),其病变多从肺尖开始,易局限在肺内,肺门淋巴结一般无明显病变,以支气管播散为主,很少发生血道或淋巴道播散,病程长,病情时好时坏,出现新旧交替。

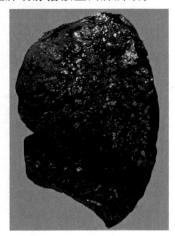
图11-3 肺粟粒性结核病(大体)
肺切面弥漫分布大小一致、灰白色的粟粒大小结核病灶

表11-1 原发性肺结核病与继发性肺结核病的区别

区别点	原发性肺结核病	继发性肺结核病
结核分枝杆菌感染	初次	再次
发病人群	儿童	成人
特异性免疫力	无	有
起始病灶	上叶下部、下叶上部近胸膜处	肺尖部

续表

区别点	原发性肺结核病	继发性肺结核病
病变性质	以渗出和变质为主	以肉芽肿形成和坏死为主
病理特征	肺原发综合征	病变多样,新旧病变并存,较局限,常见空洞形成
播散方式	淋巴道、血行为主	支气管播散为主
病程	短(急性经过),大多自愈	较长(慢性经过),需治疗

继发性肺结核的病理变化和临床表现都比较复杂,根据其病变特点和临床经过可分为以下几种类型。

1. 局灶型肺结核 是继发性肺结核的早期病变。多位于肺尖下 2~4 cm 处,右肺多于左肺,病灶可为一个或数个,直径为 0.5~1.0 cm,灰白色,境界清楚,有纤维包裹(图 11-4)。镜下,病变以增生为主,中央也可有少量干酪样坏死。患者常无自觉症状,多在体检时发现。X 线显示病变处单个或多个境界清楚的结节状阴影。

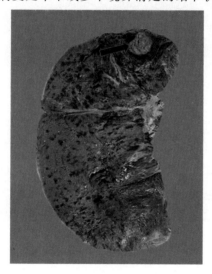

图 11-4 局灶型肺结核(大体)
右肺尖部可见境界清楚的灰白色病灶(箭头示)

2. 浸润型肺结核 是临床上最常见的继发性肺结核,多由局灶型肺结核发展而来,病变多位于右肺尖部或锁骨下区,以渗出为主。X 线显示锁骨下区可见边缘模糊的云絮状阴影。镜下见病灶中央为干酪样坏死,周围有淋巴细胞、单核细胞、少数中性粒细胞等炎细胞聚集。患者常有低热、乏力、盗汗、咳嗽、咯血等症状。

浸润型肺结核属于活动性肺结核,具有传染性。若及早发现、合理治疗,渗出性病变可吸收,或转化为增生性病变通过纤维化愈合。如患者免疫力下降或治疗不及时,则渗出性病灶扩大(浸润进展),或转化为变质性病变,干酪样坏死在液化后经支气管排出,局部形成急性空洞,洞壁薄、洞内壁附有干酪样坏死及大量结核分枝杆菌,细菌可随时排出,患者成为最常见的结核病传染源;结核分枝杆菌也可经支气管播散引起干酪性肺炎(溶解播散）。急性空洞一般容易愈合，经适当治疗后，空洞塌陷，洞壁肉芽组织增生，洞腔逐渐缩小闭合，最后形成瘢痕愈合；如空洞经久不愈，则干酪样坏死物中的结核分枝杆菌不断沿支气管播散，两肺形成更多的支气管播散病灶，可发展为慢性纤维空洞型肺结核。

3. 慢性纤维空洞型肺结核　多由浸润型肺结核形成急性空洞的基础上发展而来。其病变特征是：① 肺内有一个或多个慢性厚壁空洞，多位于肺上叶，大小不一。镜下，空洞壁分为三层，内层为干酪样坏死物，中层为结核性肉芽组织，外层为宽厚的纤维结缔组织。② 同侧或对侧肺组织可见大小不等、新旧不一（病变性质不同）的支气管播散病灶，越往下病灶越小、越新鲜。③ 后期肺组织严重破坏，广泛纤维化，胸膜增厚并与胸壁粘连，使肺体积缩小变形（图 11 - 5），严重影响肺功能，甚至使肺功能丧失。

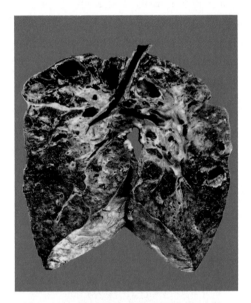

图 11 - 5　慢性纤维空洞型肺结核（大体）
两肺可见多个大小不等的慢性厚壁空洞，伴有肺变形

病变空洞与支气管相通，不断排出细菌，患者成为结核病的重要传染源，故此型又有开放性肺结核之称。如空洞壁的干酪样坏死侵蚀较大血管，引起大咯血，患者可因吸入大量血液而窒息死亡；空洞突破胸膜可引起气胸或脓气胸；经常排出含菌痰液可引起喉结核；咽下含菌痰液可引起肠结核。后期由于广泛肺纤维化致肺动脉高压，可并发慢性肺源性心脏病。近年来，由于广泛采用多药联合抗结核治疗及增加抵抗力的措施，较小的空洞一般可机化、收缩而闭塞；体积较大的空洞，内壁坏死组织脱落，肉芽组织逐渐变成瘢痕组织，由支气管黏膜上皮增生覆盖，此时空洞虽仍然存在但已无菌，实际上已愈合，故称为开放性愈合。

4. 干酪性肺炎　干酪性肺炎可由浸润型肺结核恶化进展而来，也可由急、慢性空洞内的细菌经支气管播散所致，根据病灶范围的大小分为小叶性和大叶性干酪性肺炎。肉眼观，肺叶增大，病灶实性，灰黄色。镜下观，主要为大片干酪样坏死灶，另可见肺泡腔内大量浆液、纤维蛋白、巨噬细胞渗出。

临床上,干酪性肺炎起病急剧,病情危重,全身中毒症状明显,病死率高,预后极差,若不及时治疗可迅速死亡。本型目前已罕见。

5. 结核球 又称结核瘤(tuberculoma),是由纤维包绕、境界清楚的球形干酪样病灶,常见于肺上叶,直径为2～5 cm(图11-6),多为一个,也可多个。X线片上有时很难与周围型肺癌相鉴别。结核球可来自:① 浸润型肺结核的干酪样坏死灶纤维包裹;② 结核空洞引流支气管阻塞,空洞由干酪样坏死物填充;③ 多个结核病灶融合。

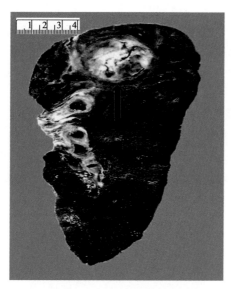

图11-6 结核球(大体)

肺上叶可见椭圆形病灶,边界清楚,外有纤维组织包膜,内为干酪样坏死

结核球是相对稳定的病灶,常无临床症状,但由于有纤维包膜环绕,抗结核药物也难以进入,治愈可能性较小。当机体免疫力下降时,病灶还可恶化,干酪样坏死液化、扩大,纤维包膜破溃,造成播散,故临床上多采取手术切除。

6. 结核性胸膜炎 根据病变性质可分渗出性和增生性结核性胸膜炎两种,以渗出性结核性胸膜炎更为常见。

(1)渗出性结核性胸膜炎:可由肺内的原发病灶或肺门淋巴结病灶中的结核分枝杆菌播散至胸膜所致,但主要是机体对弥散到胸膜的结核分枝杆菌菌体发生超敏反应引起。一般累及病变肺的同侧胸膜,渗出物主要为浆液,并有少量纤维素,形成胸腔积液,为草黄色渗出液,若伴有大量红细胞漏出,则为血性。大量胸腔积液可压迫肺组织,并使纵隔移位而出现呼吸困难。经有效治疗后,渗出液一般可吸收;但若纤维素渗出过多,未被溶解吸收而被机化,可造成胸膜增厚和粘连。

(2)增生性结核性胸膜炎:多为胸膜下结核病灶直接向胸膜蔓延的结果。病变以增生为主,可有纤维素渗出,但很少有胸腔积液。病变往往呈局限性,常位于肺尖或肺内病灶邻近的胸膜。一般可通过纤维化而愈合,常引起局部胸膜增厚、粘连。

四、肺外器官结核病

肺外器官结核病多为原发性肺结核病的结核分枝杆菌经血道和淋巴道播散到肺外器官,经若干年潜伏后,再繁殖并产生病变;继发性肺结核病引起肺外器官结核病少见。肺外器官结核常局限于一个器官内,常见有肠、腹膜、肾、生殖系统、脑膜、骨关节等脏器,多呈慢性经过。

(一)肠结核病

肠结核病可分为原发性和继发性两型。原发性肠结核很少见,常见于小儿,一般因饮用含菌牛乳所致;继发性肠结核多见于成人,常因慢性纤维空洞型肺结核患者反复咽下含菌的痰液所致。肠结核大多发生在回盲部(85%),根据病变特点分为溃疡型和增生型两种,以溃疡型较多见。

1. 溃疡型　结核分枝杆菌侵入肠壁淋巴组织形成结核结节,结节逐渐融合并发生干酪样坏死,破溃后形成肠溃疡,溃疡长径与肠管纵轴垂直(图 11-7);细菌可经淋巴管到达肠系膜淋巴结,引起淋巴管炎及肠系膜淋巴结炎,肠溃疡、结核性淋巴管炎和肠系膜淋巴结结核,三者称为肠原发综合征。后期溃疡愈合后,由于瘢痕形成和纤维收缩,可出现肠腔狭窄;浆膜面渗出的纤维素机化也可导致肠粘连。

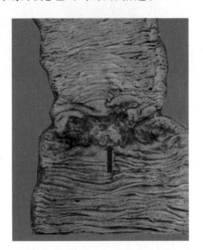

图 11-7　肠结核-溃疡型(大体)
肠黏膜面可见一椭圆形溃疡,溃疡长径与肠管纵轴垂直

2. 增生型　以肠壁大量结核性肉芽组织形成和纤维组织增生为其病变特征。肠壁高度肥厚,肠腔狭窄,黏膜面可有浅溃疡或息肉形成。临床上患者可出现慢性不完全低位肠梗阻,体格检查可在右下腹触及肿块,易误诊为结肠癌。

(二)结核性腹膜炎

结核性腹膜炎以青少年多见。通常由肠结核、肠系膜淋巴结结核、输卵管结核直接蔓延而来,根据病理变化可分为干性、湿性和混合性。它们共同的特点为腹膜上密布无数结核结节。干性结核性腹膜炎表现为大量纤维素渗出,机化后引起肠管之间、肠管与大网膜、肠系膜及其他器官的粘连,患者常出现腹内包块和触诊时腹壁柔韧感;湿性结核性腹膜炎有多量浆液和纤维素渗出,出现草黄色的腹水,也可为血性积液,肠管粘连、狭窄少见。患者多有腹痛、腹泻、腹胀症状;两种病变同时存在为混合性,临床上以混合性多见。

(三)结核性脑膜炎

结核性脑膜炎多见于儿童,成人较少。小儿主要是原发性肺结核血行播散所致,常为全身粟粒性结核病的一部分。成人除肺结核血行播散外,也可见于肺外器官结核病血行播散或脑内结核球液化破入蛛网膜下腔引起。

病变以脑底部最明显。在脑桥、脑间池、视神经交叉及大脑外侧裂等处的蛛网膜下腔内,可见大量混浊、灰黄色、胶冻样物聚集。镜下观,蛛网膜下腔内渗出物主要由浆液、纤维素、炎细胞组成,常伴干酪样坏死,偶见结核结节。患者可出现颅内压增高的症状和体征。

(四)肾结核

肾结核常见于 20～40 岁男性,多为单侧。结核分枝杆菌来自肺结核病的血道播散。病变大多起始于皮髓质交界处或肾锥体乳头内。最初病变为局限性,随着病情发展逐渐出现干酪样坏死,破坏肾乳头,破入肾盂,形成结核性空洞。病变继续扩大,多个空洞形成,最后可使肾仅剩一空壳,肾功能丧失。

干酪样坏死随尿下行可累及输尿管和膀胱。输尿管黏膜可发生溃疡和结核性肉芽肿形成,使管壁增厚、管腔狭窄,甚至阻塞,而引起肾盂积水或积脓。肌壁受累后膀胱壁纤维化和肌层破坏,致使膀胱容积缩小。膀胱溃疡和纤维组织增生如影响到对侧的输尿管口,可使管口狭窄或失去正常的括约肌功能,造成对侧健康肾的尿液引流不畅,尿液在该侧肾内淤滞,出现肾盂积水,肾盂积水长期压迫肾,严重影响肾功能。

(五)生殖系统结核

男性生殖系统结核病与泌尿系统结核病有密切关系,结核分枝杆菌可使前列腺和精囊感染,并可蔓延至输精管、附睾等处,血源性感染偶可见到,以附睾结核多见,是男性不育重要原因之一。病变器官有结核结节和干酪样坏死形成。

女性生殖系统结核多由血道或淋巴道播散而来,少数来自腹膜结核,也可由邻近器官的结核病蔓延导致。以输卵管结核最多见,为女性不孕的主要原因之一,其次为子宫内膜和卵巢结核。

(六)骨与关节结核

骨与关节结核多由血行播散所致,本病多见于儿童和青少年,因儿童和青少年骨组织处于生长发育期,骨内血管丰富,感染机会较多。

1. 骨结核 多侵犯脊椎骨、指骨及长骨骨骺(股骨下端和胫骨上端)等处。疾病初期为骨松质内可见小结核病灶,随后可发展为干酪样坏死型或增生型。

（1）干酪样坏死型：多见于脊椎结核，以第 10 胸椎至第 2 腰椎常见，病变起自椎体，常发生干酪样坏死，以后破坏椎间盘和邻近椎体。椎体破坏后不能负重而发生塌陷，引起脊椎后突畸形；如病变穿破骨皮质，坏死物液化后可在脊柱两侧或沿筋膜间隙向下流至远离病变部位，形成结核性"脓肿"，因局部无红、热、痛，故又称"冷脓肿"；病变穿破皮肤可形成经久不愈的窦道。

（2）增生型：较少见，以形成结核性肉芽组织为特征。病变侵蚀骨小梁，骨小梁被破坏、吸收，随后病变可被纤维结缔组织包裹。无明显的干酪样坏死和死骨形成。

2. 关节结核　多继发于骨结核，以髋、膝、踝、肘等多见。病变通常开始于骨骺或干骺端，发生干酪样坏死，当病变发展进入关节软骨和滑膜时则称为关节结核。病变愈合后，关节腔内常被大量纤维组织填充，造成关节僵直，严重影响关节运动功能。

（七）淋巴结结核

淋巴结结核病多见于儿童和青少年，以颈部最多见，其次是支气管和肠系膜淋巴结。结核分枝杆菌可来自肺门淋巴结结核的播散，亦可来自口腔、咽喉部结核感染灶。淋巴结受累后逐渐肿大并集结成群，当炎症累及淋巴结周围组织时，淋巴结彼此粘连，会形成较大的包块。镜下表现为结核结节形成和干酪样坏死。

第二节　伤　　寒

伤寒（typhoid fever）是由伤寒杆菌（typhoid bacillus）引起的急性传染病，其病变特征是全身单核巨噬细胞系统的巨噬细胞增生，以回肠末端淋巴组织的病变最为突出。临床表现主要为持续高热、相对缓脉、脾大、皮肤玫瑰疹等。本病多发于夏秋季节，儿童和青壮年多见。病后可获得比较稳固的免疫力，很少再感染。

一、病因和发病机制

伤寒杆菌属沙门菌属中的 D 族，革兰阴性菌。伤寒杆菌具有菌体"O"抗原、鞭毛"H"抗原和表面"Vi"抗原，其中以"O"和"H"抗原性较强，可刺激机体产生相应抗体，可用血清凝集试验（肥达反应，Widal reaction）来测定血清中的抗体，作为临床诊断伤寒的依据之一。伤寒杆菌不产生外毒素，菌体裂解时所释放的内毒素是致病的主要因素。

伤寒患者或带菌者是本病的传染源。带菌者有以下几种情形：① 潜伏期带菌者，即伤寒患者在潜伏期已经从大便排菌；② 暂时带菌者，即恢复期仍然排菌，但在 3 个月内停止者；③ 慢性带菌者，即恢复期排菌超过 3 个月者，少数患者可终身排菌，使伤寒不断传播甚至成为伤寒流行的主要传染源。

细菌随粪、尿排出，污染食物、饮用水和牛奶等或以苍蝇为传播媒介经口入消化道而感染。伤寒杆菌大部分在胃内被破坏；当感染菌量较大时，未被胃酸杀灭的细菌到达小肠，特别在回肠末端的淋巴组织内繁殖，并沿淋巴管扩散到肠系膜淋巴结；淋巴组织中的伤寒杆菌被巨噬细胞吞噬，并在其中生长繁殖，又可经胸导管进入血液引起菌血症；血液中的细菌很快就被全身单核巨噬细胞系统的巨噬细胞所吞噬,并在其中大量繁殖,导致肝大、脾大、淋巴结肿大。随着病情发展,细菌繁殖和内毒素释放入血,患者出现败血症和毒血症症状。

二、病理变化及临床病理联系

(一)基本病理变化

伤寒为急性增生性炎,以全身单核巨噬细胞系统的巨噬细胞增生为主。增生的巨噬细胞体积大,吞噬能力活跃,胞质中可见吞噬的红细胞、淋巴细胞、伤寒杆菌和细胞碎片,称为伤寒细胞。大量伤寒细胞聚集成结节状,称为伤寒小结(typhoid nodule)或伤寒肉芽肿(typhoid granuloma)(图 11-8),是伤寒的特征性病变,具有病理诊断意义。

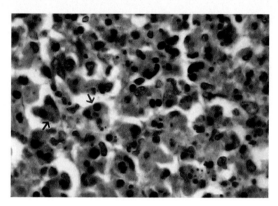

图 11-8　伤寒肉芽肿(HE×400)

肠系膜淋巴结中可见大量伤寒细胞,胞质嗜酸性,内有吞噬的
红细胞(蓝箭头示)、淋巴细胞(红箭头示)和细胞坏死碎片

(二)肠道病变

肠道病变以回肠下段集合和孤立淋巴小结的病变最为明显。病变过程分为四期,每期大约持续一周。

1. 髓样肿胀期　发病第 1 周。肉眼观,肠壁充血水肿,淋巴小结增生肿胀向黏膜表面突出,灰红色,质软,似脑回状(图 11-9A)。镜下观,肠壁血管扩张充血,淋巴组织中巨噬细胞增生,形成伤寒肉芽肿。

2. 坏死期　发病第 2 周。肉眼观,髓样肿胀的淋巴小结和连同覆盖其表面的肠黏膜因超敏反应发生坏死,坏死组织呈灰绿色或污灰色,坏死部分凹陷(图 11-9B)。镜下观,坏死组织是一片红染无结构物质,而周边及底部仍可见典型的伤寒肉芽肿。

3. 溃疡期　发病第 3 周。坏死组织脱落形成溃疡,溃疡外形与病变淋巴小结一致,呈圆形或椭圆形,椭圆形溃疡的长轴与肠管长轴平行(图 11-9C),溃疡一般深及黏膜下层,坏死严重者可深达肌层及浆膜层,甚至穿孔。

4. 愈合期　发病第 4 周。溃疡处坏死组织脱落,缺损由肉芽组织填充,溃疡边缘上皮再生覆盖而愈合。由于临床上早期有效抗生素的应用,目前临床上很难见到上述四期的典型改变。

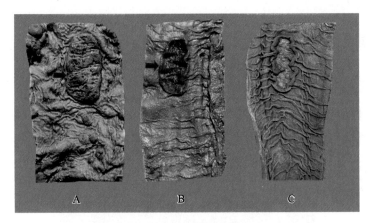

图 11-9 肠伤寒(大体)

A. 髓样肿胀期;B. 坏死期;C. 溃疡期

(三) 其他病变

1. 肠系膜淋巴结、肝、脾及骨髓　由于巨噬细胞增生而致相应器官增大;镜下见伤寒肉芽肿及灶性坏死。

2. 心脏　心肌纤维可有细胞肿胀,严重者可发生心肌坏死及中毒性心肌炎,致心肌收缩力减弱。

3. 胆囊　胆汁是伤寒杆菌的良好培养基,所以伤寒杆菌由肝到达胆囊,可在其中大量繁殖,再随胆汁不断向肠道内排出。临床上患者虽然痊愈,但仍可以从胆囊排菌入肠道,成为大便中伤寒杆菌的主要来源,称为带菌者,是伤寒病的主要传染源。

4. 中枢神经系统　细菌毒素可引起脑的小血管内膜炎,脑神经细胞变性、坏死以及胶质细胞增生。

此外,肾小管上皮细胞增生,可发生颗粒变性。肌组织可发生凝固性坏死(亦称蜡样变性),多见于患者膈肌、腹直肌等。

(四) 临床病理联系

1. 高热　由于伤寒杆菌的内毒素不断吸收入血、败血症及组织坏死等,患者可出现高热,体温持续在 39～40℃,多呈稽留热。

2. 相对缓脉　正常情况下,体温每升高 1℃脉搏约增加 18 次/min。由于中毒性心肌炎以及伤寒杆菌毒素使迷走神经兴奋性增高,虽高热但脉搏未按上述规律增加。

3. 玫瑰疹　由于伤寒杆菌栓塞了皮肤毛细血管或伤寒杆菌及其毒素刺激皮肤毛细血管扩张、充血,皮肤出现淡红色玫瑰疹,多出现于胸腹壁皮肤,直径为 2～4 mm,压之退色,一般在数天内消失。

4. 白细胞计数　伤寒杆菌的毒素可抑制骨髓造血,故伤寒患者末梢血白细胞计数减少。

5. 血培养与便培养 发病第 2 周高热之时,正是细菌第 2 次侵入血流(败血症)阶段,血培养阳性率高;第 3 周病菌随脱落的坏死组织和大便排出体外,故便细菌培养阳性率高。

6. 肥达反应 第 2 周开始血中抗体滴度升高,故肥达反应阳性。

三、结局和并发症

伤寒患者一般经 4～5 周自然痊愈,病后可获得较强免疫力,使用抗生素治疗后病程可缩短。少数患者可出现以下常见并发症。

1. 肠出血 是伤寒常见的并发症,多见于病程第 2～3 周,是坏死侵犯肠壁血管所致。少量出血可无症状或仅有轻度头晕、脉速、大便隐血阳性;大量出血时大量便血,患者可出现面色苍白、脉搏细速、烦躁不安、血压下降等失血性休克的表现。

2. 肠穿孔 为伤寒最严重的并发症,多见于溃疡期,穿孔常为一个,亦可多个。穿孔后引起弥漫性腹膜炎,表现为突然右下腹剧痛,伴有恶心、呕吐、出冷汗、脉搏细速等,体温暂时下降但不久体温又迅速上升,X 线检查膈下有游离气体。白细胞计数升高。

3. 支气管肺炎 以小儿患者为多,因其抵抗力低下,继发肺炎链球菌或其他细菌感染所致,少数患者也可由伤寒杆菌直接引起。

知识拓展

伤寒玛莉事件

伤寒玛莉本名玛莉·马龙(Mary Mallon,1869—1938 年),爱尔兰人,1883 年独自移民美国,是美国第一位被发现的伤寒健康带菌者。1906 年她受雇于纽约银行家华伦当一名厨娘,随后华伦的女儿和女佣等 6 人接连感染伤寒。事件调查员发现,从 1900 年到 1907 年,玛莉在 7 个不同的家庭担任厨娘,7 个家庭均出现了伤寒患者,共 22 人患病,1 人死亡。

纽约市卫生局在玛莉的大便中找到沙门杆菌后,将她隔离到位于纽约东河里的北哥岛上。玛莉自认为从未感染伤寒且身体健康,却被放逐在小岛上被迫过着独居生活,于是她不服卫生局的处置,想尽办法试图借助法律摆脱隔离。1910 年 2 月,纽约市卫生局释放了玛莉,她改名换姓失踪了。1915 年,一家医院爆发了 25 名伤寒患者,卫生人员发现玛莉改名为布朗太太,在医院担任厨娘。于是玛莉再次被送到隔离岛上,23 年后在隔离岛上离世。

第三节　细菌性痢疾

细菌性痢疾(bacillary dysentery)简称菌痢,是由痢疾杆菌引起的肠道传染病。其特征病变是患者结肠黏膜大量纤维素渗出形成假膜,假膜脱落后肠道形成不规则浅表溃疡。全年均可发病,但以夏秋季为多见,多为散发性,有时也可引起流行。儿童发病率较高,成年人较少见。临床表现为发热、腹痛、腹泻、里急后重和黏液脓血便。

一、病因和发病机制

痢疾杆菌是革兰氏阴性杆菌,依据抗原不同分为福氏、宋氏、鲍氏和志贺菌四群,均能产生内毒素,志贺菌尚能产生强烈外毒素。

患者和带菌者是本病的传染源。痢疾杆菌随大便排出,通过直接或间接传播(最重要的传播媒介是苍蝇),经口入胃的痢疾杆菌大部分被胃酸杀死,仅少部分进入肠道;细菌侵入大肠黏膜上皮内繁殖并释放毒素,引起大肠黏膜细胞坏死及炎性渗出;毒素吸收入血可引起全身感染中毒症状。

二、病理变化及临床病理联系

细菌性痢疾的病变部位主要在大肠,尤其以乙状结肠和直肠最为严重,根据肠道病变特点、全身变化和临床经过的不同可分为以下三种。

(一)急性细菌性痢疾

1. 病理变化　病变初期肠黏膜呈急性卡他性炎,表现黏液分泌亢进,黏膜充血、水肿,中性粒细胞和巨噬细胞浸润,可见点状出血;随后出现特征性假膜性炎,即黏膜浅表坏死与大量纤维素等渗出物,共同形成黏膜表面的膜状物,称假膜(图 11 - 10)。肉眼观,假膜呈灰白色、糠皮样,如出血严重或被胆色素浸染时,假膜则分别呈暗红或灰黄色。镜下观,假膜主要由黏膜浅表坏死与大量纤维蛋白构成,其中有数量不等的中性粒细胞、红细胞和细菌(图 11 - 11)等。

发病一周左右,假膜溶解脱落,形成大小不等、形状不一的浅表性溃疡。溃疡趋向愈合时,黏膜上皮再生修复,不形成明显的瘢痕;少数较大的溃疡愈合后可形成表浅的瘢痕,一般不引起肠腔狭窄。

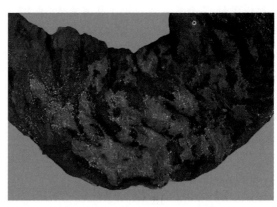

图 11 - 10　细菌性痢疾(大体)

黏膜表面见大小不等、边界不整齐的糠皮样假膜

2. 临床病理联系　由于细菌毒素的吸收,患者出现头痛、发热、乏力、食欲缺乏等全

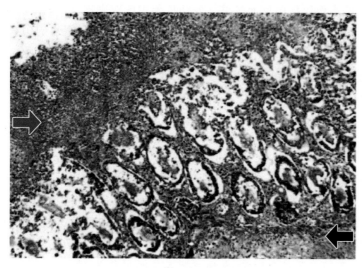

图 11 - 11 细菌性痢疾（HE×200）

假膜（红箭头示）主要由黏膜浅层坏死及渗出的纤维素
构成，靠近黏膜肌层（蓝箭头示）的腺体未出现坏死

身中毒症状。此外，患者还会出现以下临床表现。

（1）腹痛：因炎症刺激肠蠕动增强及肠壁平滑肌痉挛，患者出现阵发性腹痛，因乙状结肠病变重，故腹痛以左下腹为甚。

（2）腹泻：初期由于肠黏膜的急性卡他性炎，腹泻呈水样便；后因假膜溶解脱落，与其中的脓细胞、红细胞和细菌一并排出，转为黏液脓血便。严重病例可出现脱水、酸中毒和电解质紊乱，甚至发生休克。

（3）里急后重：由于炎症刺激直肠壁内的神经末梢和肛门括约肌，引起排便反射，患者因反复便意而出现里急后重和频繁排便。

3. 转归　急性细菌性痢疾的自然病程为 1～2 周，经有效治疗大多痊愈，少数转为慢性。

（二）慢性细菌性痢疾

病程持续 2 个月以上者即为慢性细菌性痢疾。肠道的病变新旧重叠交错，在部分溃疡愈合的同时又形成新的溃疡。由于损伤、修复交替发生，使肠壁增厚、变硬，甚至出现肠腔狭窄，也可因黏膜过度增生而形成息肉。肠壁各层均有淋巴细胞和浆细胞浸润。

临床上可有腹痛、腹胀、腹泻与便秘交替等症状。少数慢性细菌性痢疾患者临床症状不明显，但大便培养持续阳性，成为传染源。有时因为炎症加重，患者表现出急性细菌性痢疾的症状，称为慢性细菌性痢疾急性发作。

（三）中毒性细菌性痢疾

中毒性细菌性痢疾简称中毒性菌痢，为细菌性痢疾中最严重的类型，多见于 2～7 岁的儿童。其特点是起病急骤，患儿肠道病变和症状不明显，但表现出严重的全身感染中毒症状，数小时内出现中毒性休克或呼吸衰竭。本病常由毒力较低的福氏或宋氏痢疾杆菌引起,而毒力强的志贺氏杆菌反而少见。发病机制主要取决于机体的反应性,可能是儿童中枢神经系统发育不健全,对痢疾杆菌产生的内毒素高度敏感,引发的中毒性休克。

知识拓展

志贺氏菌属

根据志贺氏菌抗原构造的不同,可分为 4 群 48 个血清型(包括亚型)。A 群又称痢疾志贺氏菌,通称志贺氏痢疾杆菌,不发酵甘露醇,有 12 个血清型,其中 8 型又分为 3 个亚型;B 群又称福氏志贺氏菌,通称福氏痢疾杆菌,发酵甘露醇,有 15 个血清型(含亚型及变种),抗原构造复杂,有群抗原和型抗原,根据型抗原的不同分为 6 型;C 群又称鲍氏志贺氏菌,通称鲍氏痢疾杆菌,发酵甘露醇,有 18 个血清型,各型间无交叉反应;D 群又称宋氏志贺氏菌,通称宋氏痢疾杆菌,发酵甘露醇,只有 1 个血清型。

根据志贺氏菌的菌型分布调查,我国一些主要城市在过去二三十年中均以福氏志贺菌为主,其中又以 2a 亚型、3 型多见;其次为宋氏志贺菌;志贺氏菌与鲍氏菌则较少见。志贺氏菌 I 型的细菌性痢疾已发展为世界性流行趋势,我国至少在 10 个省、区发生了不同规模流行。了解菌群分布与菌型变迁情况,对预防细菌性痢疾具有重大的意义。

第四节　流行性脑脊髓膜炎

流行性脑脊髓膜炎(epidemic cerebrospinal meningitis)简称流脑,是由脑膜炎双球菌引起的脑脊髓膜的急性化脓性炎。冬春季节好发,10 岁以下儿童多见,多为散发性,也可引起流行。临床主要表现有高热、头痛、呕吐、脑膜刺激征以及皮肤黏膜瘀点、瘀斑等。少数患者起病急骤,病情凶险,称为暴发型流脑,常危及生命。

一、病因和发病机制

流脑由脑膜炎双球菌引起,患者和带菌者是本病的传染源。病菌存在于患者或带菌者的鼻咽部,借飞沫经呼吸道传播。病菌进入上呼吸道后,大多数感染者仅在局部引起炎症,临床出现上呼吸道感染症状(上呼吸道感染期);少数抵抗力低下的患者,细菌从上呼吸道黏膜侵入血流并在血中大量繁殖,引起败血症的表现(败血症期),之后细菌到达脑脊髓膜引起脑脊髓膜的化脓性炎(脑膜炎期)。

二、病理变化

肉眼观,脑脊髓膜血管高度扩张、充血,蛛网膜下腔有脓性渗出物,脑沟、脑回因脓性渗出物覆盖而模糊不清,病变以大脑额叶、顶叶最为明显(图 11 - 12)。由于渗出物阻塞,致脑脊液循环障碍,脑室扩张并有混浊液体或脓液。镜下见脑膜血管扩张充血,蛛网膜下腔增宽,其内充满中性粒细胞、脓细胞以及少量单核细胞和纤维素(图 11 - 13);病变严重者近脑膜处脑实质有炎症病变,称脑膜脑炎。

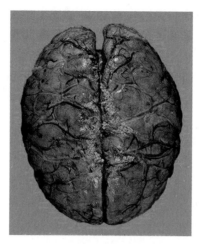

图 11-12 流行性脑脊髓膜炎(大体)

脑膜血管扩张充血,蛛网膜下腔可见灰黄色脓液

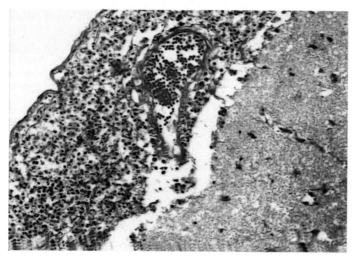

图 11-13 流行性脑脊髓膜炎(HE×100)

软脑膜血管扩张充血,蛛网膜下腔内大量中性粒细胞渗出

三、临床病理联系

1. 败血症 由于脑膜炎双球菌侵入血流引起败血症,患者表现为高热、寒战及皮肤瘀点等中毒症状。皮肤瘀点是因细菌栓塞末梢血管或细菌毒素对血管壁的损伤所致。用瘀点的血液直接涂片,常可找到脑膜炎双球菌。

2. 脑膜刺激征 表现颈项强直和凯尔尼格(Kernig)征阳性。颈项强直是由于炎症累及脊髓神经根周围的蛛网膜及软脑膜,使神经根肿大,肿大的脊神经根在通过椎间孔受压,当颈部或背部肌肉运动时产生疼痛,因而颈部肌肉发生保护性痉挛而呈僵硬紧张状态,在婴幼儿常因发生腰背部肌肉保护性痉挛而呈“角弓反张”体征。Kernig 征阳性,是坐骨神经受到牵拉,引起腰神经根压痛的表现。

3. 颅内压升高　由于脑膜血管扩张充血、蛛网膜下腔充满脓性渗出物、脓性渗出阻塞蛛网膜颗粒影响脑脊液吸收等因素,引起颅内压升高。患者出现剧烈头痛、喷射性呕吐、小儿前囟饱满等症状。

4. 脑脊液的变化　早期脑脊液澄清,随后则因蛛网膜下腔有大量脓性渗出物,而呈混浊或脓样,含糖量减少,涂片或细菌培养可查见病原菌。脑脊液检查结果是诊断本病的重要依据。

暴发型脑膜炎双球菌败血症是流脑的一种超急性类型,多见于儿童。主要特点是起病急,脑膜炎病变轻微,患者以周围循环衰竭、休克、皮肤出现大片紫癜、两侧肾上腺皮质广泛出血、功能衰竭为特征,称为沃-弗综合征(Waterhouse – Friderichsen syndrome)。绝大多数患儿在发病 24 h 内死亡,现认为其发生机制是由于大量内毒素引起中毒性休克和 DIC。

四、结局和并发症

经及时治疗,大多数患者可以痊愈,少数患者可转为慢性,并发生以下并发症:① 脑积水:由于蛛网膜下腔渗出物机化、脑膜粘连,脑脊液循环障碍所致;② 脑神经受损:出现耳聋、视力障碍、面神经瘫痪等;③ 脑梗死:脑底动脉炎致血管腔阻塞,引起相应部位的脑梗死。

知识拓展

流行性脑脊髓膜炎疫苗

流行性脑脊髓膜炎疫苗简称流脑疫苗,一般分为以下 4 种。

A 群流脑疫苗:婴儿在 6~18 月时接种第 1、2 剂,两剂间隔时间不得少于 3 个月;3 岁时接种第 3 剂,与第 2 剂接种间隔时间不得少于 1 年;6 岁时接种第 4 剂,与第 3 剂接种间隔时间不得少于 3 年。

A+C 群流脑疫苗:接种对象为 2 岁以上的人群。已接种过 1 剂 A 群流脑疫苗者,接种 A+C 群流脑疫苗与接种 A 群流脑疫苗的时间间隔不得少于 3 个月;已接种 2 剂或 2 剂以上 A 群流脑疫苗者,接种 A+C 群流脑疫苗与接种 A 群流脑疫苗最后 1 剂的时间间隔不得少于 1 年;按以上原则接种 A+C 群流脑疫苗,3 年内避免重复接种。

A+C 群流脑结合疫苗:该疫苗现为二类疫苗,适用于 6 月龄以上儿童、成人。

A+C+Y+W135 群流脑多糖疫苗:该疫苗现为二类疫苗,用于 2 岁以上儿童及成人。

第五节　流行性乙型脑炎

流行性乙型脑炎(epidemic encephalitis B)简称乙脑,是由乙型脑炎病毒(B encephalitis virus,BEV)引起的急性传染病,为脑神经元的变质性炎。本病好发于夏秋季,多见于 10 岁以下儿童。临床表现为高热、头痛、嗜睡、抽搐、病理反射、脑膜刺激征和昏迷,病死率高,部分患者可留有严重的后遗症。

一、病因和发病机制

1.病因 乙脑的病因是嗜神经性乙型脑炎病毒,为有膜 RNA 病毒。传染源为患者和中间宿主(带病毒的家畜或家禽),借蚊叮咬传播,故蚊(库蚊、伊蚊和按蚊)为乙脑的传播媒介,在我国主要为三节喙库蚊。

2.发病机制 首先蚊叮咬患者和中间宿主,之后带有乙型脑炎病毒的蚊叮咬易感者后,病毒通过皮肤进入体内,先在单核巨噬细胞系统内繁殖,随后进入血液循环,形成病毒血症。感染病毒后是否发病及引起疾病的严重程度,不但取决于感染病毒的数量及毒力,更重要的是取决于人体的免疫力。当被感染者机体免疫力强时,只形成短暂的病毒血症,病毒很快被清除,不侵入中枢神经系统,临床上表现为隐性感染或轻型病例,并可获得终身免疫力;当被感染者免疫力弱而感染的病毒数量多、毒力强,则病毒可侵入中枢神经系统的神经细胞内繁殖,由于被感染的神经细胞表面有病毒的膜抗原,通过引发机体产生体液免疫或细胞免疫导致神经细胞变性坏死。

二、病理变化

病变广泛累及中枢神经系统灰质,以大脑皮质及基底核、视丘最严重,其次为小脑皮质、延髓、脑桥,脊髓病变最轻。

肉眼观,软脑膜充血,脑回增宽,脑沟变窄;切面脑组织充血水肿,严重者脑实质有散在的点状出血、粟粒大小的软化灶。

镜下观,以神经细胞变性坏死为主,伴有不同程度的炎细胞浸润和胶质细胞增生。① 神经细胞变性、坏死:病变神经细胞肿大、尼氏体消失,胞质内出现空泡,细胞核固缩、溶解、消失;小胶质细胞进入变性、坏死的神经细胞内,称为嗜神经细胞现象;少突胶质细胞环绕在变性的神经细胞周围,称为神经细胞卫星现象(图 11-14)。病变严重者,局部神经组织坏死、液化,形成质地疏松、染色较浅的筛状软化灶(图 11-15)。② 渗出:在扩张充血的血管周围,脑组织水肿,大量淋巴细胞、单核细胞紧密环绕血管呈袖套状浸润,称为血管周围淋巴套(图 11-16)。③ 胶质细胞增生:小胶质细胞弥漫性或局灶性增生,局灶性增生的胶质细胞密集成团,称为胶质细胞结节(图 11-17)。

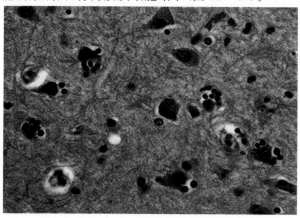

图 11-14 神经细胞卫星现象(HE×400)

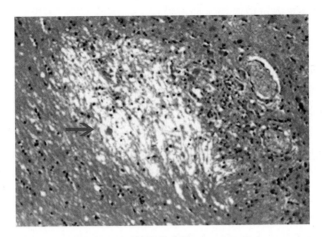

图 11 - 15 筛状软化灶(HE×100)

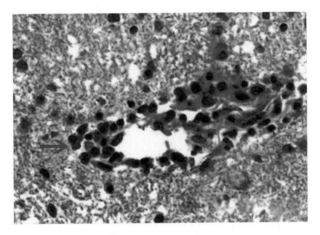

图 11 - 16 血管周围淋巴套(HE×400)

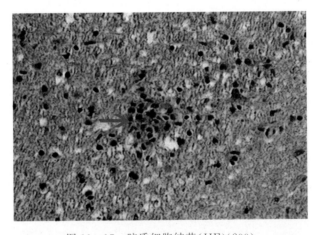

图 11 - 17 胶质细胞结节(HE×200)

三、临床病理联系

早期由于病毒血症,患者出现高热、全身不适等症状。由于神经细胞的广泛变性、坏死引起中枢神经系统功能障碍,常出现头痛、呕吐、嗜睡、抽搐,甚至昏迷。由于脑内血管的扩张、充血、血流停滞,血管内皮细胞受损,使血管壁的通透性升高,导致脑水肿,引起颅内压增高,严重时可形成脑疝(小脑扁桃体疝),使延髓呼吸和心血管中枢受压而引起中枢性呼吸衰竭、循环衰竭死亡。

四、结局和并发症

大多数患者经治疗后痊愈。5%~20%的患者出现言语障碍、痴呆、瘫痪等后遗症;部分患者可并发支气管肺炎、压疮、肺不张、口腔感染和败血症等,病死率为10%左右。

知识拓展

流行性乙型脑炎疫苗知多少

接种乙脑疫苗是预防流行性乙型脑炎的有效措施。目前,常用的乙脑疫苗为乙脑减毒活疫苗。减毒活疫苗是用流行性乙型脑炎减毒株病毒,经过培养后增加保护剂冻干制成,属于一类疫苗,免费接种。儿童出生满8月龄时接种第1剂次作为基础免疫,2周岁时加强注射第2剂次。

第六节　流行性出血热

流行性出血热(epidemic hemorrhagic fever,EHF)是由汉坦病毒(hantaan virus)引起的自然疫源性疾病,以发热、出血倾向及肾损害为主要临床特征,流行广,病情危急,病死率高。1982年WHO统一命名为肾综合征出血热,现中国仍沿用流行性出血热的病名。本病主要流行于欧亚大陆,在我国已有半个世纪的流行史,全国除青海、台湾外均有疫情发生,20世纪80年代中期以来,本病年发病数逾10万。

一、病因和发病机制

流行性出血热由汉坦病毒感染引起。汉坦病毒为负链单链RNA病毒,鼠类是最主要的宿主和传染源,尤其是低洼潮湿、近水多草地带的野鼠身上携带此病毒,从事野外工作的男性青壮年为好发人群。鼠之排泄物(尿、粪、唾液等)中含病毒,易感者主要通过吸入污染的尘埃经呼吸道传播,也可食入污染的食物经消化道传播,少数还可由污染皮肤伤口传播、胎盘垂直传播或虫媒传播。各季节均可发生,好发季节为冬季。

流行性出血热发病机制尚未完全阐明。随着免疫学、免疫病理学研究的进展,认为病毒感染是引起发病的始动环节。病毒侵入机体除造成病毒血症引起发热和中毒症状外,病毒可直接侵入全身毛细血管内皮细胞中,造成全身毛细血管内皮细胞的广泛性损害,由此引起小血管扩张、血管壁通透性增高,大量血浆、红细胞外渗;同时,病毒在受染细胞内不断复制并释放抗原,刺激机体产生相应的抗体,抗体与抗原结合形成免疫复合物,沉积在各器官的小血管壁、肾小管基膜以及红细胞和血小板表面,引起相应器官组织的免疫性损伤;此外,病毒感染引起广泛性血管内皮损伤,可激活内、外源性凝血系统,导致 DIC,加重各组织器官出血、休克和多器官功能障碍,甚至出现多器官功能衰竭。

二、病理变化

(一)基本病理变化

本病基本病变是广泛性小血管(包括小动脉、小静脉和毛细血管)的损害,尤其以毛细血管的病变最为突出。表现为:① 小血管明显扩张淤血,内皮细胞肿胀,管壁纤维素样坏死,微血栓形成;② 血管壁通透性升高及脆性增加,引起广泛的水肿和出血,严重者可发生 DIC;③ 小血管的病变及病毒的毒性作用还可使各器官实质细胞发生变性坏死、小梗死灶形成;④ 炎症反应较轻微,在组织和器官间质内可见少量的淋巴细胞和单核细胞浸润。

(二)各器官病理变化

流行性出血热的病变在肾、心、脑垂体及肾上腺最为突出。肾髓质、腺垂体及肾上腺的严重充血、出血和坏死以及心房内膜下弥漫性出血是本病突出的病变特征,可作为病理诊断的主要依据。

1. 肾病变　肉眼观,肾肿大、质软;皮质呈灰红带黄色,部分病例可见楔形小梗死灶;髓质呈暗红色,髓放线条纹消失;肾盂黏膜有不同程度的出血,重者出血可波及整个肾盂、肾盏甚至输尿管上端黏膜。镜下观,肾髓质血管高度扩张淤血、出血,尤以皮髓质交界处显著,严重者肾髓质淹没在大片的出血之中;肾小管受挤压而变形,上皮细胞变性坏死,腔内见蛋白管型。肾间质有轻微的炎症反应,肾盂黏膜下有少量淋巴细胞和单核细胞浸润。

2. 垂体和肾上腺病变　垂体病变主要发生在腺垂体,肾上腺病变则以皮质网状带变化最为明显。病变除有广泛的充血、出血、微血栓形成外,重者可见大片的凝固性坏死。

3. 心脏病变　心脏重量常明显增加,可达 500g 左右。肉眼观,心脏各层组织均可见点状出血,以右心房和右心耳内膜下的大片状出血为本病的特点。镜下观,心肌细胞不同程度的变性坏死、间质水肿、出血、炎细胞浸润和小血管内微血栓形成等改变。

4. 其他器官病变　肝窦扩张淤血、肝细胞肿胀和脂肪变性,肝小叶中间带出现凝固性坏死灶;胃肠黏膜有大片出血;肺组织明显淤血水肿、出血;球结膜、眼球周围组织常因液体渗出而出现水肿;皮肤、黏膜等处常有点状甚至大片的出血;脑组织也可出现水肿、出血、微血栓形成及神经细胞变性等病变。

三、临床病理联系

流行性出血热临床表现可分发热期、低血压休克期、少尿期、多尿期和恢复期。约 2/3 以上患者病情较轻,主要表现为发热和上呼吸道感染症状,肾损害很轻;1/3 以下的重症病例起病急骤,出现高热、头晕、全身极度乏力、恶心、呕吐、腹痛、腹泻、烦躁,常伴有"三痛"(头痛、腰痛、眼眶痛)和"三红"(颜面、颈部和上胸部潮红),继而重要脏器进行性出血、低血容量性休克、急性肾衰竭。

1. 发热 常急骤发生,是病毒血症的突出表现之一。

2. 出血 广泛性出血为本病的突出表现之一,于病程2～3天即可出现并进行性加重,表现为皮肤黏膜瘀点、瘀斑,浆膜腔可有血性积液,内脏器官的出血则可表现为呕血、咯血、血尿及便血等。出血与血管壁的损伤、血小板的异常、凝血因子的减少以及DIC的发生等有关。

3. 休克 血管扩张淤血、血浆外渗和出血使血容量急剧减少;病毒的毒性作用,垂体和肾上腺病变使升压物质产生减少,心脏病变使心收缩力降低,DIC的发生等因素均可引起或加重休克的发生。

4. 急性肾衰竭 几乎所有病例都有肾损害,出现急性肾衰竭的表现。广泛出血使有效循环血量减少,进而肾血流量减少,肾小球滤过率降低,引起肾前性急性肾衰竭;肾内免疫复合物沉积及肾小球中微血栓形成、急性肾小管坏死,也可引起肾性急性肾衰竭。

四、结局

随着诊断和救治水平的提高,大部分流行性出血热患者经及时治疗后可痊愈;少数(3%～5%)病情较重或因并发症死亡,常见死亡原因有大出血、休克、急性肾衰竭、心力衰竭、肺水肿以及继发感染等。流行性出血热治愈后可获得稳固而持久的免疫力,一般不会二次感染发病。

 知识拓展

汉坦病毒的临床检测

汉坦病毒归属布尼亚病毒科,是一种有包膜分节段的负链RNA病毒,基因组包括L、M、S 3个片段,分别编码L聚合酶蛋白、G1和G2糖蛋白、核蛋白。

汉坦病毒可分两种:一种引起汉坦病毒肺综合征(HPS),另一种引起汉坦病毒肾综合征出血热(HFRS)。前者主要流行于美国,在阿根廷、巴西、巴拉圭、玻利维亚以及德国也发现了病例。中国虽未发现,但有发生的可能。

汉坦病毒实验诊断方面的研究,主要集中于重组抗原的应用和实验诊断方法的快速、敏感和特异。科学家们报告了现场调查中免疫印迹试验在鼠类病毒抗体检测中的应用。

采用5′端生物素标记汉坦病毒特异性寡核苷酸探针,结合磁性分离技术及改进的异硫氰酸胍-酚一步法两种方法提取病毒RNA,进行反转录套式PCR,用于检测临床HFRS患者血清。在7天以内患者血清的阳性检出率为100%,8～14天患者血清的阳性检出率为57.14%,15天后患者血清仍能检测到22.73%阳性。扩增产物经打点杂交检测证实为特异性扩增,这为早期确诊HFRS患者提供了特异、敏感、快速、直接的诊断方法。

第七节　钩端螺旋体病

钩端螺旋体病(leptospirosis)是由钩端螺旋体引起的一种急性传染病。此病遍及世界各大洲,尤以热带和亚热带为著。我国已有 28 个省、市、自治区发现本病,并以盛产水稻的中南、西南、华东等地区流行较重。发病季节主要集中在夏秋(6—10 月)水稻收割期间,常以 8—9 月为高峰,青壮年农民发病率较高。临床上表现为高热、头痛、全身酸痛和显著的腓肠肌痛、表浅淋巴结肿大、眼结膜充血、皮疹等全身感染症状,本病死亡率较高(约 5%),以黄疸出血型最为严重,可高达 30%,患者多死于肾衰竭,或因肺出血而造成窒息。

一、病因和发病机制

钩端螺旋体病由钩端螺旋体引起,猪和鼠为主要传染源。农业劳动者接触污染的田水后,钩端螺旋体常经皮肤(特别是破损的皮肤)进入人体,引起本病的流行。在洪水泛滥或大雨后也可有本病的流行,且主要为猪的含菌排泄物污染水源所致。此外,污染的水或食物亦可经消化道黏膜引起感染。在患本病的孕妇,钩端螺旋体还可经过胎盘使胎儿受染。钩端螺旋体病的潜伏期为 1~2 周,随后因菌体繁殖和裂解释放毒素引起全身症状。

钩端螺旋体有多种类型,都具有特异的表面抗原和共同的内部抗原。国际上已分离出 25 个血清群和 200 个以上血清型,国内钩端螺旋体至少有 18 个血清群和 70 个血清型。各型对人的致病力不同,主要累及的器官也有差异。菌型与疾病临床类型的关系比较复杂,同一菌型可以引起不同的临床类型,而同一临床类型可由不同的菌型所引起。

二、病理变化及临床病理联系

钩端螺旋体病属急性全身中毒性损害引起的出血性炎,病变主要累及全身毛细血管,引起不同程度的循环障碍和出血,以及广泛的实质器官变性、坏死而导致严重功能障碍,炎症反应一般轻微。

1. 肺　主要表现为肺出血,多为黄疸出血群所引起,为近年来无黄疸钩端螺旋体病患者常见的死亡原因,一般出现在病后 3~5 天,暴发者也可发生在病后 1~2 天。最初出血呈点状分布,以后点状出血不断增多和扩大,并互相融合,形成全肺弥漫性出血,使两肺体积增大,重量增加,质地变实,切面暗红,酷似血凝块。镜下观,肺泡壁毛细血管高度扩张淤血,各级支气管和肺泡腔内充满大量红细胞,肺水肿和炎性反应不明显。

临床上患者出现严重的呼吸困难、发绀、咯血等症状。

2. 肝　肝的病变以黄疸出血型患者最为显著。肉眼观,肝大、质软、色黄;镜下观,肝细胞肿胀、脂肪变性和小叶中央灶性坏死,Kupffer 细胞增生;汇管区胆小管可见胆汁淤滞和淋巴细胞、中性粒细胞及少量嗜酸性粒细胞浸润。临床上患者出现黄疸、皮肤黏膜出血等肝功能障碍的表现。

3. 肾 肾损害可以单独存在(肾型钩端螺旋体病),也可与流感伤寒型、肺出血型,特别是黄疸出血型同时存在。肉眼观,肾稍大,切面见皮质苍白,髓质淤血,偶见肾被膜出血。镜下观,主要见间质性肾炎和肾小管上皮细胞不同程度的变性坏死,肾小球一般无明显病变。

4. 心脏 肉眼观,心脏常增大,质地较软,心外膜和心内膜可见出血点。镜下观,心肌细胞肿胀,偶见灶性坏死;间质有水肿、出血和血管周围炎,以单核细胞浸润为主,夹杂有少数中性粒细胞和淋巴细胞。临床上患者出现心律失常。

5. 横纹肌 以腓肠肌病变最为明显,主要为肌纤维节段性变性、肿胀,横纹模糊或消失,并出现肌质空泡或肌质、肌原纤维溶解消失,仅存肌纤维轮廓;间质有水肿、出血和少量炎细胞浸润。临床上表现为腓肠肌压痛。

6. 神经系统 部分患者有脑膜及脑实质充血、水肿、出血、炎细胞浸润和神经细胞变性。临床上出现脑膜脑炎的症状和体征。少数患者,特别是儿童在恢复期出现脑动脉炎,主要病变是脑底多发性动脉炎及其所引起的脑实质损害。临床上可出现偏瘫和失语等症状。

7. 脾、淋巴结 单核巨噬细胞增生和炎细胞浸润,可引起脾大和淋巴结肿大。

8. 肾上腺 皮质内脂质减少或消失,皮质和髓质均可有出血及局灶性或弥漫性炎细胞浸润。

三、结局和并发症

钩端螺旋体病患者多数经治疗可痊愈。少数患者可出现眼部并发症,如虹膜睫状体炎、脉络膜炎或全葡萄膜炎;远期可因超敏反应引起脑动脉闭塞性炎,出现脑部并发症如偏瘫和失语等。

知识拓展

钩端螺旋体是什么?

钩端螺旋体(Leptospira)简称钩体,种类很多,可分为致病性钩体及非致病性钩体两大类。

菌体纤细,长短不一,一般为 6～20 μm,宽 0.1～0.2 μm,具有细密而规则的螺旋,菌体一端或两端弯曲呈钩状,常为 CS 等形状。在暗视野显微镜下可见钩体像一串发亮的微细珠粒,运动活泼,可屈曲,前后移动或围绕长轴作快速旋转。电镜下,钩体为圆柱状结构,最外层是鞘膜,由脂多糖和蛋白质组成,其内为胞壁,再内为质膜,在胞壁与质膜之间有一根由两条轴丝扭成的中轴,位于菌体一侧。钩体是以整个圆柱形菌体缠绕中轴而成。

钩体革兰氏染色为阴性,不易被碱性染料着色,常用镀银染色法把菌法染成褐色,但因银粒堆积,其螺旋不能显示出来。钩体是唯一可用人工培养基培养的螺旋体。

第八节 性传播疾病

性传播疾病（sexually transmitted disease，STD）简称性病，是指通过性接触传播的一类疾病。传统的性传播疾病只包括梅毒、淋病、软下疳、性病性淋巴肉芽肿和腹股沟淋巴肉芽肿，近十余年性传播疾病谱增宽，其病种已多达二十余种，本节仅叙述淋病、尖锐湿疣和梅毒。

一、淋病

淋病（gonorrhea）是由淋病奈瑟球菌（简称淋球菌）引起的泌尿生殖系统急性化脓性炎。人类是淋球菌唯一的自然宿主，淋病主要由性接触而传播，近年来发病率居我国性传播疾病首位，多发生于 15～30 岁，以 20～24 岁最常见。

淋球菌对柱状上皮和移行上皮有特别的亲和力。男性尿道舟状窝和女性阴道为复层鳞状上皮覆盖，对其抵抗力较强，一般不受侵犯，或炎症很轻；而男性前尿道黏膜、女性宫颈为单层柱状细胞，易受淋球菌侵袭。淋球菌侵入泌尿生殖系统繁殖，男性发生尿道炎，女性引起尿道炎和子宫颈炎。如治疗不彻底，可扩散至生殖系统。胎儿可经产道感染造成新生儿淋病性急性结膜炎。人类对淋球菌无自然免疫力，均易感，病后免疫力不强，不能防止再感染。

淋球菌侵入泌尿生殖道上皮包括黏附和侵入两个步骤。① 黏附：淋球菌菌毛上的特异性受体可与黏膜细胞相应部位结合，其外膜蛋白 Ⅱ 可介导黏附过程，它还可释放 IgA1 分解酶，抗拒细胞的排斥作用。这样，淋球菌与上皮细胞迅速黏和。② 侵入：淋球菌吸附于上皮细胞的微绒毛，其外膜蛋白 Ⅰ 转移至细胞膜内，然后淋球菌被细胞吞噬而进入细胞内。淋球菌菌毛可吸附于精子上，可迅速上行到宫颈管。宫颈管的黏液可暂时阻止淋球菌至宫腔，而在宫颈的柱状上皮细胞内繁殖致病。淋球菌一旦侵入细胞，就开始增殖，并损伤上皮细胞。细胞溶解后释放淋球菌至黏膜下层，引起感染。

淋球菌侵入黏膜下层后继续增殖，约在 36 h 内繁殖一代。通过其内毒素脂多糖、补体和 IgM 等协同作用，形成炎症反应，使黏膜红肿。同时，由于白细胞的聚集和死亡，上皮细胞的坏死与脱落，出现了脓液。腺体和隐窝开口处病变最为严重。淋球菌感染后造成的炎症可沿泌尿、生殖道蔓延播散，在男性可扩展至前列腺、精囊腺、输精管和附睾，在女性可蔓延到子宫、输卵管和盆腔。严重时淋球菌可进入血液向全身各个组织器官播散，导致播散性感染。

淋球菌感染引起的临床表现取决于感染的程度、机体的敏感性、细菌的毒力、感染部位及感染时间的长短。同时，和身体的健康状况、性生活是否过度、酗酒有关。

二、尖锐湿疣

尖锐湿疣（condyloma acuminatum）是由人乳头瘤病毒（human papilloma virus，HPV）（主要是 HPV6 型和 11 型）引起的性传播疾病。20～40 岁最多见。主要通过性接触传播,但也可以通过非性接触的间接感染而致病。

HPV 传染源包括尖锐湿疣患者、HPV 携带者和亚临床感染者,多见于年轻人。感染后潜伏期大多为 3 个月(少数为 3 周或 10 个月),感染后是否发病与感染病毒数量及机体免疫状况密切相关,常为多发。

本病好发于潮湿温暖的黏膜和皮肤交界的部位,男性常见于阴茎冠状沟、龟头、系带、尿道口或肛门附近;女性多见于阴蒂、阴唇、会阴部及肛周。主要见于鳞状上皮被覆的黏膜,少数见于口唇及口腔黏膜。病初期为小而尖的突起,为淡红色小丘疹,随后逐渐扩大、增多,呈粉红、灰白或灰褐色丘疹,表面凹凸不平呈疣状颗粒,或形成乳头状、鸡冠状、菜花状赘生物。患者有痒感、异物感、压迫感或疼痛,常伴出血,常为多发性。

镜下观,表皮角质层轻度增厚,几乎全为角化不全细胞,棘层肥厚,有乳头瘤样增生,表皮突增粗延长,呈假上皮瘤样或乳头瘤样增生,偶见核分裂象;表皮浅层可见挖空细胞(koilocytosis),挖空细胞较正常细胞大,胞核增大居中,呈圆形、椭圆形或不规则形,染色深,可见双核或多核,胞质空泡状,细胞边缘常存带状胞质(图 11-18),挖空细胞的出现及胞核 HPV-6/11 原位杂交阳性有助于诊断。真皮层可见毛细血管及淋巴管扩张,大量慢性炎细胞浸润。

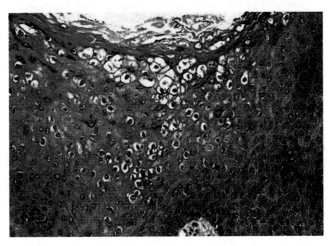

图 11-18 尖锐湿疣(HE×200)
表皮浅层可见许多挖空细胞,胞质空泡状

三、梅毒

梅毒(syphilis)是由梅毒螺旋体所引起的性传播疾病,世界各地均有流行,新中国成立后曾一度消灭了梅毒,但近年来又有新的病例出现。本病特点是病程的长期性和潜匿性,病原体可侵犯任何器官,临床表现多样,也可隐匿多年而无临床症状。

(一)病因及传播途径

梅毒螺旋体是梅毒的病原体,体外活力低,不易生存,对理化因素的抵抗力极弱,对四环素、青霉素等敏感。梅毒患者为唯一传染源,95% 以上经性接触传染,少数可因输血、接吻、医务人员不慎受染等直接接触传播(后天性梅毒)。此外也可经母婴垂直传播。

（二）基本病理变化

1. 闭塞性动脉内膜炎和小血管周围炎　闭塞性动脉内膜炎指小动脉内皮细胞和纤维细胞增生,使管壁增厚、管腔狭窄闭塞;小血管周围单核细胞、淋巴细胞及浆细胞浸润,其中,浆细胞恒定出现是本病的病变特点之一(图 11-19)。

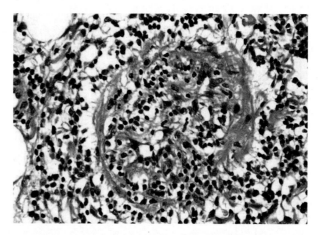

图 11-19　梅毒-闭塞性动脉内膜炎(HE×200)
小动脉内皮细胞和纤维细胞增生,使管壁增厚、管腔高度
狭窄;小血管周围大量淋巴细胞、浆细胞及单核细胞浸润

2. 树胶样肿(gumma)　又称梅毒瘤,是梅毒的特征性病变,仅见于第三期梅毒,常发生于皮肤、黏膜、肝、骨和睾丸。肉眼观,呈灰白色,质实而略有弹性,似树胶,故称树胶样肿;大的病灶有数厘米,小者仅能镜下见到。镜下,中心为凝固性坏死,外周有稀疏的上皮细胞,再外层有淋巴细胞和浆细胞浸润、闭塞性小动脉炎以及纤维组织增生,结构颇似结核肉芽肿。但树胶肿坏死不如干酪样坏死彻底,弹性纤维尚保存;树胶肿上皮样细胞较少,朗汉斯巨细胞更少;树胶肿浸润的细胞除淋巴细胞以外,还有较多的浆细胞;树胶肿常有血管病变而干酪样坏死少见。树胶肿可被吸收、纤维化,纤维化后使器官变形、变硬。

（三）临床病理类型

1. 先天性梅毒　先天性梅毒是由于孕妇体内螺旋体随血液通过胎盘感染胎儿所致,又分为早发性和晚发性两种。早发性先天性梅毒类似于成人第二期梅毒的皮疹,但无硬下疳;晚发性先天性梅毒类似于成人第三期梅毒。

2. 后天性梅毒　分为三期,一期、二期梅毒称为早期梅毒,有传染性;三期梅毒又称晚期梅毒,传染性小,因常累及内脏故又称内脏梅毒。

（1）第一期梅毒:梅毒螺旋体侵入机体 3 周左右,在侵入部位形成下疳。下疳常为单个,直径约 1 cm,表面发生糜烂或溃疡,溃疡底部及边缘质硬,故称为硬下疳。病变多发生于阴茎冠状沟或外阴。镜下观,改变为局部溃疡形成,溃疡底或其周有少量中性粒细胞浸润,较深层病变主要是以浆细胞、淋巴细胞及单核细胞浸润为主的非特异性慢性炎,还可见闭塞性动脉内膜炎及血管周围炎。下疳发生 1 周后,局部淋巴结肿大。下疳和淋巴结炎均于 3～6 周后自愈,但病原体仍在病灶中继续繁殖,1～3 个月后进入第二期梅毒。

(2) 第二期梅毒:下疳发生 7～8 周后,体内螺旋体大量繁殖并进入血液中。同时,机体也产生大量抗体,形成抗原抗体复合物,沉积各处,引起全身皮肤、黏膜梅毒疹和全身淋巴结肿大。肉眼观,可见多发性结节或丘疹样改变,可累及邻近的会阴、肛周及大腿内侧。镜下观,呈典型的闭塞性动脉内膜炎和血管周围炎,还有假上皮瘤样增生和中性粒细胞浸润。淋巴结呈非特异性炎性反应。此期梅毒传染性大,梅毒疹可自行消退。

(3) 第三期梅毒:常发生于感染后 4～5 年。此期梅毒的病变累及内脏,特别是心血管和中枢神经系统,也可累及肝和骨等器官。此期的特征性病变为树胶肿。除有大量浆细胞浸润及增生闭塞性动脉内膜炎外,主要特点为形成中央有坏死的结核样肉芽肿,并有不同数量的巨细胞和明显纤维化。树胶肿的形成引起严重的组织破坏,由于树胶肿纤维化,瘢痕形成,引起器官变形和功能障碍。如主动脉瓣关闭不全和主动脉瘤,脑梅毒引起麻痹性痴呆,侵犯脊髓而发生脊髓痨。

本章小结

结核病是由结核分枝杆菌引起的一种慢性肉芽肿病,特征性病理变化为结核结节形成伴有不同程度的干酪样坏死;主要经呼吸道传播,其中空洞型肺结核是主要传染源。结核病的变质为干酪样坏死,渗出的炎细胞主要是淋巴细胞,增生形成特异性肉芽组织——结核结节。全身各器官均可患结核病,但以肺结核最多见。

肺结核分原发性和继发性肺结核病。原发性肺结核病好发于儿童,病理特征是形成肺原发综合征(原发灶、结核性淋巴管炎和肺门淋巴结结核);继发性肺结核病包括局灶型肺结核、浸润型肺结核、慢性纤维空洞型肺结核、干酪性肺炎、结核球、结核性胸膜炎六种类型。肺外器官结核常见为肠结核、结核性腹膜炎、结核性脑膜炎、肾结核、生殖系统结核、骨与关节结核、淋巴结结核。

伤寒、细菌性痢疾是夏秋季节的消化道传染病。伤寒是由伤寒杆菌引起的累及全身单核巨噬细胞系统的急性增生性炎,以形成伤寒肉芽肿为病理特征,尤以回肠末端淋巴组织的病变最为突出。细菌性痢疾是由痢疾杆菌引起的累及大肠黏膜的假膜性肠炎,假膜主要由黏膜浅层坏死和渗出的纤维素形成,假膜脱落后形成不规则浅表溃疡。

流脑和乙脑均好发于 10 岁以下儿童。流脑是由脑膜炎双球菌引起、累及脑脊髓膜的急性化脓性炎,好发于冬春季节,主要经呼吸道传播。乙脑是由乙型脑炎病毒引起的累及脑神经细胞的变质性炎,借蚊叮咬传播,常流行于夏秋季。

流行性出血热、钩端螺旋体病为全身小血管损害为主的出血性炎。流行性出血热由汉坦病毒引起,好发于冬季,鼠类为传染源,易感人群是从事野外工作的男性青壮年,以发热、出血倾向及肾损害为主要临床表现。钩端螺旋体病由钩端螺旋体引起,猪和鼠为主要传染源,易感人群为田间劳动的农民青壮年,以出血、多器官实质变性坏死及功能障碍为主要临床表现。

性传播疾病通过性接触传播,以淋球菌引起的淋病最常见,主要累及泌尿生殖系统,为急性化脓性炎。尖锐湿疣是由人乳头瘤病毒引起,好发于外阴及肛门周围,为丘疹状或乳头状赘生物,镜下表皮浅层可见挖空细胞。梅毒由梅毒螺旋体引起,树胶样肿是梅毒的特征性病变。

病例讨论

　　患者,男,45岁,农民。咳嗽、咯血、消瘦2年多,加重伴胸闷、气促1个月余。2年前患者出现咳嗽、多痰,5个月前出现剧烈咳嗽不能入睡,并伴有大量咯血,近3个月来有明显的畏寒、低热及胸痛且症状日渐加重。近3个月来痰量明显增多,精神萎靡,并出现腹痛和间歇交替性腹泻与便秘。2年来患者体重减轻15 kg。10年前其母因结核性脑膜炎死亡,患病期间同其母密切接触。

　　体格检查:体温39.1℃,呈慢性病容,消瘦苍白,两肺布满湿性啰音,腹软,腹部触之柔韧。胸部X线片可见肺部有大小不等的透亮区及结节状阴影。痰液检出抗酸杆菌。

　　入院后经积极抗结核治疗无效而死亡。

　　尸检摘要:全身苍白,消瘦,肺与胸壁广泛粘连,胸腔、腹腔内均可见大量积液,喉头黏膜及声带粗糙。两肺胸膜增厚,右上肺一厚壁空洞,直径为3.5 cm,两肺各叶均见散在大小不一灰黄色干酪样坏死灶。镜下见结核结节及干酪样坏死区,并见以细支气管为中心的化脓性炎。回肠下段见多处带状溃疡,镜下有结核病变。

　　讨论:

　　1. 根据临床及尸检结果,请为该患者做出病理诊断并说明诊断依据。

　　2. 用病理学知识解释相应临床症状。

　　3. 请说明各种病变的关系。

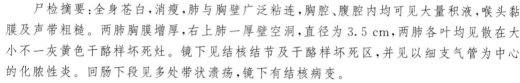
思考题

　　1. 结核病基本病变的特点是什么?

　　2. 原发性肺结核与继发性肺结核的区别有哪些?

　　3. 伤寒和细菌性痢疾都属夏秋季消化道传染病,两者有哪些不同点?

　　4. 流脑和乙脑有何区别?

（曾　梅）

第十一章病例
讨论答案

第十一章单元
测试

第十二章 寄生虫病

学习目标

1. 掌握肠阿米巴病、血吸虫病的病理变化和临床病理联系。
2. 熟悉阿米巴肝脓肿病理变化和临床病理联系。
3. 了解阿米巴病、血吸虫病的病因和传播途径。

寄生虫病(parasitosis)是寄生虫作为病原引起的疾病,可在人群、动物群或人和动物之间进行传播。寄生虫病的传播不仅受到生物因素,而且受到自然因素和社会因素的影响,因此寄生虫病的流行也就具有地理分布的区域性、明显的季节性和人畜共患病的自然疫源性等特点。寄生虫病的流行也需要传染源、传播途径以及易感人群三个条件。

寄生虫病可分为急性和慢性,但大多数呈慢性经过。部分宿主感染寄生虫后可以不表现症状,称为隐性感染或带虫者;有时寄生虫会在常见部位之外的组织、器官中异位寄生。人体感染寄生虫后,依寄生虫致病力和宿主抵抗力强弱的不同,可有不同的表现。寄生虫对宿主的影响和损害主要有以下四方面。① 机械性损伤:寄生虫在宿主体内寄生、移行、生长繁殖和排离过程中都可以造成局部破坏、压迫或阻塞等机械性损害。② 毒性作用:寄生虫的代谢产物、分泌物或死亡虫体分解产物对宿主产生毒性作用。③ 夺取营养:寄生虫从宿主获取营养,可致宿主营养损耗,抵抗力降低。④ 免疫性损伤:寄生虫的分泌物、排泄物和虫体的分解产物具有抗原性,诱发宿主的免疫应答,可表现为保护性免疫力,亦可引起免疫病理变化。

第十二章
思维导图

人体常见的寄生虫病有原虫病(如阿米巴病、黑热病和疟疾)、吸虫病、绦虫病和线虫病。本章仅介绍阿米巴病、血吸虫病。

第一节 阿米巴病

阿米巴病(amebiasis)是由溶组织内阿米巴原虫感染引起的一种人体寄生虫病。病原体主要寄生于结肠,还可随血液运行或直接侵袭到肝、肺、脑、皮肤及泌尿生殖器等部位,引起相应部位的阿米巴溃疡或阿米巴脓肿。

　　阿米巴病主要通过粪—口途径传播，传染源为粪便中持续带包囊者。本病遍及世界各地，以热带及亚热带地区为多见。在我国发病情况为南方多于北方，农村多于城市，男性多于女性，儿童多于成人。

一、肠阿米巴病

　　肠阿米巴病(intestinal amebiasis)是由溶组织内阿米巴寄生于结肠，并引起肠壁损害的炎性疾病，因临床上有类似细菌性痢疾腹痛、腹泻和里急后重的症状，又称为阿米巴痢疾。

(一)病因和发病机制

　　阿米巴病的病因为溶组织内阿米巴原虫，依其生活史不同阶段的形态分为滋养体期和包囊期。滋养体是致病阶段，无传染性；成熟的四核包囊是传染阶段。包囊存在于慢性阿米巴病患者或携带者的大便中，随污染的食物或水进入胃内，因包囊壁具有抵抗胃酸的作用，可无损地到达回盲部，在碱性肠液的消化作用下，囊壁破裂释出四个小滋养体，它们寄生于结肠上段，当结肠结构和功能正常时，即转变为包囊排出体外(传染源)，故称之为肠腔型滋养体；当肠黏膜有感染、损伤或免疫功能降低时，小滋养体便借其丝状伪足的机械运动和分泌酶的作用，钻入肠壁并吞噬红细胞和组织细胞碎片，转变为大滋养体，称为组织型滋养体，它们溶解破坏肠壁组织，形成溃疡性病变。

　　肠阿米巴病的发病机制目前尚不完全清楚，可能与下列因素有关。① 接触性溶解：当大滋养体与肠黏膜上皮细胞接触时，便与靶细胞结合，并释放出膜结合酶和成孔蛋白等生物活性物质，损伤细胞膜进而溶解肠黏膜上皮细胞；大滋养体可分泌胰蛋白酶、透明质酸酶、胶原酶、磷酸酯酶等，造成肠壁组织溶解破坏。② 伪足运动及吞噬功能：滋养体借助伪足机械运动损伤和破坏肠壁组织，并对坏死组织碎片和红细胞进行吞噬和降解。③ 肠毒素：是从阿米巴的纯培养中分离出的一种细胞毒素，参与细胞的损伤溶解作用。④ 免疫抑制和逃避：阿米巴原虫的凝集素有抗补体的作用，抵抗补体介导的炎症反应，从而逃避宿主的免疫攻击。此外，肠道细菌感染和功能紊乱、宿主免疫功能降低等有助于本病发生。

(二)病理变化和临床病理联系

　　病变部位主要在盲肠、升结肠，其次为乙状结肠、直肠，重症患者整个结肠和小肠下段均可受累。基本病变为组织溶解液化为主的变质性炎，特征性病变为口小底大的烧瓶状溃疡，可分为急性期和慢性期。

　　1. 急性期病变　肉眼观，早期在肠黏膜表面可见多数隆起的灰黄色针头大小的点状坏死或浅溃疡，周围有充血水肿(图 12-1)，是病原体侵入肠黏膜所致。病变进展时，坏死灶增大，呈圆形纽扣状。滋养体在肠黏膜层内不断繁殖，破坏组织，并突破黏膜肌层进入黏膜下层。由于黏膜下层组织疏松，阿米巴易于向四周蔓延，坏死组织液化脱落后，形成特征性的口小底大的烧瓶状溃疡，边缘呈潜行性，对本病具有诊断意义。溃疡间黏膜无明显病变。如病灶继续扩大，邻近溃疡可在黏膜下层形成隧道样互相沟通，其表面黏膜可大块坏死脱落,形成边缘潜行的巨大溃疡(图12-2)。少数溃疡严重者可累及肠壁肌层,甚至浆膜层造成肠穿孔,引起腹膜炎。

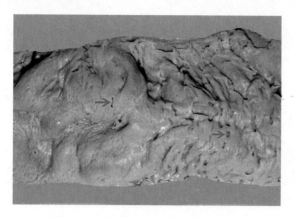

图12-1 结肠阿米巴病-早期(大体)
箭头所示为肠黏膜散在针头大小的浅表溃疡

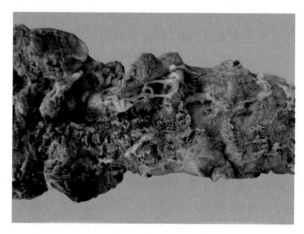

图12-2 结肠阿米巴病(大体)
结肠黏膜破碎,多数病灶表面为一层坏死组织,
有的病灶已融合成片,黏膜脱落或悬浮似破絮状

镜下观,以肠壁液化性坏死形成溃疡为主要特征,病灶边缘炎症反应轻微,仅见少量淋巴细胞、单核细胞浸润,在溃疡边缘与正常组织交界处及肠壁的小静脉腔内可找到阿米巴滋养体。在组织切片上,滋养体一般呈圆形或卵圆形,核小而圆,胞质偏嗜碱性,其中可见被吞噬的红细胞、淋巴细胞和组织碎片等(图12-3)。在滋养体周围常有一空隙,可能因组织被溶解所致。

因受溃疡性病变的刺激,肠蠕动增强,黏液分泌增多,患者可出现腹痛、腹泻及大便次数增多,大便中因含液化的坏死组织、黏液及少量出血,呈暗红色果酱样,有腥臭味,大便检查易找到阿米巴滋养体,全身中毒症状表现较轻。急性期多可治愈,少数因治疗不及时或不彻底而转入慢性期或肠外阿米巴病。

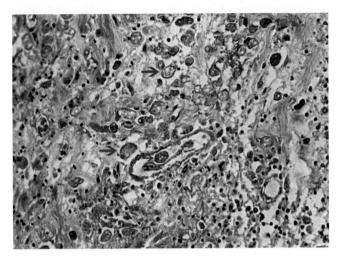

图 12 - 3　结肠阿米巴病（HE×200）
溃疡与正常组织交界处及小静脉内可见阿米巴滋养体

2. 慢性期病变　由于新旧病变共存，坏死、溃疡和肉芽组织增生及瘢痕形成反复交错发生，导致肠黏膜过度增生形成息肉状，最终完全失去其正常形态。肠壁可因纤维组织增生而增厚变硬，甚至引起肠腔狭窄。有时可因肉芽组织增生过多而形成局限性包块，称为阿米巴肿。阿米巴肿多见于盲肠，临床上易误诊为结肠癌。

慢性期患者可有轻度腹痛、腹胀、腹泻或腹泻与便秘交替等肠道功能紊乱症状，长期不愈者可出现营养不良。

（三）并发症

肠阿米巴病可并发肠出血、肠穿孔、肠腔狭窄、阑尾炎和阿米巴肛瘘等。急性期以肠出血最常见，出血量少。肠穿孔多见于重症患者，是溃疡过深穿透肠壁所致。慢性期可并发肠梗阻。阿米巴滋养体侵入肠壁小静脉，可引起肠外阿米巴病。

二、肠外阿米巴病

肠外阿米巴病可见于许多器官，多发生于肝、肺和脑，其中以阿米巴肝脓肿最为常见。

（一）阿米巴肝脓肿

阿米巴肝脓肿多发生于阿米巴痢疾发病后 1～3 个月内，但也可发生于痢疾症状消失数年之后。其发病一般是肠黏膜下层或肌层的阿米巴滋养体侵入肠壁小静脉，经门静脉到达肝，造成大量肝细胞溶解破坏，导致肝组织坏死、液化和出血，形成阿米巴脓肿。

肉眼观，脓肿多位于肝右叶（80%），常为单个，也可多个；脓肿大小不等，大者可达小儿头大，几乎占据肝右叶；脓肿内容物呈棕褐色果酱样，由液化性坏死物质和陈旧性血液混合而成，炎症反应不明显；脓肿壁上附有尚未彻底液化坏死的汇管区结缔组织、血管和胆管等，参差不齐，呈破絮状外观（图 12 - 4）。镜下观，脓腔内为淡红色无结构的液化坏死物质,坏死组织周围有少量淋巴细胞、单核细胞浸润,在坏死组织与正常组织交界处可找到阿米巴滋养体。如伴有细菌感染,病灶内可见大量中性粒细胞和脓细胞。慢性脓肿周围可有肉芽组织及纤维组织包绕。

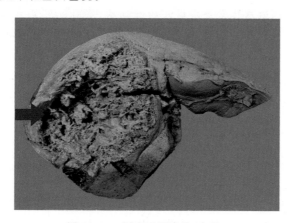

图 12-4 阿米巴肝脓肿(大体)

肝右叶见一个巨大脓肿,脓肿壁呈破絮状外观

临床上,患者有长期不规则发热、肝大、右上腹痛、全身消耗等症状。阿米巴肝脓肿如不及时治疗,病灶可进一步扩大,并向周围组织穿破,引起膈下脓肿、腹膜炎、肺脓肿、脓胸、胸膜-肺-支气管瘘和阿米巴性心包炎等。

(二)阿米巴肺脓肿

阿米巴肺脓肿少见,大多数由阿米巴肝脓肿穿过横膈直接蔓延而来。脓肿多位于右肺下叶,常单发,由于横膈被穿破,故肺脓肿常与肝脓肿互相连通。脓肿腔内含咖啡色坏死液化物质,如破入支气管,坏死物质被排出后形成空洞。临床上患者有类似肺结核症状,咳出褐色脓样痰,其中可检见阿米巴滋养体。

(三)阿米巴脑脓肿

阿米巴脑脓肿极少见,多为肠、肝、肺病灶内的滋养体随血流进入脑所致,可在大脑半球内引起多发性脓肿样病灶。患者出现脑组织破坏或受压的相应临床表现。

阿米巴病的诊断方法很多,如大便培养、体外培养、活体组织检查和血清免疫学检查等。其中在病变组织中找到滋养体是最可靠的诊断依据。近年来分子生物学诊断方法的应用使该病诊断的敏感性有所提高。

知识拓展

溶组织内阿米巴原虫形态

溶组织内阿米巴属阿米巴科的内阿米巴属,可分包囊和滋养体两个不同时期,成熟的四核包囊为感染期。溶组织内阿米巴的滋养体大小为 $12\sim60~\mu m$,借助单一定向的伪足而运动,有透明的外质和富含颗粒的内质,有一个球形的泡状核,直径为 $4\sim7~\mu m$。纤薄的核膜边缘有单层均匀分布、大小一致的核周染色质粒。核仁小,大小为 $0.5~\mu m$,常居中,周围有纤细无色的丝状结构。在无菌培养基中的滋养体往往有两个以上的核。从有症状患者组织中分离的滋养体常含有摄入的红细胞,有时也可见白细胞和细菌。滋养体在肠腔里形成包囊的过程称为成囊,滋养体在肠腔以外的器官或外界不能成囊。在肠腔内滋养体逐渐缩小并停止活动,变成近似球形的包囊前期,然后变成一核包囊并进行二分裂增殖。胞质内有一呈短棒状的营养贮存结构即拟染色体。拟染色体的形态具有虫种鉴别意义。未成熟包囊内尚含有糖原泡。成熟包囊有四个核,圆形,直径为 $10\sim20~\mu m$ 包囊壁厚 $125\sim150~nm$,光滑,核为泡状核,与滋养体的相似但稍小。

第二节　血吸虫病

血吸虫病(schistosomiasis)是由血吸虫寄生于人体引起的一种地方性寄生虫病,人通过皮肤接触含尾蚴的疫水而感染,主要病变是由虫卵引起肝和肠的肉芽肿形成。寄生于人体的血吸虫主要有六种,即日本血吸虫、埃及血吸虫、曼氏血吸虫、间插血吸虫、湄公血吸虫和马来血吸虫。在我国只有日本血吸虫病流行,主要流行于长江流域及其以南的十三个省市的广大地区。近年来,血吸虫病的发病率有所回升,并出现了一些新的疫区。

一、病因和发病机制

日本血吸虫的生活史包括虫卵、毛蚴、胞蚴、尾蚴、童虫及成虫等阶段。成虫以人体或其他哺乳动物如狗、猫、猪、牛等为终宿主,自毛蚴至尾蚴的发育繁殖阶段以钉螺为中间宿主。血吸虫造成传播必须具备三个条件,即带虫卵的大便入水、钉螺的孳生以及人体接触疫水。

血吸虫成虫主要寄生于门静脉-肠系膜静脉系统,雌虫在肠系膜下静脉内产卵,部分虫卵随血流进入肝,部分虫卵经肠壁进入肠腔,随患者或病畜的大便排出体外。排出的虫卵入水后,卵内的毛蚴成熟孵化,破壳而出,钻入中间宿主钉螺(地域性存在)体内,经过母胞蚴及子胞蚴阶段后,发育成尾蚴,然后离开钉螺再次入水(疫水)。当人畜与疫水接触时,尾蚴借其头腺分泌的溶组织酶作用和其肌肉收缩的机械运动,钻入皮肤或黏膜并脱去尾部发育为童虫。童虫穿入小静脉或淋巴管到达右心,经肺循环至体循环散布到全身各处。少数童虫可直接穿出肺血管、胸膜横膈侵入肝内。只有抵达肠系膜静脉者才能发育为成虫并大量产卵,其余都在沿途死亡。虫卵可顺血流入肝,逆血流入肠壁,沉积于组织中引起病变。从感染尾蚴到患者粪便内检出虫卵需 35 天左右。

血吸虫发育阶段中的尾蚴、童虫及成虫、虫卵等均可以对宿主造成损害,但以虫卵引起的病变最为严重,对机体的危害也最大。造成损害的主要原因和机制是不同虫期血吸虫释放抗原诱发宿主的免疫反应。

二、病理变化

1. 尾蚴引起的损害 尾蚴钻入皮肤后数小时至 3 天,局部常出现奇痒的红色小丘疹,数天后可消退。镜下观,真皮充血,血管周围水肿及出血,伴有中性粒细胞及嗜酸性粒细胞浸润,后期主要为单核细胞浸润,称为尾蚴性皮炎(cercarial dermatitis)。其机制与代谢产物或死亡虫体引起的超敏反应有关。

2. 童虫引起的损害 童虫在体内移行可引起血管炎和血管周围炎,以肺组织受损最为明显。表现为肺组织充血、水肿、点状出血及炎细胞浸润,患者可出现短暂咳嗽、痰中带血等症状。童虫表面有特异抗原,嗜酸性粒细胞和巨噬细胞通过抗体依赖性细胞介导的细胞毒机制,对童虫有杀伤作用。因此,当宿主再次感染尾蚴时有一定的免疫力。

3. 成虫引起的损害 成虫对机体的损害作用较轻,主要造成血管壁的损害,引起肠系膜静脉内膜炎和静脉周围炎,患者可出现发热、嗜酸性粒细胞增多、贫血和肝脾大等症状。贫血可能与成虫吞噬红细胞和成虫引起的超敏反应及毒性作用有关。被吞食的红细胞在成虫体内经珠蛋白酶分解,产生的一种黑褐色的血吸虫色素,常被肝、脾增生的巨噬细胞所吞噬。死亡虫体周围组织坏死,大量嗜酸性粒细胞浸润,形成嗜酸性脓肿。

4. 虫卵引起的损害 虫卵沉着所引起的损害是最严重的病变。虫卵主要沉着于乙状结肠壁、直肠壁和肝,也可见于回肠末段、阑尾、升结肠、肺、脑等处。沉着的虫卵按其发育过程可分为未成熟卵和成熟卵两种,前者因毛蚴不成熟,无毒液分泌,所引起的病变轻微。成熟虫卵含成熟毛蚴,卵内毛蚴分泌可溶性虫卵抗原,早期刺激机体产生抗体,在虫卵周围形成免疫复合物,后期通过致敏 T 淋巴细胞介导发生 IV 型超敏反应,引起特征性虫卵结节(血吸虫性肉芽肿)形成。按其病变发展过程可分为急性虫卵结节和慢性虫卵结节两种。

(1) 急性虫卵结节:是由成熟虫卵引起的一种急性坏死、渗出性病变。肉眼观为灰黄色、粟粒至绿豆大的小结节。镜下观,结节中央常有 1~2 个成熟虫卵,卵壳薄,有折光性,表面附有放射状嗜酸性的棒状体,是虫卵内毛蚴释放的可溶性虫卵抗原与相应的抗体结合,形成的抗原抗体复合物。其周围是一片无结构的颗粒状坏死物质及大量嗜酸性粒细胞浸润(图 12-5),状似脓肿,故也称嗜酸性脓肿。其间可见菱形或多面形有折光性蛋白质晶体,称为夏科-莱登结晶。以后毛蚴死亡,脓肿周围产生肉芽组织增生,伴有大量嗜酸性粒细胞及一些巨噬细胞、淋巴细胞浸润。随着病程的发展,嗜酸性粒细胞逐渐被巨噬细胞、淋巴细胞代替,并出现向结节中央呈放射状排列的类上皮细胞层,构成晚期急性虫卵结节,这是向慢性虫卵结节发展的过渡阶段。

(2) 慢性虫卵结节:急性虫卵结节经十余天后,卵内毛蚴死亡,由它分泌的抗原物质消失,病灶内坏死物质逐渐被巨噬细胞清除,虫卵崩解、破裂。随后病灶内巨噬细胞变为类上皮细胞和少量异物巨细胞,病灶周围有淋巴细胞浸润和肉芽组织增生,形态上似结核性肉芽肿,称为慢性虫卵结节(图 12-6),又称为假结核结节。最后,结节纤维化、玻璃样变性,中央死亡、钙化的死卵可长期存留,成为病理学上诊断血吸虫病的依据。

三、主要器官的病变和后果

由于成虫主要寄生在门静脉系统,因此虫卵一般沉着于肝、肠组织内。如果成虫或虫卵出现在门静脉系统以外的组织和器官时,如肺、脑等,称为异位寄生。

1. 结肠　病变主要累及直肠、乙状结肠。急性期,虫卵沉着在结肠黏膜及黏膜下层,引起急性虫卵结节形成。肉眼观,肠黏膜充血水肿及灰黄色细颗粒状扁平隆起的病灶,直径为 0.5~1 cm,继之,病灶中央可发生坏死脱落形成大小不一、边缘不规则的浅表溃疡,虫卵可随之脱落入肠腔,在大便中可检出虫卵。临床上可出现腹痛、腹泻等痢疾样症状。慢性期,由于虫卵的反复沉着,肠黏膜反复发生溃疡和肠壁纤维化,最终导致肠壁增厚变硬,甚至肠腔狭窄和肠梗阻,虫卵难以排入肠腔,故晚期患者大便中不易查见虫卵。因虫卵和慢性炎症刺激,可使肠黏膜过度增生形成多发性息肉,少数患者可并发管状或绒毛状腺瘤,甚至腺癌。

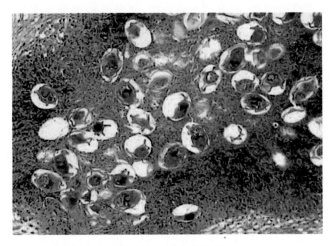

图 12-5　血吸虫病急性虫卵结节(HE×200)
结节中心见许多成熟虫卵,周围大量颗粒状坏死物质及炎细胞浸润

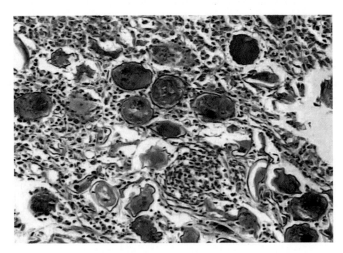

图 12-6　结肠血吸虫病慢性虫卵结节(HE×200)
结节中有多个钙化的虫卵,周围为大量类上皮细胞和少数异物巨细胞

2. 肝　虫卵随门静脉血流到达肝,病变主要在汇管区。急性期肝轻度增大,表面及切面可见多个不等的灰白或灰黄色、粟粒或绿豆大小的结节。镜下观,在汇管区附近见较多急性虫卵结节形成,肝细胞可因受压而萎缩,也可有变性及小灶性坏死。肝窦充血、Kupffer 细胞增生和吞噬血吸虫色素。

慢性期,肝内可见慢性虫卵结节和纤维化。感染较轻的病例,仅在汇管区有少量慢性虫卵结节,临床上一般不出现症状。长期重度感染的病例,汇管区周围有大量纤维组织增生,肝因严重纤维化而变硬、变小,导致血吸虫性肝硬化。肝表面不平,有浅的沟纹分割肝,形成若干大小不等稍隆起的区域,严重时形成粗大结节;切面见增生的结缔组织沿门静脉分支呈树枝状分布,故称为干线型肝硬化。镜下观,汇管区内有大量慢性虫卵结节,伴有多量的纤维组织增生,肝小叶破坏不严重,故不形成明显假小叶。由于门静脉分支大量虫卵栓塞、静脉内膜炎、血栓形成以及门静脉周围纤维组织增生,使肝内门静脉分支阻塞和受压,从而引起较为显著的门静脉高压,临床上常出现腹水、巨脾、食管静脉曲张等后果。

3. 脾　早期脾略大,主要由于成虫的代谢产物引起的单核巨噬细胞增生所致。晚期脾进行性增大,可形成巨脾,重量可达 4 000 g,主要由门静脉高压引起的脾淤血所致。肉眼观,脾质地坚韧,被膜增厚。切面暗红色,常见棕黄色的含铁小结,主要由陈旧出血灶伴有铁质及钙盐沉着和纤维组织增生构成。有时还可见多数梗死灶。镜下观,脾窦扩张充血,窦内皮细胞及网状细胞增生,窦壁纤维组织增生变宽。脾小体萎缩减少,单核巨噬细胞内可见血吸虫色素沉着。脾内偶见虫卵结节。临床上可出现脾功能亢进症状。

4. 异位寄生

(1) 肺:常见于严重感染的早期病例。虫卵经门-腔静脉或门-肝静脉交通支进入肺,引起急性虫卵结节。肉眼及 X 线所见类似粟粒性肺结核表现,但一般无严重后果。

(2) 脑:虫卵入脑途径说法不一,最有可能是肺的虫卵以肺静脉入左心,以栓子的形式到达脑,多在大脑顶叶形成急性或慢性虫卵结节。临床上可出现急性脑炎或局限性癫痫发作以及颅内压升高等症状。

(3) 其他器官:严重感染患者,在肠系膜及腹膜后淋巴结、胃、胰、胆囊、皮肤、心包、肾、膀胱及宫颈等处,偶见有少数血吸虫虫卵沉着。

儿童长期反复重度感染血吸虫,将严重影响肝功能,以致于某些激素不能被灭活,继发脑垂体功能抑制,腺垂体及性腺等萎缩,影响儿童的生长发育,表现为身体矮小、面容苍老、第二性征发育迟缓,称为血吸虫病侏儒症。

本章小结

阿米巴病是由溶组织内阿米巴原虫引起的一种变质性炎。阿米巴滋养体是致病型,包囊是传染型。

肠阿米巴病的病变主要位于盲肠和升结肠。急性期滋养体侵入并破坏肠黏膜,形成多个特征性的口小底大的烧瓶状溃疡。镜下观,病变特征为液化性坏死,病灶周围炎症反应轻微,在溃疡边缘可找到阿米巴滋养体。临床表现为腹痛、腹泻、大便量增多呈暗红色果酱样,伴腥臭,大便镜检时可找到溶组织内阿米巴滋养体。慢性期由于病变反复发生,肠黏膜形成息肉,肠壁因纤维组织增生而增厚变硬,甚至引起肠腔狭窄。肠阿米巴病并发症主要有肠穿孔、肠出血。

肠外阿米巴病以阿米巴肝脓肿最为常见,多位于肝右叶,肉眼可见脓肿大小不一,内含棕褐色果酱样物,脓肿壁呈破絮状外观;镜下可见脓腔内为液化性坏死物质,坏死与正常组织交界处可见阿米巴滋养体。临床表现为不规则发热、右上腹痛及肝大和压痛。阿米巴肺脓肿少见。阿米巴脑脓肿极少见。

血吸虫的尾蚴、童虫、成虫和虫卵均可引起病变,以虫卵引起的病变危害性最大。血吸虫虫卵沉积于结肠,引起肠黏膜充血、水肿及急性虫卵结节;后期转化成慢性虫卵结节,最后纤维化,使肠壁增厚变硬,肠腔狭窄,临床出现肠梗阻的表现。

累及肝时,表现为汇管区有慢性虫卵结节形成,后期形成血吸虫性肝硬化,临床出现门静脉高压的表现。脾病变主要由门静脉高压引起,临床出现脾功能亢进的表现。虫卵异生在肺、脑、肾等可引起相应部位血吸虫病。

第十二章病例
讨论答案

第十二章单元
测试

病例讨论

患者,女,36岁。自幼生长在南方(疫区)。近两年来,经常腹泻,有便血史。体检:较消瘦,腹部膨隆,肝未触及,脾明显增大,下缘在季肋下5 cm。腹部移动性浊音(十),大便检查出血吸虫虫卵。

讨论:

1. 根据临床和实验室检查,做出疾病或病变诊断。

2. 用病理知识解释患者的临床症状、体征,并说明各种病变的关系。

思考题

1. 简述肠阿米巴病的病理变化和临床联系。

2. 简述血吸虫病虫卵引起的病变。

(周　艳)

参 考 文 献

[1] 王斌,陈命家.病理学与病理生理学[M].7版.北京:人民卫生出版社,2014.

[2] 张忠,王化修.病理学与病理生理学[M].8版.北京:人民卫生出版社,2018.

[3] 崔茂香,宋维芳.病理学与病理生理学[M].武汉:华中科技大学出版社,2015.

[4] 李玉林.病理学[M].8版.北京:人民卫生出版社,2013.

[5] 步宏,李一雷.病理学[M].9版.北京:人民卫生出版社,2018.

[6] 王恩华.病理学[M].3版.北京:高等教育出版社,2015.

[7] 吴和平,张玉华.临床病理生理学[M].3版.西安:第四军医大学出版社,2015.

[8] 金惠铭.病理生理学[M].8版.北京:人民卫生出版社,2014.

[9] 王建枝,钱睿哲.病理生理学[M].9版.北京:人民卫生出版社,2018.

中英文名词对照

A

阿米巴病　amebiasis
阿绍夫细胞　Aschoff cell
阿绍夫小体　Aschoff body
癌　carcinoma
癌前病变　precancerous lesion
癌前疾病　precancerous disease
癌肉瘤　carcinosarcoma
癌症　cancer

B

白色血栓　white thrombus
白细胞边集　leukocytic margination
白细胞滚动　leukocytic rolling
白细胞游出　leukocytic emigration
败血性梗死　septic infarct
败血症　septicemia
瘢痕组织　scar tissue
瘢痕旁肺气肿　paracicatricial emphysema
鼻咽癌　nasopharyngeal carcinoma
变性　degeneration
变质　alteration
便血　hemafecia
槟榔肝　nutmeg liver
病毒性肺炎　viral pneumonia
病毒性肝炎　viral hepatitis
病理性钙化　pathologic calcification
病理变化　pathological change
病理性色素沉着　pathologic pigmentation
病理学　pathology
病因学　etiology

玻璃样变性　hyaline degeneration

C

肠阿米巴病　intestinal amebiasis
超急性炎　superacute inflammation
充血　hyperemia
出血　hemorrhage
出血性梗死　hemorrhagic infarct
出血性炎　hemorrhagic inflammation
创伤愈合　healing of wound

D

大肠癌　colorectal carcinoma
大叶性肺炎　lobar pneumonia
代偿性肺气肿　compensatory emphysema
单纯性甲状腺肿　simple goiter
单纯型腺瘤　simple adenoma
胆红素　bilirubin
导管原位癌　ductal carcinoma *in situ*, DCIS
地方性甲状腺肿　endemic goiter
点状坏死　spotty necrosis
淀粉样变性　amyloid degeneration
凋亡　apoptosis
动脉粥样硬化　atherosclerosis, AS
动脉硬化　arteriosclerosis
动物实验　animal experiment
窦道　sinus
毒性甲状腺肿　toxic goiter
毒血症　toxemia
多形性腺瘤　pleomorphic adenoma

E

恶病质　cachexia

恶性高血压　malignant hypertension

恶性黑色素瘤　malignant melanoma

恶性肿瘤　malignant tumor

二尖瓣关闭不全　mitral incompetence

二尖瓣狭窄　mitral stenosis

F

发病机制　pathogenesis

发绀　cyanosis

非毒性甲状腺肿　nontoxic goiter

肥大　hypertrophy

肥达反应　Widal reaction

肺癌　lung carcinoma

肺出血肾炎综合征　Goodpasture syndrome

肺大疱　bullae lung

肺泡性肺气肿　alveolar emphysema

肺气肿　emphysema

肺肉质变　pulmonary carnification

肺炎　pneumonia

分化　differentiation

风湿病　rheumatism

风湿热　rheumatic fever

风湿性关节炎　rheumatic arthritis

风湿性心肌炎　rheumatic myocarditis

风湿性心内膜炎　rheumatic endocarditis

风湿性心外膜炎　rheumatic pericarditis

风湿性心脏病　rheumatic heart disease,RHD

蜂窝织炎　phlegmonous inflammation

副肿瘤综合征　paraneoplastic syndrome

G

干酪样坏死　caseous necrosis

肝硬化　cirrhosis of liver

感染　infection

感染性心内膜炎　infective endocarditis,IE

高脂血症　hyperlipemia

梗死　infarct

钩端螺旋体病　leptospirosis

骨肉瘤　osteosarcoma

冠状动脉性猝死　sudden coronary death

冠状动脉性心脏病　coronary heart disease,CHD

硅结节　siliconic nodule

H

含铁血黄素　hemosiderin

黑色素　melanin

黑色素瘤　melanoma

横纹肌肉瘤　rhabdomyosarcoma

红色血栓　red thrombus

化脓　suppuration

化脓性炎　purulent inflammation

化生　metaplasia

坏疽　gangrene

坏死　necrosis

坏死后肝硬化　postnecrotic cirrhosis

环形红斑　erythema annullare

缓进型高血压　choronic hypertension

混合瘤　mixed tumor

混合血栓　mixed thrombus

活体组织检查　biopsy

霍奇金淋巴瘤　Hodgkin lymphoma

J

机化　organization

积脓　empyema

畸胎瘤　teratoma

急进性高血压　accelerated hypertension

急进性肾炎综合征　accelerated nephritis syndrome

急性感染性心内膜炎　acute infective endocarditis

急性肾炎综合征　acute nephritic syndrome

急性炎　acute inflammation

继发性肺结核　secondary pulmonary tuberculosis

继发性高血压　secondary hypertension

继发性糖尿病　secondary diabetes mellitus

寄生虫病　parasitosis

甲状腺癌　thyroid carcinoma

甲状腺功能亢进症　hyperthyroidism

甲状腺腺瘤　thyroid adenoma

甲状腺炎　thyroiditis

甲状腺肿　goiter

假小叶　pseudolobule

尖锐湿疣　condyloma acuminatum

间质性肺气肿　interstitial emphysema

减压病　decompression sickness

浆液性炎　serous inflammation

交界瘤　borderline tumor

胶样型腺瘤　colloid adenoma

胶质瘤　glioma

角化珠　keratin peal

结蛋白　desmin

结核病　tuberculosis

结核分枝杆菌　Mycobacterium tuberculosis

结核结节　tubercle

结核瘤　tuberculoma

结节性甲状腺肿　nodular goiter

浸润性导管癌　invaslve ductal carcinoma

浸润性小叶癌　invasive lobular carcinoma

基底细胞癌　basal cell carcinoma

肌红蛋白　myoglobin

菌血症　becteremia

K

咯血　hemoptysis

空洞　cavity

快速进行性肾小球肾炎　rapidly progressive glomerulonephritis,RPGN

快速进行性肾炎综合征　rapidly progressive nephritic syndrome

溃疡　ulcer

L

老年性肺气肿　senile emphysema

良性高血压　benign hypertension

良性肿瘤　benign tumor

临床病理联系　clinical pathological correlation

瘘管　fistula

淋巴道转移　lymphatic metastasis

淋巴管瘤　lymphangioma

淋病　gonorrhea

鳞状细胞癌　squamous cell carcinoma

流行性出血热　epidemic hemorrhagic fever,EHF

流行性脑脊髓膜炎　epidemic cerebrospinal meningitis

流行性乙型脑炎　epidemic encephalitis B

滤泡癌　follicular carcinoma

M

慢性肥厚性胃炎　chronic hypertrophic gastritis

慢性肺源性心脏病　chronic cor pulmonale

慢性淋巴细胞性甲状腺炎　chronic lymphocytic thyroiditis

慢性浅表性胃炎　chronic superficial gastritis

慢性木样甲状腺炎　chronic woody thyroiditis

慢性肾盂肾炎　chronic pyelonephritis

慢性肾小球肾炎　chronic glomerulonephritis

慢性肾炎综合征　chronic nephritic syndrome

慢性萎缩性胃炎　chronic atrohpic gastritis

慢性硬化性肾小球肾炎　chronic sclerosing glomerulonephritis

慢性炎　chronic inflammation

慢性胃炎　chronic gastritis

慢性支气管炎　chronic bronchitis

慢性宫颈炎　chronic cervicitis

慢性阻塞性肺疾病　chronic obstructive pulmonary disease

梅毒　syphilis

门脉性肝硬化　portal cirrhosis

弥漫性胶性甲状腺肿　diffuse colloid goiter

弥漫性增生性甲状腺肿　diffuse hyperplastic goiter

弥漫性增生性肾小球肾炎　diffuse proliferative glomerulonephritis

糜烂　erosion

膜性肾病　membranous nephropathy

膜性肾小球肾炎　membranous glomerulone-phritis

膜增生性肾小球肾炎　membranoproliferative glomerulonephritis,MPGN

N

纳博特囊肿　Nabothian cyst

囊腺瘤　cystadenoma

囊状水瘤　cystic hygroma

黏液样变性　mucoid degeneration

凝固性坏死　coagulative necrosis

脓毒败血症　pyemia

脓细胞　pus cell

脓　pus

脓肿　abscess

O

奥斯勒结节　Osler node

呕血　hematemesis

P

膀胱癌　carcinoma of bladder

胚胎型腺瘤　embryonal adenoma

皮下结节　subcutaneous nodule

贫血性梗死　anemic infarct

平滑肌瘤　leiomyoma

平滑肌肉瘤　leiomyosarcoma

平滑肌性肌动蛋白　smooth muscle actin, SMA

葡萄胎　hydatidiform mole

普通型导管上皮增生症　usual ductal hyperplasia, UDH

Q

器官病理学　organ pathology

气体栓塞　gas embolism

桥本甲状腺炎　Hashimoto thyroiditis

桥接坏死　bridging necrosis

侵蚀性水泡状胎块　invasive hydatidiform mole

趋化性　chemotaxis

R

人乳头瘤病毒　human papilloma virus, HPV

人绒毛膜促性腺激素　human chorionic gonadotropin, HCG

绒毛膜癌　choriocarcinoma

绒毛状腺瘤　villous adenoma

融合性小叶性肺炎　confluent bronchopneumonia

肉瘤　sarcoma

肉芽肿性甲状腺炎　granulomatous thyroiditis

肉芽肿性炎　granulomatous inflammation

肉芽组织　granulation tissue

乳头状瘤　papilloma

乳腺癌　breast carcinoma

乳腺纤维腺瘤　breast fibroadenoma

乳腺腺病　adenosis of breast

乳腺增生症　cyclomastopat

S

砂粒体　psammoma bodies

伤寒　typhoid fever

伤寒杆菌　Salmonella typhi

伤寒肉芽肿　typhoid granuloma

伤寒小结　typhoid nodule

上皮样细胞　epithelioid cell

肾病综合征　nephrotic syndrome

肾细胞癌　renal cell carcinoma

肾小球肾炎　glomerulonephritis, GN

肾腺癌　adenocarcinoma of kidney

肾盂肾炎　pyelonephritis

渗出　exudation

渗出性炎　exudative inflammation

食管癌　esophageal carcinoma

尸体解剖检查　autopsy

适应　adaptation

嗜酸细胞型腺瘤　acidophilic cell type adenoma

嗜酸性小体　acidophilic body or Councilman body

视网膜母细胞瘤　retinoblastoma

树胶样肿　gumma

栓塞　embolism

栓塞性脓肿　embolic abscess

栓子　embolus

损伤　injury

碎片状坏死　piecemeal necrosis

髓样癌　medullary carcinoma

T

胎儿型腺瘤　fetal adenoma

糖尿病　diabetes mellitus

透明变性　hyaline degeneration

透明血栓　hyaline thrombus

突眼性甲状腺肿　exophthalmic goiter

吞噬溶酶体　phagolysosome

吞噬体　phagosome

吞噬作用　phagocytosis

W

未分化癌　undifferentiated carcinoma
尾蚴性皮炎　cercarial dermatitis
胃癌　gastric cancer
萎缩　atrophy
沃-弗综合征　Waterhouse – Friderichsen
　syndrome
无症状性血尿或蛋白尿　asymptomatic
　hematuria or proteinuria

X

细胞病理学　cytopathology
细胞学检查　cytologic examination
细胞肿胀　cellular swelling
细菌性痢疾　bacillary dysentery
系膜毛细血管性肾小球肾炎　mesangial capillary
　glomerulonephritis
系膜增生性肾小球肾炎　mesangial proliferative
　glomerulonephritis
吸入性肺炎　aspiration pneumonia
纤维斑块　fibrous plaque
纤维瘤　fibroma
纤维肉瘤　fibrosarcoma
纤维蛋白性炎　fibrinous inflammation
纤维蛋白样坏死　fibrinoid necrosis
纤维腺瘤　fibroadenoma
慢性纤维性甲状腺炎　chronic fibrous thyroiditis
腺癌　adenocarcinoma
腺瘤　adenoma
消化性溃疡　peptic ulcer
小叶性肺炎　lobular pneumonia
小叶原位癌　lobular carcinoma *in situ*, LCIS
心瓣膜病　valvular vitium of the heart
心肌梗死　myocardial infarction, MI
心肌纤维化　myocardial fibrosis
心绞痛　angina pectoris
心力衰竭细胞　heart failure cell
性传播疾病　sexually transmitted disease, STD
新月体性肾小球肾炎　crescentic glomerulone-
　phritis, CrGN
修复　repair

血管瘤　hemangioma
血尿　hematuria
血栓　thrombus
血栓栓塞　thromboembolism
血栓形成　thrombosis
血吸虫病　schistosomiasis
血行转移　hematogenous metastasis
血肿　hematoma

Y

亚急性感染性心内膜炎　subacute infective en-
　docarditis
亚急性甲状腺炎　subacute thyroiditis
亚急性细菌性心内膜炎　subacute bacterial
　endocarditis, SBE
亚急性炎　subacute inflammation
炎性假瘤　inflammatory pseudotumor
炎性息肉　inflammatory polyp
炎症　inflammation
炎症介质　inflammatory mediator
严重急性呼吸综合征　severe acute respiratory
　syndrome
羊水栓塞　amniotic fluid embolism
液化性坏死　liquefactive necrosis
遗传性　inherited
乙型脑炎病毒　B encephalitis virus, BEV
异位内分泌综合征　ectopic endocrine syndrome
异型性　atypia
异型增生　dysplasia
硬化性腺病　sclerosing adenosis
幽门螺杆菌　Helicobacter pylori, Hp
尤因肉瘤　Ewing sarcoma
疣状胃炎　gastritis verrucosa
淤血　congestion
瘀斑　ecchymosis
瘀点　petechia
原癌基因　proto-oncogene
原发性肺结核　primary pulmonary tuberculosis
原发性肝癌　primary hepatic carcinoma
原发性高血压　essential hypertension
原发性糖尿病　primary diabetes mellitus
原发综合征　primary complex

原位癌　carcinoma *in situ*,CIS

Z

再生　regeneration

增生　hyperplasia

致癌物　carcinogen

支气管扩张症　bronchiectasis

支气管哮喘　bronchial asthma

支气管肺炎　bronchopneumonia

支原体肺炎　mycoplasmal pneumonia

脂肪变性　fatty degeneration

脂肪坏死　fatty necrosis

脂肪瘤　lipoma

脂肪肉瘤　liposarcoma

脂肪栓塞　fatty embolism

脂褐素　lipofuscin

脂性肾病　lipoid nephrosis

脂纹　fatty streak

直接蔓延　invasion

肿瘤　tumor

肿瘤抑制基因　tumor suppressor gene

种植性转移　seeding,implantation metastasis

粥瘤　atheroma

粥样斑块　atheromatous plaque

主动脉瓣关闭不全　aortic incompetence

主动脉瓣狭窄　aortic stenosis

转移　metastasis

坠积性肺炎　hypostatic pneumonia

赘生物　vegetation

自身免疫性甲状腺炎　autoimmune thyroiditis

滋养层细胞疾病　gestational trophoblastic disease,
　GTD

子宫颈癌　cervical carcinoma

宫颈上皮内瘤变　cervical intraepithelial neoplasia,
　CIN

子宫内膜癌　endometrial carcinoma

子宫内膜异位症　endometriosis

子宫内膜增生　endometrial hyperplasia

紫癜　purpura

阻塞性肺气肿　obstructive emphysema

（张琳琳）